Erich Grond

Pflege Demenzerkrankter

Erich Grond

Pflege Demenzerkrankter

4., überarbeitete Auflage

BRIGITTE KUNZ VERLAG

Bibliografische Information der Deutschen Nationalbibliothek
Die Deutsche Nationalbibliothek verzeichnet diese Publikation
in der Deutschen Nationalbibliografie; detaillierte bibliografische Daten
sind im Internet über http://dnb.ddb.de abrufbar.

ISBN 978-3-89993-466-3

Erich Grond
Veilchenstr. 1
58095 Hagen

Prof. Dr. Erich Grond war von 1980 bis 1994 Professor für Sozialmedizin und Psychopathologie. Er arbeitet heute als Psychotherapeut und Dozent für Gerontopsychiatrie in Altenpflegeseminaren und in der Sozialen Gerontologie der Universität Dortmund.

Brigitte Kunz Verlag

Satz: PER Medien+Marketing GmbH, Braunschweig
Druck: Druck Thiebes GmbH, Hagen

Inhalt

Teil V Rechtliche Probleme

Vorwort

Personen mit Demenz sind nicht nur als Belastung, sondern als Herausforderung der Pflege zu betrachten. Im Mittelpunkt der Pflege steht der Mensch mit seinen Gefühlen, d. h. der Demenzerkrankte, seine Angehörigen und die Pflegenden. Alle brauchen Validation (Wertschätzung), einfühlendes Verstehen, Akzeptanz und Güte. Dieses Buch will zur Reflexion anregen!

»Ich möchte, dass man mit mir vom Leben spricht und nicht von der Krankheit. Ich möchte, dass man mich mit Respekt und Liebe behandelt, als ein Subjekt und nicht als Objekt. Ich möchte, dass man mich als lebendig ansieht und nicht als tot« (Zimmermann 1989).

Die 4. Auflage musste überarbeitet werden, weil die Qualitätssicherung in der Pflege durch viele neue Veröffentlichungen in den Vordergrund gerückt ist. Gleichwohl kann dieses Buch die strukturellen Probleme in der Altenpflege nicht lösen. Qualitätssicherung mit weniger Personal, Sparmaßnahmen und Rationalisierung ist schlicht nicht machbar.

Demgegenüber bleibt der Anspruch dieses Buches unverändert. Es soll dazu beitragen, die Pflege von Demenzerkrankten zu verbessern, zu professionalisieren und die Pflegequalität zu sichern. Es will aber keinesfalls die Kreativität und Individualität der Pflege schmälern! So sind die Vorschläge in der problembezogenen Pflege immer der individuellen Lebensqualität des Demenzerkrankten und seiner Situation anzupassen. In dieser 4. Auflage wurden zum einen neue Erkenntnisse zur Krankheit Demenz eingearbeitet; zum anderen werden Herangehensweise wie Zuwendung, Wertschätzung, Basale Kommunikation und das ABEDL®-Konzept besonders betont.

Das Buch ist als leicht verständliche Anregung für Angehörige und beruflich Pflegende gedacht. Es informiert über die verschiedenen Aspekte der Demenz, es regt an zur ganzheitlich fördernden Prozesspflege in den Aktivitäten des täglichen Lebens und es thematisiert die häufigen Pflegeprobleme in der ambulanten und stationären Altenpflege.

Um die Pflege des Demenzerkrankten an seine Bedürfnisse anzupassen, sind viele komplexe Informationen notwendig. Danken möchte ich allen Pflegenden, die mich zu Veränderungen angeregt haben.

Hagen, August 2008 Dr. Erich Grond

Teil I
Menschen mit Demenz besser verstehen

1 Demenz – Definition und Prävalenz

Der Begriff »Demenz« setzt sich aus den lateinischen Worten »mens« (=Verstand) und »de« (= abnehmend) zusammen.

»Demenz« bedeutet so viel wie »abnehmender Verstand« oder »chronisch fortschreitender Hirnabbau mit Verlust früherer Denkfähigkeiten«. Demenz ist eine über sechs Monate anhaltende Störung der höheren Hirnfunktionen.

Nach der Canadian Study of Health (1997) sind 75 % der älteren Menschen kognitiv unbeeinträchtigt, 8 % haben eine Demenz und etwa 17 % eine leichte kognitive Störung. An Demenz erkranken 11 % der 65- bis 74-Jährigen, 24 % der 75- bis 84-Jährigen und 30 % der über 85-Jährigen.
Nach der Berliner Altersstudie (1996) ist Demenz nach Depressionen die zweithäufigste psychische Erkrankung im Alter. Nach *Bickel* (2002) steigt die Zahl der Demenzerkrankten nach Altersgruppen aufgeschlüsselt:

65–69-Jährige		1,2 %
70–74-	"	2,8 %
75–79-	"	5,8 %
80–84-	"	13,3 %
85–89-	"	22,6 %
über 90-	"	33,5 %

In der Bundesrepublik Deutschland leidet etwa eine Million Menschen an Demenz, etwa 20000 (3 %) der Demenzerkrankten sind unter 65, die meisten über 65 Jahre alt. 50 – 60 % leiden an Alzheimer, 15 bis 20 % an vaskulärer Demenz, 10 bis 20 % an Mischformen. Von den über 100-Jährigen erkranken 58,9 % an Demenz (vgl. *Weyerer & Bickel* 2007). 70 % der Demenzerkrankten sind Frauen.
Die Überlebenszeit bei Alzheimer-Kranken beträgt etwa sechs Jahre. Beginnt die Erkrankung vor dem 65. Lebensjahr, so beträgt die Überlebenszeit etwa zehn Jahre. Erkrankt ein Mensch zwischen dem 65. und 70. Lebensjahr, so verringert sich die Überlebenszeit auf etwa acht Jahre. Beginnt die Demenz

nach dem 75. Lebensjahr, beträgt die Überlebenszeit sechs Jahre, bei Beginn nach dem 85. Lebensjahr vier Jahre und bei Beginn nach dem 90. Lebensjahr zwei Jahre.

Patienten mit vaskulärer Demenz haben eine kürzere Überlebenszeit, die sich zusätzlich durch höheres Alter, männliches Geschlecht, Schwere der Demenz und ein höheres Maß an körperlicher Komorbidität verkürzen kann (vgl. *Weyerer & Bickel* 2007). Nach Hochrechnungen wird es im Jahr 2050 zwei bis zweieinhalb Millionen Demenzerkrankte in der BRD geben.

2 Verwirrtheit – Delir – Demenz

2.1 Akute Verwirrtheit oder Delir

Vgl. Seite 57 ff.

2.2 Chronische Verwirrtheit oder Demenz

2.2.1 Primäre Demenz

Die primären Demenzen werden wie folgt eingeteilt:

- **Degenerative**, Abbau-bedingte Demenz wie Alzheimer,
- Lewy-Körper-Demenz und fronto-temporale Demenz
- **Vaskuläre**, gefäßbedingte Demenz wie Multi-Infarkt-Demenz
- und etwas häufiger die subkortikale Demenz Binswanger
- Mischformen

2.2.2 Sekundäre oder potenziell behebbare Demenzen

Diese Folge-Demenzen sind durch andere Erkrankungen bedingt. Die Ursachen dieser reversiblen Demenzen sind nach *Beyreuther* (2002) in abnehmender Häufigkeit:

- Depression, die nicht erkannt oder falsch behandelt wird;
- Medikamente (anticholinergisch wirkende Neuroleptika, Antidepressiva);
- Stoffwechselstörungen (Schilddrüsenunterfunktion, Vitamin-B_{12}- und Folsäure-Mangel, Leberschädigung);
- Normaldruckhydrocephalus (Liquor wird nicht resorbiert);
- Hirntumoren, subdurales Hämatom, Alkohol, Infektionen, z. B. HIV;
- chronisch-obstruktive Lungenkrankheit (COPD), Schlafapnoe-Syndrom.

2.2.3 Klassifikation der Demenzen nach ICD 10 (verkürzt)

F00 Demenz vom Alzheimer Typ DAT
F01 Vaskuläre Demenz VD

F01.1 Multi-Infarkt-Demenz MID
F01.2 Subkortikale Demenz, Binswanger Krankheit
F02 Demenz bei andernorts klassifizierten Erkrankungen
F02.0 Frontotemporale Demenz oder Pick-Erkrankung
F02.1 Creutzfeldt-Jakob-Krankheit
F02.2 Demenz bei Chorea Huntington
F02.3 Demenz bei Morbus Parkinson
F02.4 Demenz bei HIV-Erkrankung
F02.8 Demenz bei andernorts klassifizierten Krankheitsbildern = z. B. sekundäre Demenz bei Schilddrüsenerkrankung, Hirntumor, subduralem Hämatom, Vitamin-B_{12}-Mangel.
F10.73 Alkoholbedingte Demenz
F13.73 Sedativa- und Hypnotika-bedingte Demenz.
Die Lewy-Körper-Demenz ist noch nicht aufgeführt.

2.3 Nervendegeneration bei Alzheimer-Demenz

Die Symptome der Alzheimer-Demenz sind Folgen einer Degeneration im Gehirn, die sich in fortschreitender Hirnatrophie zeigt. Mikroskopisch sterben vorwiegend im Schläfen- und Scheitellappen Nervenzellen ab; Synapsen gehen unter, sodass die Vernetzungsdichte abnimmt.
Chemisch gesehen wird das normale Amyloidvorläuferprotein APP in krankhaftes ß-Amyloid umgewandelt und als Plaques (siehe Abb. 1) in Synapsen und um kleine Gefäße in der Hirnrinde abgelagert. Eine Amyloid-Impfung ist noch nicht möglich. Das normale Tau-Protein wird umgewandelt und der Nervenzelluntergang im Meynert-Basalkern führt zu einem erheblichen Acetylcholin-Mangel, d. h. zum Gedächtnisverlust, dem die Hippokampusatrophie (im Kernspintomogramm messbar) entspricht.
Die Glucoseverwertung ist gestört. Die entzündungshemmenden Mikrogliazellen (Stützzellen) werden geschädigt.

Die Symptome der Alzheimer-Demenz treten erst im letzten Drittel des gesamten Krankheitsprozesses auf, der schon bis zu 20 Jahre vorher beginnen soll, aber stumm bleibt. Diese Veränderungen sind auch bei normal Alternden in geringem Ausmaß nachweisbar.

Bei Alzheimer ist das Gleichgewicht der Botenstoffe gestört: Die Acetylcholin-Synthese ist im Meynertkern vermindert und wird durch Anticholinergika weiter gehemmt. Acetylcholin-Abbauhemmer (wie Aricept, Reminyl und Exelon) verhindern den weiteren Acetylcholin-Abbau. Glutamat ist im Gehirn vermehrt und wird durch Memantine-Präparate wie Ebixa oder Axura gehemmt.

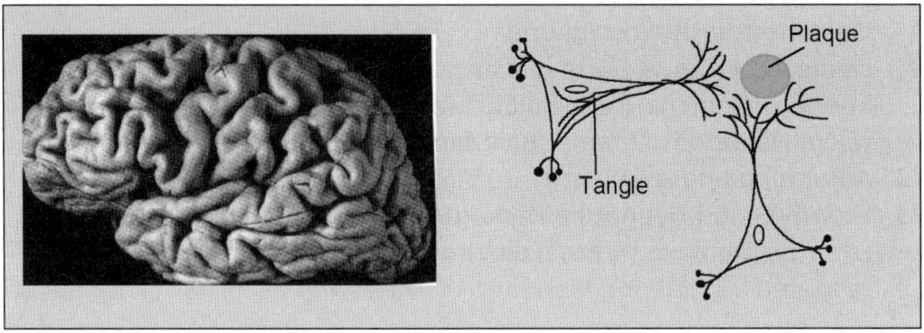

Abb. 1: Hirnatrophie und feingewebliche Veränderungen bei Alzheimer.

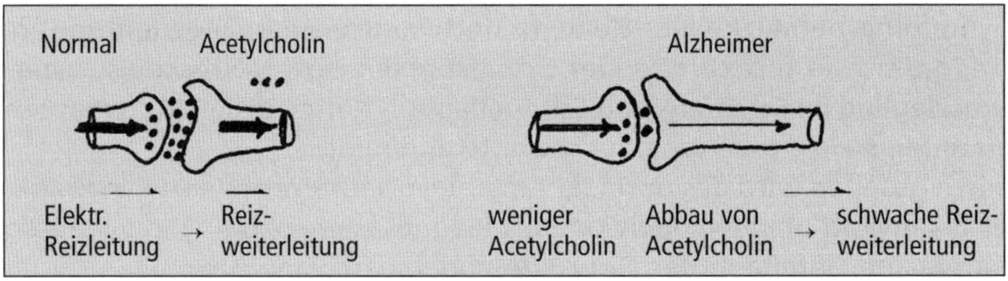

Abb. 2: Mangel an Acetylcholin bei Alzheimer.

Das neue Alzheimer-Forschungszentrum »Helmholtz-Zentrum Bonn – Deutsches Zentrum für neurodegenerative Erkrankungen« arbeitet mit sechs Partnerstandorten in Göttingen, München, Tübingen, Magdeburg, Witten und Rostock/Greifswald zusammen, um Ursachen von Alzheimer und Parkinson, Früherkennung, Therapie, Pflege, Versorgung und Prävention zu verbessern. Dieses Ziel hat auch das »Leuchtturmprojekt Demenz« der Bundesregierung. Bei diesem Projekt geht es um die wissenschaftliche Evaluation und Weiterentwicklung von Versorgungsstrukturen für Menschen mit Demenz. So sollen geeignete Projekte bzw. Pflegeeinrichtungen identifiziert werden und Ressourcen für ihre Weiterentwicklung sowie für die Verbreitung ihrer Konzepte bereitgestellt werden.

3 Diagnose einer Demenz

3.1 Diagnostische Kriterien nach DSM-IV-TR[1]

A. Entwicklung multipler kognitiver Defizite, die sich zeigen in
   1. einer Beeinträchtigung des Kurz- und Langzeitgedächtnisses
   2. mindestens einer der folgenden kognitiven Störungen
      a) Aphasie: Störung der Sprache, meist Wortfindungsstörungen
      b) Apraxie: beeinträchtigte Fähigkeit, motorische Aktivitäten auszuführen trotz intakter Motorik
      c) Agnosie: Unfähigkeit, Gegenstände wiederzuerkennen trotz intakter sensorischer Funktionen
      d) Störungen der Ausführungsfunktionen, d. h. des Planens, Organisierens, Einhaltens einer Reihenfolge und des Abstrahierens.

B. Die kognitiven Defizite beeinträchtigen bedeutsame soziale und berufliche Funktionen und verschlechtern deutlich das frühere Leistungsniveau.

Die kognitiven Defizite bestehen seit mindestens 6 Monaten, eine Bewusstseinstrübung fehlt.

Tabelle 1: Unterschiede zwischen Alzheimer und vaskulärer Demenz.

Alzheimer-Demenz	Vaskuläre Demenz
C. Der Verlauf ist durch schleichenden Beginn und fortgesetzten kognitiven Abbau charakterisiert D. Die kognitiven Einbußen sind nicht zurückzuführen auf andere Erkrankungen des ZNS, Systemerkrankungen (z. B. Vitamin-Mangel) oder substanzinduzierte Erkrankungen E. Die Defizite treten nicht ausschließlich im Delir auf F. Die Störung ist nicht durch Depression oder Schizophrenie zu erklären Bestimmt wird noch mit frühem oder spätem Beginn und ob mit oder ohne Verhaltensstörung	C. Neurologische Herdzeichen weisen auf zerebrovaskuläre Erkrankung hin, z. B. Steigerung der Muskelreflexe, Gangstörung und Schwäche oder Lähmung einer Extremität D. Die Einbußen treten nicht ausschließlich im Delir auf. Bestimmt wird noch, ob mit oder ohne Verhaltensstörung, und mit Wahn oder Depression.

[1] 4. Diagnostisch-Statistisches Manual in Textrevision, 2003

3.2 Frühsymptome einer Demenz

An- oder Zugehörige vermuten die Krankheit zumeist erst dann, wenn sie einige der folgenden Auffälligkeiten beobachten: Der Gefährdete

- vergisst kurz Zurückliegendes, bewältigt aber noch den Alltag;
- hat Schwierigkeiten, gewohnte bisherige Aufgaben zu erfüllen;
- findet die passenden Worte nicht, sagt oft »das Dings da«;
- kann sich in der Fremde nicht zurechtfinden;
- kann Finanzen nicht überblicken, nicht rechnen noch lernen;
- verlegt häufig gebrauchte Gegenstände;
- kann kaum urteilen oder Gefahren einschätzen;
- leugnet oder streitet Fehler ab, erfindet Ausreden;
- schwankt in der Stimmung, wird unerklärlich depressiv;
- wird ängstlich, unsicher, misstrauisch, reizbar, unruhig oder apathisch, uninteressiert an seinem Hobby oder an Arbeit.

Einige Betroffene interessieren sich nicht für die Diagnose. Andere reagieren depressiv auf die Mitteilung der Diagnose. Manche stellen sich der Diagnose, um das Beste für die restlichen Lebensjahre daraus zu machen.
Wegen des langsam fortschreitenden Prozesses und der fehlenden Krankheitseinsicht bleibt Demenz oft lange unentdeckt. Die Frühdiagnose kann die Lebensqualität verbessern. Sie wird aber oft nicht gestellt, auch weil Ärzte hier zu zögerlich sind.
Frühdiagnose ist möglich mit PET (Positronen-Emissionstomografie), MRT (Kernspintomografie), Infrarotspektroskopie und Liquouruntersuchungen, um Tauproteine und Aß-Amyloide nachzuweisen.

3.3 Einteilung der Symptome

Die Symptome werden in kognitive und Verhaltens-Störungen eingeteilt.

3.3.1 Kognitive Symptome

3.3.1.1 Gedächtnisstörungen als Kerndefizite

1. Frisch-, Kurzzeitgedächtnis- oder Merkstörungen
Diese stehen im Beginn der Demenz im Vordergrund.

Der Kranke

- kann sich nichts mehr merken;
- vergisst, verliert, verlegt Sachen, lernt nichts Neues mehr;
- fragt oder erzählt dauernd dasselbe, ruft ständig um Hilfe;
- streitet seine Vergesslichkeit ab, verheimlicht Versagen oder
- baut eine Fassade auf, weil er sich für gesund hält;
- ist in der Fremde verwirrt, stellt sich nicht um und irrt herum;
- klammert sich an Angehörige an oder läuft ihnen nach;
- begreift seine Fehler und reagiert aggressiv oder zieht sich depressiv zurück

Der Betroffene gerät in zunehmende Regression in die Kindheit. Er verliert das Zeitgefühl und Realitätsbezug.

2. Altgedächtnis- oder Erinnerungsstörungen folgen später:
Der Kranke

- kann sich kaum an die zuletzt erlebten Jahre erinnern;
- findet die passenden Worte nicht (amnestische Aphasie);
- sorgt nicht mehr für sich in den AEDL, vernachlässigt Wohnung und Wäsche, verliert die Selbstkritik und verwahrlost;
- erkennt Partner und Kinder nicht mehr, vergisst sich selbst;
- spricht mit Verstorbenen, verwechselt Gegenwart mit der Vergangenheit (Zeitverschränkung) und lebt in eigener Welt.

Im Spätstadium hat er seine Biografie bis auf einzelne, emotional bedeutsame Erlebnisse verloren, kann sich aber noch deutlich an die Kindheit erinnern und sich wie als Kind verhalten. Auch andere kognitive Fähigkeiten wie Aufmerksamkeit und Flexibiltät nehmen ab.

3.3.1.2 Störung der Handlungsfähigkeiten, Apraxie

Der Kranke kann Handlungsabläufe nicht mehr durchführen, obwohl er nicht gelähmt ist. Häufig fehlt der Handlungsstart oder Schlüsselreiz, wenn z. B. der Kranke die in Bissen zerteilte Schnitte nicht isst, weil er sie nicht mitgeschmiert hat. Er kann Handlungen nicht mehr planen. Wenn Pflegende ihn z. B. bitten »*Holen Sie die Hose aus dem Schrank!*« wird er versagen, weil die Aufgabe nicht in Teilschritte zergliedert ist.

3.3.1.3 Störung des Wiedererkennens, Agnosie

Wenn Informationen nicht mehr verarbeitet werden, folgen Störungen der Abstraktion (Rechnen) und des Assessments (Urteilsfähigkeit). Für die Angehörigen ist das sehr schmerzhaft. Wie fühlt sich wohl eine Frau nach der goldenen Hochzeit, wenn ihr Mann in seiner Demenz sagt: »*Helfen Sie mir, meine Frau suchen!*«

Zu den kognitiven Symptomen gehören die sechs Denk-Ausfälle (A), die schwanken:

- **A**mnesie (Gedächtnisstörungen),
- **A**praxie, Handlungsunfähigkeit,
- **A**phasie (Wortfindungsstörungen),
- **A**gnosie, Störung des Erkennens,
- **A**bstraktions- (Rechnen) und
- **A**ssessmentstörung (Urteilsstörung).

Was verlieren demenzerkrankte Personen? (6 K)

- die **K**ompetenz in den AEDL,
- die **K**ontinuität der Erfahrung,
- die **K**ongruenz mit anderen,
- die **K**ommunikationsfähigkeit,
- die **K**ontrolle der Gefühle und
- die **K**onturen der Realität.

3.3.2 Schwieriges herausforderndes Verhalten[2]

Verhaltensstörungen finden sich bei 70 bis 90 % der Kranken mit Alzheimer. Die Angaben, wie sich Verhaltensstörungen verteilen, schwanken erheblich. *Wingenfeld & Schnabel* führten 2002 an:

- Depressivität 70 %,
- Angst und Schreien 60 %,
- Aggressionen 50 %,

[2] vgl. (BPSD Behavioral and Psychological Symptoms of Dementia)

- Wahnvorstellungen und Halluzinationen 35 %,
- Umherlaufen 20 %.

Die Verminderung der Affektkontrolle, des Antriebs und des Sozialverhaltens zeigt sich in mindestens einem der folgenden Merkmale nach ICD 10:
- Emotionale Labilität,
- Reizbarkeit,
- Apathie,
- vergröbertes Sozialverhalten.

Verhaltensauffälligkeiten oder herausforderndes Verhalten (ver)stören pflegende Angehörige und beruflich Pflegende (auch in den Heimen) mehr als kognitive Ausfälle. Dazu gehören:
- **Unruhe** wie dranghaft ängstlich-unruhiges Umherlaufen kann bei jedem zweiten Demenzerkrankten, besonders in der Abenddämmerung (sundowning) auftreten;
- **Weglaufen,** Wandern oder zielloses nächtliches Umherirren stört, wenn der Kranke *»nach Hause oder zur Arbeit will«,* er Traum und Realität nicht unterscheidet, tagsüber zu wenig beschäftigt wird, Angst oder Schmerzen hat oder sterben will.
- **Schreien,** Rufen, lautes Klagen oder stöhnende Lautäußerungen können mit dem Schweregrad der Demenz zunehmen;
- **Aggressionen,** Wutausbrüche, impulsives, enthemmtes, zerstörerisches Verhalten oder körperliche Gewalt gegen andere werden am besten durch die Cohen-Mansfield-Skala (siehe unten) erfasst.
- **Schlafstörungen** wie z. B. Schlaf-Umkehr (tags schläfrig, nachts hellwach) bei etwa jedem zweiten Demenzerkrankten kann auch die Folge mangelnder Ermüdung tagsüber sein.
- **Antriebsstörungen** wie Interesse- und Ausdrucksverlust können bei jedem Dritten im frühen und mittleren Stadium auftreten. Apathie ist bei schwerer Demenz häufig. Als organische Persönlichkeitsveränderungen werden apathisch-verlangsamte, distanzlos-geschwätzige oder unbeherrscht-enthemmte Personen beschrieben.
- **Epileptische Anfälle** bei etwa jedem zehnten Kranken, bei vaskulärer Demenz häufiger als bei Alzheimer-Demenz bedeuten Sturzgefahr.
- **Dranginkontinenz** mit imperativem Harndrang tritt im mittleren Stadium bei zwei Drittel und bei schwerer Demenz bei jedem Kranken auf, wenn das Miktionszentrum z. B. im Stirnhirn geschädigt ist.

- **Verstopfung** hat jeder zweite Demenzerkrankte, weil er weniger Durst hat, weniger isst oder mit Anticholinergika behandelt wird. Die Folge sind Kotsteine, die zum Stuhlschmieren führen. Stuhl- oder neurogene fäkale Inkontinenz ist Absetzen von geformtem Stuhl nach dem Essen oder nach heißen Getränken, weil der Kranke den durch die Mastdarmfüllung ausgelösten Defäkationsreflex nicht mehr unterbrechen kann.
- **Kleinschrittiger, schlürfender Gang** wird oft durch Neuroleptika verursacht (bei Morbus Parkinson, bei Lewy-Körper- und vaskulärer Demenz, bei Alzheimer im Spätstadium) und fördert Bettlägerigkeit und Stürze.

Psychiatrische Begleitsymptome

- **Angst** bis zur Panikreaktion tritt bei fast jedem Demenzerkrankten auf, in den frühen Phasen etwas häufiger als später. Der Demenzerkrankte hat Angst, schwer krank zu werden, allein zu sein, sich außer Haus zu verlaufen oder zu verarmen. Die angstauslösende Demenz reduziert gleichzeitig die Fähigkeit, sich der Angst zu stellen.
- **Depressive Verstimmung** mit Rückzugsneigung infolge Überforderung ist in den ersten Jahren der Demenz häufig. Schlafstörungen, Rückzug, Verlangsamung und Unruhe können nicht nur der Depression, sondern auch der Demenz zugeordnet werden.
- **Halluzinationen, Bestehlungs- oder Beeinträchtigungswahn** sind bei jedem Dritten zu beobachten. Optische Halluzinationen (bei etwa 15 bis 35 % der schwer Demenzerkrankten) sind oft angstbedingt und können zu aggressivem Verhalten führen.
- **Verkennungen** (Fehlidentifikationen) treten bei jedem Vierten auf und können unruhig machen. Die Betroffenen halten Personen im Fernsehen für real (TV-Sign), Bekannte für einen Doppelgänger (Capgras-Syndrom) oder den Partner für eine fremde Person und erkennen sich selbst nicht mehr im Spiegel (Mirror-Sign) oder sehen andere Personen im Raum. (vgl. medikamentöse Behandlung der Verhaltensstörungen Seite 81 f. und Empfehlungen bei Pflegeproblemen Seite 180 ff).

3.3.3 Was bleibt trotz aller Defizite erhalten?

Erhalten bleiben der Persönlichkeitskern, die Gefühle und die Bedürfnisse. Der Persönlichkeitskern ist die Fähigkeit, sich zu erleben.

Gefühle:
Der Demenzerkrankte spürt Gefühle und drückt sie mit Mimik, Gestik, Körperhaltung und Verhalten aus, wenn er die Worte nicht findet. Diese Kranken sind nach Verlust der Kritikfähigkeit oft zufriedener als rüstige Personen. Sie freuen sich an Begegnung mit Vertrauenspersonen und Kindern, an Körperkontakt, an Düften, an Kuscheltieren, an der Natur, an Kunst oder Musik. Sie sind oft auch dankbarer als gesunde Menschen: Sie hoffen, geachtet, verstanden, getröstet oder besucht zu werden.

Bedürfnisse
Bedürfnisse entstehen auch bei Demenzerkrankten aus einer Mangellage und drängen nach Befriedigung. Nach *Kitwood* haben diese Kranken Bedürfnisse vor allem nach Liebe, nach Bindung, Einbeziehung, Beschäftigung, nach Identität und Trost. Nach der *Maslowschen* Bedürfnispyramide bleiben physiologische Bedürfnisse nach Nahrung, Ausscheidung, Luft, Wärme, Geborgenheit, evtl. nach Sexualität, soziale Bedürfnisse nach Sicherheit, Kommunikation und Wertschätzung und Ich-Bedürfnisse nach Selbstverwirklichung und Sinnfindung. Einige Pflegende glauben, dass im Endstadium der Demenz nur die physiologischen Bedürfnisse bleiben. Auch Demenzerkrankte haben ein Recht, ihre vier Grundbedürfnisse nach Bindung, Orientierung und Kontrolle, nach Selbstwertschutz und nach Lust z. B. Gaumenlust zu befriedigen. Zu persönlichen Bedürfnissen gehören auch Beziehungen zur Umwelt und Teilnahme am kulturellen Leben. Heimbewohner sind benachteiligt. Sie müssen Praxisgebühr, Zuzahlungen zu Medikamenten entrichten. Der angemessene Barbetrag (= Taschengeld, § 35 SGB XII) reicht meist nicht für Brille, Hörgerät oder neue Zahnprothese und für die Teilnahme am kulturellen Leben. Das gleicht politisch zugelassenem Frühableben.

3.4 Diagnose einer Demenz

Die soziale Frühdiagnose stellen An- oder Zugehörige und Ärzte. Sie veranlassen Anamnese, Arznei-Überprüfung, internistische, neurologische und psychiatrische Untersuchung mit Überprüfung von RR, EKG, Seh- und Hörfähigkeit, Labor (Blutbild, Senkung, Elektrolyte, Leber- und Nierenwerte, Blutzucker, Cholesterin, Triglyceride, TSH, Vitamin B_{12}, Folsäure, Lues-Screening, Urin); CT oder besser MRT (Magnetresonanz- oder Kernspintomogramm), Doppler-

Sonographie der Hals- und Hirngefäße, Liquormarker (um Tauproteine und ß-Amyloide im Liquor nachzuweisen) und PET (Positronen-Emissions-Tomografie). Mit Infrarot-Spektroskopie ist Frühdiagnose möglich.

Psychometrische Tests:

- Uhrentest und RDS = Rapid Dementia Screening
- MMST = Mini-Mental Status Test nach *Folstein*
- DemTect = Test zur Frühdiagnostik auch leichter kognitiver Störungen
- TFDD = Test zur Früherkennung von Demenzen und Depression
- SIDAM = strukturiertes Interview für die Diagnose einer Demenz
- Reisberg-Skalen: GDS (Global Deterioration Scale) und FAST (Functional Assessment Staging).

Außerdem werden empfohlen

- SKT = Syndrom-Kurz-Test
- ADAS = Alzheimer's Disease Assessment Scale
- CAMDEX = Cambridge Examination for Mental Disorders of the Elderly
- CERAD = Consortium to establish a Registry of Alzheimer

Mini-Mental Status Test nach *Folstein*

1. Fragen nach der Orientierung (je 1 Punkt): Jahr, Jahreszeit, Datum, Wochentag, Monat, Bundesland, Land, Stadt/Ortschaft, Klinik/Praxis/Altenheim, Stockwerk
2. Merkfähigkeit: Vor- und Nachsprechen dreier unterschiedlicher Begriffe (z. B. Auto – Blume – Kerze), (maximal 3 Punkte). Der Pat. wird aufgefordert, die 3 Begriffe so oft zu wiederholen, bis er sie behält.
3. Aufmerksamkeit und Rechenfähigkeit: von 100 immer 7 (also 93, 86, 79, 72, 65 usw.) abziehen, jeder richtige Schritt ergibt einen Punkt (maximal 5 Punkte), Pat. darf nicht wiederholen
4. Erinnerungsfähigkeit: die 3 Begriffe unter Punkt 2 wiederholen (maximal 3 Punkte)
5. Sprache und andere Funktionen: Armbanduhr, Bleistift benennen (je 1 Punkt), Nachsprechen des Satzes: »*Sie leiht ihm kein Geld*« (1 Punkt), Kommandos befolgen (maximal 3 Punkte): ein Blatt Papier in die Hand nehmen, in der Mitte falten und auf den Boden legen. Schriftliche Anweisung vorlesen und befolgen: »*Schließen Sie die Augen*« (1 Punkt). Schreiben eines vollständigen Satzes (1 Punkt) und Nachzeichnen einer geometrischen Figur (1 Punkt).

Auswertung:
Maximal-Punktzahl: 30,
28–30 Punkte = nicht dement,
unter 24 Punkte = Demenz-Verdacht,
unter 14 Punkte = schwer dement.
Verschlechterung bei mindestens 5 Punkten, wie bei SIDAM

Uhrentest

Patient soll in einen vorgezeichenten Kreis das Ziffernblatt einer Uhr mit allen Zahlen und Zeigern zeichnen, die Uhr z. B. auf 1:50 Uhr stellen. Im fortgeschrittenen Stadium schreibt er Worte oder Namen in den Kreis.

RDS-Test (Rapid Dementia Screening-Test)

1. Nennen Sie in einer Minute möglichst viele Dinge, die Sie im Supermarkt kaufen können
   Auswertung:
   8– 0 = 0 Punkte
   9–11 = 2 Punkte
   2–14 = 4 Punkte
   15–16 = 6 Punkte, darüber 8 Punkte
2. Wandeln Sie um
   – in Text: 2054
   – in Zahlen: sechshunderteinundachzig
   für jede Umwandlung 1 Punkt

Auswertung:
9–12 Punkte = ausreichend kognitive Leistung
5– 8 Punkte = leichte kognitive Beeinträchtigung
unter 4 Punkte = Demenzverdacht.

DemTect

1. Wortliste: 20 Worte merken
2. Zahlen umwandeln in Text und Text in Zahlen
3. Viele Gegenstände im Supermarkt in 1 Minute nennen
4. Zahlenfolge rückwärts wiederholen
5. erneute Abfrage der Wortliste

Auswertung:
über 13 Punkte = altersgemäße Leistung
9–12 Punkte = leichte kognitive Beeinträchtigung
unter 8 Punkte = Demenzverdacht

Zu Lebzeiten gelingt der Nachweis von Alzheimer z. B. mit PET (Positronen-Emissions-Tomografie) oder MRT (Magnet-Resonanz-Tomografie) zu 85 %. Wirklich sicher zu diagnostizieren ist Alzheimer erst nach dem Tod durch feingewebliche Untersuchung des Gehirns.

4 Abgrenzung der Demenzen

4.1 Gegen normales Altern

Tabelle 2: Abgrenzung normales Altern gegen Demenz.

Normal Alternder	Demenzkranker
• vergisst gelegentlich Neues, Unwichtiges • verlegt Kleinigkeiten an üblichen Orten • lernt schwer unter Zeitdruck • konzentriert sich schwer • ist etwas verlangsamt	• vergisst häufig Neues, Altes, Wichtiges • verlegt Bedeutsames an unübl. Orten • lernt Neues kaum noch • konzentriert sich nur 10 Min. • kann nicht planen, organisieren

4.2 Gegen leichte kognitive Störung (F06.7, ICD 10)

Erschwert sind Kurzzeit-Gedächtnis, Lernen, Denken, Konzentration, Wortfindung und räumliches Sehen. Diese Beeinträchtigungen dauern mindestens zwei Wochen, beeinflussen die Fähigkeit, den Alltag zu bewältigen nur leicht, sind objektivierbar, aber auch kompensierbar. Emotionale Kontrolle, Sozialverhalten und Antrieb sind nicht gestört. Ursachen sind oft Dauerstress, Infektion, postoperative Störungen oder Depression.

4.3 Gegen Depression

Demenzerkrankte und Depressive sind verlangsamt und ziehen sich zurück. Tabelle 3 erläutert die Unterschiede.

Tabelle 3: Abgrenzung Demenz gegen Depression.

Demenz	Depression
• beginnt schleichend, heimtückisch • schreitet stetig weiter fort • desorientiert, erkennt andere nicht • Wortfindungsstörungen • verleugnet Vergesslichkeit • antwortet knapp daneben • ratlos • oft abends auffällig • beschuldigt andere bis zu Bestehlungswahn	• beginnt datierbar • verläuft ungleichmäßig • orientiert, erkennt andere wieder • im Sprechen gehemmt • überbewertet sie, klagt viel darüber • antwortet »weiß nicht, kann nicht« • hoffnungslos • oft morgens schlechter • beschuldigt sich, Versagensangst bis Schuld-/Krankheits-/Armutswahn

4.4 Abgrenzung von Alzheimer Demenz gegen andere Demenzen

4.4.1 Allgemeine Abgrenzung

Tabelle 4: Was spricht gegen Alzheimer-Demenz?

Charakteristische Symptome	Diagnose
• zuerst depressiv, leistungsfähig in ATL • Verschlechterung nach TIA, Apoplex • Bewegungsstörung vor kognitiver Störung • Unverträglichkeit von Neuroleptika • Verhaltens- vor Gedächtnisstörung • Harninkontinenz vor Demenz • Muskelzuckung, Ataxie, schneller Verlauf	• Depression • Vaskuläre Demenz • Parkinson • Lewy-Körper-Demenz • frontotemporale Demenz • frontotemporale Demenz • Normaldruck-Hydrocephalus • Creutzfeldt-Jakob

4.4.2 Vaskuläre Demenz

Etwa 15 % der an einem Schlaganfall Erkrankten hatten schon vor dem Schlaganfall eine Demenz und ein Drittel der Schlaganfall-Patienten werden nach fünf Jahren demenzkrank, umso häufiger, je älter sie sind. Die Unterscheidung zwischen Alzheimer und vaskulärer Demenz ist nicht immer möglich, weil sich die Krankheitsprozesse oft überschneiden (*Füsgen*, 2001).

Tabelle 5: Abgrenzung von Alzheimer und vaskulärer Demenz.

Alzheimer	Multi-Infarkt-Demenz
• beginnt schleichend	• beginnt plötzlich nach TIA oder Apoplex
• schreitet stetig fort	• verläuft schrittweise, kaskadenförmig
• mehr Frauen über 70	• mehr Männer zwischen 50 und 70
• keine Einsicht	• Krankheitseinsicht, häufig Depression
• Wortfindungsstörung	• motorische Aphasie nach Schlaganfall
• keine Lähmung	• Lähmungen, hoher Blutdruck
• CT: Atrophie	• CT: Hirninfarkte

Tabelle 6: Zur Abgrenzung dient die Ischämieskala nach *Hachinski*.

• plötzlicher Beginn	2	• emotionale Instabilität	1
• schrittweise Verschlechterung	1	• bekannter Bluthochdruck	1
• wechselhafter Verlauf	2	• Schlaganfälle in der Vorgeschichte	2
• nächtliche Verwirrtheit	1	• Hinweise auf Arteriosklerose	1
• Persönlichkeit relativ erhalten	1	• neurologische Herdsymptome	2
• Depression	1	• neurologische Untersuchungsbefunde	2
• körperliche Beschwerden	1		

Auswertung:

unter 5 Punkte = Verdacht auf Alzheimer
über 6 Punkte = vaskuläre Demenz

Vaskuläre Demenzen

- **Makro-Angiopathien: Die Multi-Infarkt-Demenz** (F01.1) nach Schlaganfall (bei größerem Territorialinfarkt) kann Kranke apathisch machen. Sie äußern sich wenig, sind unaufmerksam und neigen zu Konfabulationen. Lähmungen bleiben meist, weil Rehabilitation erschwert ist.
- **Mikro-Angiopathie ist die subkortikale arteriosklerotische Encephalopathie (SAE) Binswanger:** Diese Demenz schreitet langsam fort mit emotionaler Labilität, Weinerlichkeit oder Enthemmung, mit kleinschrittigem Gang, Harninkontinenz, Sprach- und Schluckstörungen. Charakteristische Auffälligkeiten gibt es nicht (vgl. *Förstl* 2003). Es sind wiederkehrende kleine lakunäre Infarkte in der weißen Substanz (subkortikal) und in Basalganglien. Multiple lakunäre Infarkte ähneln klinisch der Alzheimer-Demenz.

4.4.3 Lewy-Körper-Demenz

Die klinischen Kriterien sind (vgl. *Förstl* 2003):

- fortschreitendes demenzielles Syndrom: visuell-räumliche Störungen
- Hirnleistung, Aufmerksamkeit und Wachheit schwanken, früh Dranginkontinenz, wiederholte optische Halluzinationen; Parkinson-Symptome bei stark erhöhter Empfindlichkeit auf niedrige Neuroleptika-Dosen
- Erhärtung des Verdachts durch Bewusstseinsstörungen mit Stürzen und Depression.

4.4.4 Frontotemporale Demenz

Die Picksche Atrophie ist eine isolierte Frontallappendegeneration (FLD).

Tabelle 7: Abgrenzung Alzheimer gegen fronto-temporale Demenz.

Alzheimer Demenz	Fronto-temporale Demenz
• Tritt später auf • zuerst kognitive Störung von Gedächtnis, Raumorientierung • apathisch, Angst, Schuldgefühle → Depression, verkennt Personen • Appetit und Gewicht nehmen ab • Krankheitseinsicht oft erhalten	• beginnt schleichend zwischen 50 und 60 • Zuerst sprachgestört, haftet, spricht nach • sprachverarmt, Gedächtnis lange erhalten • Verliert Kontrolle: enthemmt: zieht sich aus, emotional abgestumpft, »wurstig«, ablenkbar • Appetit gesteigert für Süßigkeiten • Keine Krankheitseinsicht, überschätzt sich

4.4.5 Degenerative extrapyramidale Störungen mit Demenz

Morbus Parkinson
Über 85-jährige Parkinsonkranke entwickeln zu 65 % eine subkortikale oder eine Alzheimer Demenz (Parkinson plus), die sich unter Antiparkinsontherapie verschlechtern kann.

Multisystematrophie (MSA)
mit Pyramidenbahn-, Kleinhirnsymptomen (Ataxie) und Parkinson-Syndrom (das im Vordergrund steht, MSA-P) kann zwischen dem 30. und 40. Lebensjahr beginnen und in etwa sechs Jahren zum Tode führen.

Chorea Huntington
ist dominant erblich (humangenetisch feststellbar), beginnt zwischen 35 und 50 mit Depression, Angst oder Wahn. Später kommt Demenz und Bewegungsunruhe (Chorea = Veitstanz) hinzu: blitzartige, arrhythmische Bewegungen von Armen und Beinen. Der Kranke spricht unartikuliert, verwaschen, wird hilflos und stirbt nach acht bis 15 Jahren. Eine Therapie ist nicht möglich.

4.4.6 Demenzen bei anderen Erkrankungen

- Alkoholismus: Langjährige Sucht führt zur Alkohol-Enzephalopathie (die kognitiven Defizite sind bei Abstinenz teilweise rückbildungsfähig) und zum Wernicke-Korsakow-Syndrom bei Vitamin-B_1-Mangel.
- Vitamin-B_{12}-Mangel bei Unterernährung und Mangel an Intrinsic-Faktor führt nach der Anämie zur Demenz, die durch Frühbehandlung zu verhindern ist.
- Multiple Sklerose (MS) kann bei jedem zweiten Pat. zu kognitiven Defiziten und bei chronisch fortschreitender Form zu Demenz führen.
- Normaldruckhydrocephalus bei gestörter Liquorresorption mit Gangstörung, Inkontinenz und Leistungsschwankungen ist durch eine Shunt-Operation zu bessern.
- Schweres Schädel-Hirn-Trauma kann zu Demenz führen.
- Schlaf-Apnoe-Syndrom (mehrere Atemaussetzer von zehn Sekunden Länge) kann besonders bei chronisch obstruktiver Lungenerkrankung infolge des Sauerstoffmangels kognitive Störungen verursachen.
- Infektionen:
  - AIDS mit Depression, Gangstörung und Krampfanfällen bei Jüngeren.
  - Progressive Paralyse (Lues IV) tritt fünf bis 25 Jahre nach Infektion auf.
  - Creutzfeldt-Jakob-Krankheit (CJD) führt mit Lähmungen in ein bis zwei Jahren zum Tode.

5 Demenz-Risikofaktoren

5.1 Nicht veränderbare Faktoren für Alzheimer

5.1.1 Genetische Faktoren oder familiäre Belastung

Erblich belastete Angehörige 1. Grades können früher erkranken mit beschleunigtem Verlauf. Der einzige bisher gesicherte genetische Faktor ist Apolipoprotein E (Apo E4) auf dem Chromosom 19.
Viele Erkrankte weisen dieses Gen nicht auf und selbst Hochaltrige mit diesem Gen sind frei von Demenz. Die umweltbedingten Mutationen der Chromosomen 1, 14 und 21 können für die Zunahme der Demenzen im Alter eine Rolle spielen. Trisomie 21 (Down-Syndrom)-Behinderte erkranken nicht häufiger an Alzheimer.

5.1.2 Das Alter

Das Alter ist der bedeutendste Risikofaktor. Da aber zwei Drittel der über 90-Jährigen nicht demenzkrank werden, sollten Begriff wie »Altersdemenz« oder »senile Demenz« nicht mehr gebraucht werden.

5.2 Vermeidbare Risikofaktoren für Alzheimer und vaskuläre Demenz[3]

1. Metabolisches Syndrom. Hoher Blutdruck, z. B. durch Dauerstress. Durch Hypertoniebehandlung tritt Demenz seltener oder um Jahre verzögert auf. Schlaganfälle münden zu 30 % in Demenz.
2. Schlecht eingestellter Diabetes (besonders mit Hypoglykämien).
3. Übergewicht (BMI über 28) im mittleren Lebensalter ist ungünstig, Bauchumfang bei Frauen über 88 cm, bei Männern über 102 cm.
4. Erhöhung von Blutfetten.
   - Raucher haben ein erhöhtes Risiko, Ex-Raucher nicht.
   - Schädel-Hirn-Traumen (bei Boxern).

[3] nach *Weyerer & Bickel* 2007

5.3 Andere Risikofaktoren

- Folsäure-, Vitamin-B_{12}- und -B_6-Mangel und Schilddrüsenunterfunktion.
- Depression ist oft Reaktion auf nachlassende Denkleistung.
- Zinkmangel, Blei, erhöhter Aluminiumgehalt des Trinkwassers.
- Anticholinergika, Sedativa und Alkohol (der Demenzprozess kommt aber bei Abstinenz zum Stillstand).
- Geschmacksverstärker Glutamat.
- Elektromagnetische Felder (schnurloses Telefon).
- Geringe geistige, körperliche und soziale Aktivität. Einsame erkranken doppelt so häufig, wenn sie sozial inaktiv sind.

Ein früher Intelligenzabfall ist nach *Lehr* mehrdimensional bedingt:
- Geringe Schul- und fehlende Berufsausbildung, besonders bei alten Frauen.
- Mangelndes Training der Selbsthilfefähigkeiten.
- Familiäre Konflikte und geringe Sozialkontakte bei Vereinsamung.
- Seh-, Hörstörung, subjektiv negative Einschätzung der Gesundheit, nicht objektiver Krankheitsbefund.
- Negative Selbsteinschätzung: Frauen, die ihr Leben nur für die Familie eingeengt, sich selbst als fremdbestimmt erlebten und mögliche Ereignisse nicht vorwegzunehmen lernten, bauten eher geistig ab als Frauen mit gegenteiliger Einstellung. Nicht welch schwere Belastungen ein Alternder durchgemacht hat, sondern wie negativ er sie bewertet hat (kognitive Repräsentanz), trägt zum geistigen Abbau bei.
- Mangelnde Zukunftsperspektive und Sinnorientierung.
- Anregungs- und Reizmangel in Heimen und Krankenhäusern.
- Armut und enge Wohnung.
- Wenn Angehörige, Pflegende und Ärzte Abbau erwarten, werden Ältere sich genauso verhalten (sich selbst erfüllende Prophezeiung), wenn sie abhängig sind.

Lernpsychologisch wird Demenz verstärkt, wenn
- Gedächtnis, Wahrnehmung und Orientierung nicht trainiert werden;
- der Demenzerkrankte durch zu viele Reize und Pflegende überflutet wird;
- er Zurückweisung durch Angehörige und Pflegende erfährt;

- er vermehrte Zuwendung wegen Passivität bei sich (Lernen am Erfolg) oder bei verwirrten Mitbewohnern (Nachahmungslernen) erlebt;
- Angehörige und Pflegende überfürsorglich ihm jede Aktivität wegnehmen, um Zeit zu sparen oder sich als gute Helfer zu bestätigen.

Je überzeugter und konsequenter Pflegende mit dem Kranken im Anfangsstadium regelmäßig trainieren, nicht verwirrtes Verhalten belohnen und verwirrtes Verhalten ignorieren, umso mehr können Demenzerkrankte Kompetenzen wieder erlernen und erhalten.

5.4 Welche Faktoren tragen zu Verhaltensstörungen bei?

Verhaltensstörungen treten nicht bei jedem Kranken in gleicher Weise auf, sondern bei etwa 60 bis 80 %, sind also nicht allein von der Hirnschädigung, sondern auch von anderen Faktoren abhängig wie z. B. von Beziehungsstörungen: Je nach Verhalten der Bezugsperson reagiert der Demenzerkrankte mit herausforderndem Verhalten.

1. Organische Faktoren
Stirnhirnschädigung
Schmerzen, Hunger, Durst
Seh-, Hörstörung, Medikamente

2. psychische Faktoren
Gefühlschaos: Angst, Scham
Identitäts-, Selbstwertverlust
Abwehr: Projektion, Regression

überfordernder Stress
→ Verhaltensstörungen

3. soziale Faktoren
Vereinsamung
Beziehungsstörungen

5. Umgebungsfaktoren
Anregungs- Sparzwänge
Lichtmangel

4. geistige Faktoren

Abb. 3: Wie entstehen Verhaltensstörungen?

5.4.1 Organische Faktoren

- **Schädigung der Stirnhirnrinde** stört die Impulskontrolle, weil soziale Normen im Stirnhirn gespeichert sind; so können aggressive Impulse ungesteuert und unkontrolliert durchbrechen. Das erklärt auch z. T. das dranghafte Umherlaufen und die Dranginkontinenz.
- **Schmerzen** können unruhig oder aggressiv machen, vgl. Seite 65.
- **Hunger** kann durch Hypoglykämie und Durst durch Austrocknung zu Aggressivität beitragen.
- **Wahrnehmungsstörungen:** Die in Heimen am häufigsten verordneten Neuroleptika schränken Aufmerksamkeit, Konzentration und damit die Wahrnehmungsfähigkeit ein.
- **Sehstörungen** haben mehr alte Frauen als alte Männer. Häufige Ursachen sind Altersweitsichtigkeit (Presbyopie: sehen in Armlängen-Abstand am besten, je näher umso so undeutlicher), Makula-Degeneration durch Alter oder Kurzsichtigkeit, diabetische Retinopathie mit Netzhautablösung, Atrophie des Sehnervs, Katarakt (grauer Star durch Linsentrübung), Glaukom (grüner Star bei erhöhtem Augeninnendruck), Durchblutungsstörungen und Hornhautschädigungen. Sehstörung wird schlimmer durch ungenügende, blendende Beleuchtung, Mangel an Kontrasten (weißes Porzellan auf weißer Tischdecke) und bei Sonnenuntergang (Sundowning) durch verzögerte Dunkelanpassung.

> **Pflege:** Blendfreie Beleuchtung über 500 Lux abends, nachts Dämmerleuchte, gut lesbare Namensschilder, Brille putzen, Farbsysteme und Kontraste in der Umgebung, Lupe, Bücher im Großdruck, elektronische Lesehilfen. Sterile Augentropfen und künstliche Tränen, alle zwei Jahre zum Augenarzt.

- **Hörbehinderung:** Die Altersschwerhörigkeit (bei alten Männern häufiger als bei Frauen) ist eine Innenohr-, Schallempfindungs-Schwerhörigkeit: Der Kranke hört hohe Töne nicht, laute unangenehm, kann Sprechen mehrerer Personen nicht unterscheiden. Ursachen sind Hörzellen-Schwund, Lärm, Durchblutungsstörungen, Schilddrüsenunterfunktion, Diabetes, Vitamin-A-Mangel, Medikamente wie Furosemid, ASS, Chinin und Zytostatika. Die Schall-Leitungsschwerhörigkeit (Töne werden leiser) wird oft durch Ohrenschmalzpfropf (bei einem Drittel der Bewohner), durch Tubenverschluss bei Nasennebenhöhlenentzündung, Trommelfellverletzung oder Mittelohreiterung verursacht. Folgen sind Misstrauen bis Wahn.

Pflege: Mit dem Gesicht zugewandt sprechen, um Ablesen zu erleichtern, langsam mit Pausen, gut artikuliert, mit tiefer Stimme sprechen, wiederholen, geduldig warten, bis der Kranke antwortet, ins Ohr schreien tut weh. In einer Gruppe darf immer nur einer sprechen. Störende Hintergrundgeräusche abschalten. Hörgeräte vermitteln, regelmäßig Batterie und Pfeifton überprüfen. Elektroakustische Hörverstärker oder Höranlagen z. B. für Telefon- und Fernseher, Lichtsignale statt Klingel anbringen.

5.4.2 Psychische Faktoren

Welche Gefühle können das Verhalten verändern?

Wenn sich Demenzerkrankte ihre Gefühle nicht erklären können, erleben sie ein Gefühls-Chaos. Sie werden auffällig, wenn ihnen die Kontrolle über geächtete Gefühle infolge einer Stirnhirnschädigung nicht mehr gelingt.

Angst

… abhängig zu werden von der Gnade der Pflegenden, kontrolliert, überfordert, bedroht zu werden, wenn Fremde die Kranke ausziehen, sich verloren und hilflos zu fühlen, die Autonomie und Identität zu verlieren, zu versagen im Nebel der Gefühle, nicht zu verstehen und nicht mehr verstanden zu werden, ins Heim abgeschoben, als demenzerkrankt nicht ernst genommen, ignoriert oder verspottet oder wie eine Pflegepuppe zum Pflegeobjekt abgewertet zu werden.

Wenn sich der Demenzerkrankte von den Angehörigen verlassen fühlt, aktualisiert er alte Trennungsängste, ohne sie verarbeiten zu können. Wenn er Ängste im Traum nicht mehr bewältigen kann, weil er durch Schlafmittel am Träumen gehindert wird, fühlt er sich von Ängsten überflutet. Angst, die Kontrolle über aggressive Gefühle zu verlieren und verrückt zu werden, Angst vor Schmerzen, Inkontinenz und Pflegebedürftigkeit, Angst, zu verarmen und den Pflegenden nur noch zur Last zu fallen, und nicht ausgesprochene Ängste können durchbrechen.

Angst macht sprachlos vor der Präsenz des Todes im Heim, Angst vor dem Sterbeprozess ist ohnmächtige existenzielle Todes-, totale Vernichtungsangst.

Scham
... kränkt das Selbstwertgefühl. Scham wegen Geruch bei Inkontinenz, wegen Kontrollverlust, wegen des Entblößt-Werdens, wegen der zunehmenden Schwäche und Scham, nur noch eine Last zu sein oder zu versagen, kränken. Wenn sich der Kranke durch Illustrierte sexuell bis zur Selbstbefriedigung stimuliert fühlt, reagiert er beschämt.

Schuldgefühle
... sich nicht mehr kontrollieren zu können, etwas falsch gemacht oder versäumt zu haben.

Hoffnungslosigkeit
... entwickelt sich, wenn der Kranke keinen Sinn mehr erkennt, sich als Pflegelast empfindet und erfährt, dass Ärzte ihn als austherapiert beurteilen: *»Bei der Demenz ist nichts mehr zu machen«* (therapeutischer Nihilismus).

Ekel
... vor sich selbst bei Stuhlinkontinenz und bei eitrigem Dekubitus mit Verwesungsgeruch.

Frust
... sich unterlegen zu fühlen, kränkt unerträglich.

Hilflose Wut
... über den Verrat der Angehörigen, die einen abgeschoben haben. Je weniger der Demenzerkrankte mithelfen kann, umso überflüssiger und wütender ist er. Wenn er seine Wut nicht mehr mit Worten ausdrücken kann, kann er aggressiv handeln. Wenn aggressive Impulse unvorhersehbar durchbrechen, kennt er sich selbst nicht mehr.

Trauer, Gram
... über die vielen Verluste von Gedächtnis, Gesundheit, Kompetenzen, Selbstständigkeit, von Bezugspersonen und Kontakten.

Das Verlusterleben kann das Verhalten beeinflussen

Demenzerkrankte verlieren ihre biografische Identität und Kontinuität: Sie erleben die Krankheit als Einbruch, wenn sie bei Heimeinzug alles, was ihnen lieb geworden ist, aufgeben müssen. Sie verlieren ihre personale Identität: Sie fühlen sich nicht mehr als Person, wenn über statt mit ihnen geredet, sie geduzt, wie eine Pflegepuppe »fertiggemacht« und von Fremden intim gepflegt werden.

Sie verlieren die häusliche Identität: Sie wollen nach Hause, wenn sie sich im Heim nicht zu Hause fühlen, eingesperrt oder abgewertet werden. Sie verlieren auch ihre soziale Identität: sie fühlen sich sozial tot, wenn sich keiner für sie interessiert, noch sie besucht, noch Zeit für sie hat.

Die fünf Identitäts-Säulen zerbrechen:

- Gesundheit,
- Leistungsfähigkeit,
- materielle Sicherheit,
- soziales Netz und
- Sinnorientierung.

Bei Demenzerkrankten schwindet das Selbstwertgefühl, z.B. erleben sie sich als minderwertig und als Versager in der Leistungsgesellschaft. Sie idealisieren frühere Fähigkeiten, um in Erinnerung überleben zu können. Wenn sie kaum noch Zuwendung erfahren, fühlen sie sich nicht mehr liebenswert. Je mehr sich der Kranke in seinem Selbstwert verletzt fühlt, umso größer ist sein Leidensdruck, seine Sehnsucht nach Symbiose (Verschmelzung) oder Bestätigung durch Partner oder Mutter, sodass er behauptet: *»Heute Abend kommt meine Mutter«.*

Ob Belastungen, erlebte Ablehnung oder die vielen Verluste zu Verhaltensstörungen führen, hängt nicht von der objektiven Schwere der Belastung, sondern von der subjektiven Bewertung als bedrohlich ab. Personen, die sich passiv an den Partner anpassen und Konflikte vermeiden, erkranken eher an Alzheimer als der dominante Partner. Wer sich vom Stress nicht erholt, ist schnell in den Bewältigungsfähigkeiten erschöpft.

Wie wehrt der Demenzerkrankte die ungesteuerten Gefühle und das Verlusterleben ab oder wie schützt er sich?

- Er verleugnet eigene Ausfälle und wenn er nicht mehr leugnen kann, zieht er sich in seine eigene Welt zurück.
- Er bagatellisiert oder verharmlost sein Versagen.
- Er projiziert das Verlegen, beschuldigt andere, sie hätten gestohlen.
- Er konfabuliert, d.h. er füllt Gedächtnislücken mit spontanen Einfällen aus.
- Er geht aus dem Felde, flieht aus der Realität, läuft weg.
- Er verkehrt ins Gegenteil: *»Mein Gedächtnis ist gut, reicht bis in die Kindheit«.*
- Er regrediert in Bindungen an eine Elternfigur und spricht die junge Pflegende mit *»Mama«* an. Er schmust mit Kuscheltieren oder Puppen (als Übergangsobjekte), nimmt Gegenstände in den Mund (orales Einverleiben), schmiert mit Kot (anale Regression), regrediert zum Körper als Lustquelle (befriedigt sich selbst). Aussagen wie *»Ich muss nach Hause, zur Arbeit«* sind eine Ich-Regression zu biografischen Tätigkeiten, um die Identität zu erhalten. Aktive Pflegende, die den Kranken passiv und hilflos machen, weil sie ihm alles abnehmen, verstärken diese Regression.

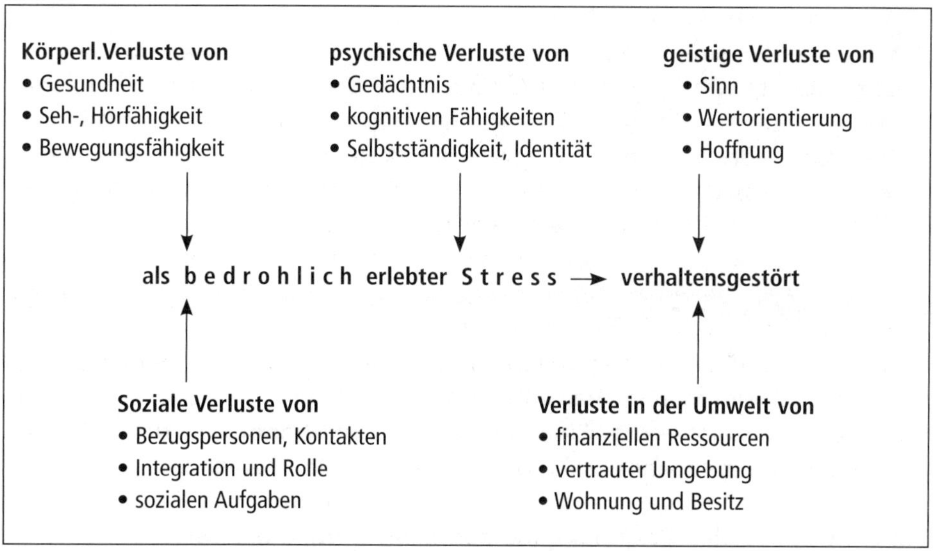

Abb. 4: Verhaltensstörungen als Stressreaktion auf Verluste.

5.4.3 Geistige Faktoren

Haben verhaltensgestörte demenzerkrankte Personen noch einen Sinn? Drücken sie mit Verhaltensstörungen eine schwere Sinnkrise aus?

- Werte-Diskrepanzkrise: Alte und neue Normen von Sauberkeit und Hygiene widersprechen sich, aber Pflegende haben mehr Macht.
- Kommunikationskrise: Der Kranke versteht andere nicht mehr und kann sich nur schwer verständlich machen.
- Selbstwertkrise: Demenzerkrankte Heimbewohner können keine sinnvolle Aufgabe mehr erfüllen, fühlen sich als Last.
- Bedrohungskrise: Demenzerkrankte werden von vielen Ärzten als unheilbar eingeschätzt und ahnen das Sterben als Bedrohung.
- Ziel- und Sinnkrise: Kranke fragen sich: *»Wozu lebe ich noch?«* oder: *»Warum muss gerade ich solch eine abgewertete Krankheit haben?«* Trotz Demenz kann ein alter Mensch noch Sinn im Leid suchen, z.B. im jetzigen Erleben einer Ich-Du-Begegnung, im Erleben von Natur, Kunst, Musik oder Gott je nach seiner Weltanschauung.

Auch bei einer Demenz kann Sinn erlebt werden! Nicht im Dass des Krankseins, sondern im Wie des Leidens (vgl. *Frankl*): Wer ein Wofür zu leben hat, erträgt fast jedes Wie, auch das der geistigen Behinderung infolge Demenz. Oder müssen wir Alten uns rechtfertigen, uns gegen ein sozial verträgliches Frühableben auf Kosten der Solidargemeinschaft zu entscheiden?

5.4.4 Soziale Faktoren

Demenz ist eine soziale Schwellenkrankheit, d.h. Verhaltensstörungen des Kranken sind vom sozialen Verhalten der Angehörigen und später der beruflich Pflegenden abhängig. Eine Heimeinweisung hängt von der Toleranzgrenze der Familie mehr ab als von der Schwere der Demenz.

Verlust von sozialen Beziehungsnetzen kann Unruhe auslösen

Verlust der Bezugsperson durch Trennung oder Tod ist der wichtigste soziale Faktor für die Entwicklung von Unruhe und Aggressivität und für die Heimeinweisung. Mit Beziehungen verliert der Kranke geistige Anregungen. Aus

Kontaktverlusten folgt Einsamkeit, die zur Demenzentwicklung und zu Verhaltensstörungen beitragen kann.

Beziehungsstörungen erschweren angepasstes Verhalten

Wenn Pflegende sich nicht verständlich machen und nonverbale Signale des Kranken nicht entschlüsseln können oder wenn der Kranke sich durch Wortfindungsstörungen falsch ausdrückt oder bei Erkennens-, Seh- oder Hörstörungen Angehörige oder Pflegende nicht verstehen oder Informationen nicht verarbeiten kann, wird der Kranke oft verhaltensauffällig.

Beziehungsstörungen verschlimmern Unruhe und Aggressivität, wenn bei Abgrenzungsproblemen das Gleichgewicht von Nähe und Distanz nicht ausgewogen ist. Gewalt in der Pflege durch Demenzerkrankte oder durch Pflegende verschlimmern Verhaltensstörungen, weil der Kranke mehr unter den Folgen leidet als die Pflegenden.

Beziehungsstörungen mit Angehörigen

Der Demenzerkrankte wird immer abhängiger und fordert mit seiner Ohnmacht Angehörige und Pflegende zu mehr Aktivität und Fürsorglichkeit heraus. Der Kranke wird umso hilfloser, je weniger er sich selbst und die Angehörigen ihm zutrauen. Wie Beziehungsstörungen und Verhaltensstörungen sich gegenseitig verstärken können, zeigt Abbildung 5.

Angehörige (später auch Altenpfleger) Sind überfordert bei Abhängigkeitsumkehr	***der abhängige Kranke***
→ sedieren oder sperren ihn ein	→ wird unruhig oder läuft weg
→ reagieren frustriert, hilflos wütend	→ schimpft, schreit wütend
→ helfen überfürsorglich aus Schuldgefühl	→ wird depressiv
→ infantilisieren ihn zum Pflegeobjekt	→ zieht sich apathisch zurück
→ weisen ihn als psychisch gestört ein	→ fühlt sich verfolgt, bloßgestellt
→ entwickeln Schuldgefühle	→ wird ärgerlich, aggressiv

Abb. 5: Wechselwirkung zwischen Beziehungs- und Verhaltensstörungen. (vgl. Be- und Entlastung pflegender Angehöriger, Seite 160).

Beziehungsstörungen zu beruflichen Helfern überfordern Kranke
Sie tragen zu Verhaltensstörungen eines Demenzerkrankten bei, wenn sie ihn korrigieren, kritisieren oder bloßstellen, bevormunden, herumkommandieren, ungeduldig überfordern oder zwingen, argumentieren, auf der eigenen Wahrheit beharren, seine Vorwürfe persönlich nehmen oder nur den Verstand ansprechen, ohne auf seine Gefühle einzugehen. Haben Pflegende Angst vor eigenen Demenz-Anteilen und wehren sie ihre Hilflosigkeit mit Distanzritualen ab, z. B. häufigem Waschen? Je mehr Pflegende im Helfersyndrom ausgebrannt sind, umso verhaltensauffälliger reagieren Demenzerkrankte.

Beziehungsstörungen zu Mitbewohnern
Rüstige Mitbewohner lehnen Kranke aus Angst vor eigener Demenz ab. Bei Streit zieht sich der Kranke zurück, weil er sich Rüstigen gegenüber unterlegen fühlt. Alte Geschwisterrivalitäten werden aktualisiert. Wenn sich der Demenzerkrankte abgewertet fühlt, können sich seine Verhaltensstörungen verstärken.

Verlust von sozialen Aufgaben
Wenn Demenzerkrankten im Heim keine soziale Aufgabe mehr zugetraut wird, verlieren sie das Gefühl, sich noch nützlich machen zu können oder noch gebraucht zu werden, d. h. sie fühlen sich überflüssig, als Last, so dass sie sich passiv, apathisch oder egozentrisch zurückziehen.

5.4.5 Anregungs- und Reizmangel verschlimmern Verhaltensstörungen

Wenn Ältere in einer engen Sozialwohnung mit steiler Treppe, ohne ausreichende Beleuchtung, ohne Zeitung, Radio, Telefon leben, werden sie nicht nur vereinsamen, sondern auch die Realitätskontrolle verlieren.
Ausstattungsmängel im Heim kommen kaum noch vor: lange Flure ohne Bilder, einheitliche Zimmer, Uniformen (weiße Kittel), weiße Wäsche, Aussicht auf einen leeren Innenhof sind nicht anregend. Wenn im Heim Zeitung, Uhr, Kalender, Orientierungstafel, Namensschilder, Wegmarkierungen und Farbsysteme fehlen, wird zeitliche und räumliche Desorientierung gefördert.
Eine sterile Krankenhausatmosphäre in Heimen trägt zur Apathie bei. Alleinstehende, Gehbehinderte ohne Gesprächspartner oder Demenzerkrankte,

die von Pflegenden nicht mehr angesprochen werden, regredieren, ziehen sich auf sich selbst zurück.
Bettlägerige Demenzerkrankte im Endstadium, die den Kopf nicht bewegen, sehen dauernd nur die weiße Decke oder in Seitenlage eine kahle Wand.

Pflege:

- Wände und Decken anregend gestalten;
- Demenzerkrankte bei jeder Pflegetätigkeit ansprechen;
- für Kontakte und sinnvolle Tätigkeit sorgen;
- den Tagesablauf konstant strukturieren. Bewegungsraum ermöglichen;
- Überreizung durch Lärm und dauernden Pflegerwechsel vermeiden.

5.4.6 Ökonomische Faktoren

Politiker und Träger sparen zuerst am Personal, besonders an ausgebildeten Pflegenden. Nach dem Pflege-Weiterentwicklungsgesetz sollen stationäre Pflegeeinrichtungen aber künftig einen Betrag von 1.536 Euro erhalten, wenn ein Mensch durch rehabilitative und aktivierende Maßnahmen in eine niedrigere Pflegestufe eingestuft wird oder nicht mehr erheblich pflegebedürftig ist (vgl. § 87a Abs. 4 SGB XI).

5.4.7 Gesellschaftliche Faktoren

Lange Jahre erfüllten Demenzerkrankte die gesellschaftliche Erwartung von verhaltensgestörten Alten, bestätigten das Vorurteil vom Altersabbau und wurden so zu den »Aussätzigen«. Demenz wurde noch als »Altersblödsinn« übersetzt.
Demenzerkrankte seien zu teuer, eine soziale Last, von einigen Ärzten als lebensunwerte »Postpersonen« bezeichnet. Als einsame Alte seien sie für niemanden mehr wichtig.
Demenzerkrankte sind aber keine Störfälle, die Angehörige, Pflegende ärgern und belasten. Es wird immer klarer, dass Demenz jeden treffen kann und dass Demenzerkrankte durchaus ein erfülltes Leben führen können.

Nicht zuletzt die Pflege selbst hat durch Studien und Forschungen dazu geführt, dass Demenzerkrankte nicht mehr ausgegrenzt werden.

5.5 Demenz ist nicht zu verhindern

5.5.1 Primärprävention

Wenn auch eine Demenz letztlich nicht zu verhindern ist, so gibt es doch Möglichkeiten, ihren Verlauf und ihren Beginn zu verzögern:

- körperlich: zweimal täglich eine halbe Stunde Muskeln trainieren
- geistige: Neues oder ein Musikinstrument lernen (auch noch im Alter!)
- sozial: Kontakte und Gespräche verzögern den Gedächtnisschwund

Psychosoziale Maßnahmen

- Sich ermutigen: »*Ich schaffe es!*«
- Klare Tagesstruktur
- Für menschliche Nähe und Aussprache sorgen, um Stress abzubauen.

Medizinische Vorbeugungsmaßnahmen

- vermeidbare Risikofaktoren behandeln lassen:
  - hohen Blutdruck senken, Stress abbauen, entspannen,
  - kalorienarme Mittelmeerkost, FdH bis zu einem BMI unter 25,
- Dreimal wöchentlich Fisch essen (Omega-3-Fettsäuren), Folsäure (Blattgemüse, Milch), Vitamin-B_6 (Hülsenfrüchte)
- Diabetes einstellen, Schilddrüsenunterfunktion, Depression behandeln
- Nicht rauchen
- Ginkgo verbessert ABEDL®, Anti-Oxidativa: Vitamin C, E, ß-Karotin sind umstritten.

5.5.2 Sekundärprävention

Medizinisch

Für Früherkennung und Frühbehandlung der leichten kognitiven Störung und der Demenz sorgen

Psychosozial

- Kombiniertes Bewegungs- und kognitives Training, z. B. SIMA
- Angehörige informieren und beraten

5.5.3 Tertiärprävention

Medizinisch

- Körperliche Begleitkrankheiten und Komplikationen wie Stürze, Schluckstörungen und Dekubitus vorbeugen und behandeln
- Depression, Angst und Wahn therapieren lassen
- Sensorische Defizite ausgleichen mit Brille und Hörgerät.

Psychosozial

- Angehörige unterstützen
- Sozialstationen, Tages- und Nachtpflege vernetzen
- In Heimen für Milieutherapie, z. B. für klare Tagesstruktur, sorgen.

6 Schweregrade und Verlaufsstadien

Nicht selten gehen der Demenzentwicklung eine schwere Depression und/oder eine leichte kognitive Störung voraus. Bewährt ist die Einteilung in drei Schweregrade:

1. Leichte Demenz (Vergessensstadium)
Der Demenzerkrankte vergisst, findet die passenden Worte nicht. Er ist in der Fremde verwirrt; es fällt ihm schwer, gewohnte Aktivitäten auszuführen, etwas Neues zu lernen, zu urteilen und zu schlussfolgern. Er reagiert auf das Nachlassen depressiv, inaktiv oder mit Ausreden.

2. Mittelschwere Demenz (Verwirrtheitsstadium)
Die Selbstbestimmung schwindet, der Demenzerkrankte wird zeitlich, örtlich und situativ verwirrt, bleibt aber körperlich noch relativ fit. Er braucht Hilfe, weil er Namen vertrauter Personen vergisst, Alltagsfunktionen vernachlässigt, unruhig läuft, sich im Haus verirrt, ungeduldig oder aggressiv auf das Versagen reagiert, nicht rechnen kann, das Zeitgefühl verliert und sozial auffällig wird.

3. Schwere Demenz (Hilflosigkeitsstadium):
Der Demenzerkrankte braucht fürsorgliche Führung und emotionale Zuwendung. Er wird total abhängig von anderen, weil er einfache Anweisungen nicht ausführen kann, immer weniger spricht, halluziniert, Angehörige nicht erkennt, sondern sie beschimpft, Schwierigkeiten beim Essen, Schlucken hat, schlürfend geht, sich unbeholfen bewegt, leicht fällt, inkontinent wird, selten auch Krampfanfälle bekommt. Korsakow mit Desorientierung, Gedächtnisverlust und Konfabulationen (spontane Einfälle überspielen Gedächtnislücken) ist häufig.
Schließlich wird der schwer Demenzerkrankte unfähig, wahrzunehmen, zu denken, zu sprechen oder zu stehen, zu sitzen oder zuletzt den Kopf zu heben. Er stirbt monatelang in zunehmender Schwäche und braucht Palliativpflege.

Tabelle 8: Differenzierung der Verlaufsstadien bei Demenz.

Verlauf	Leichte Demenz	Mittelschwere Demenz	Schwere Demenz
Pflegestufe	I erheblich	II schwer pflegebedürftig	III schwerst IIIa Härtefall
Pflege-Ort	zu Hause	Sozialstation, Tagespflege	Heim (zu 70 %)
Lebensführung	lebt selbstständig, vernachlässigt sich	eingeschränkt, braucht Hilfe in ABEDL, Körperpfl., Ankleiden	hilflos, total abhängig bei Aufstehen, Essen
Entspricht einem	Erwachsenen	Schulkind, handelt lückenhaft	Kleinkind bis Säugling
Gedächtnis	Merkstörungen, vergisst vieles	biografisches Erinnern verblasst	biograf. Erinnern schwindet
Denken	nicht komplex	plant/schlussfolgert nicht	keine Krankheits-Einsicht
Sprache	Wortfindungsstörung	erzählt/fragt dasselbe	spricht wenig, Sprachzerfall
Desorientierung	verwirrt in Fremde	räumlich, zeitlich, situativ verwirrt	auch persönlich verwirrt
Verhalten	reizbar, depressiv	Angst, Unruhe, aggressiv, Wahn	schreit, schaukelt, apathisch
Körperlich	unauffällig	dranginkontinent, verstopft	geht schlürfend, stürzt
Hilfen	Begleitung	Teilversorgung und Pflege	Palliativpflege
Zugang	rational	teilweise kompensatorisch	nonverbal und emotional

Einteilung des Verlaufs nach den Reisberg-Skalen GDS[4] und FAST

Kognitive Leistungseinbußen

1. Keine — Keine Hinweise auf Gedächtnisdefizit
2. Zweifelhafte — klagt subjektv:
   a) vergisst, wo vertraute Gegenstände abgelegt wurden
   b) vergisst früher gut bekannte Namen, keine objektivierbaren Defizite im Gedächtnis, Beruf, sozialen Umfeld
3. Geringe — Eindeutige Defizite in mehr als einem der folgenden Bereiche:
   a) Patient kann sich an einem fremden Ort nicht zurechtfinden
   b) Mitarbeiter merken reduzierte Arbeitsleistung
   c) Freunde bemerken Wort- und Namensfindungsstörungen
   d) Patient behält nur einen geringen Teil der gelesenen Texte
   e) Patient kann sich Namen bei Vorstellung Neuer schlechter merken
   f) Patient verlegt oder verliert Wertgegenstände
   g) während der Testung wird ein Konzentrationsdefizit evident. Patient beginnt, Leistungseinbußen in Beruf oder sozialem Umfeld zu verleugnen. Geringe bis mittelgradige Angst begleitet die Symptome.
4. Mäßige — Eindeutige Defizite in folgenden Bereichen:
   a) Kenntnis aktueller, kurz zurückliegender Ereignisse
   b) Erinnern des eigenen Lebenslaufes
   c) Konzentration bei den Aufgaben mit serieller Subtraktion (Abziehen)
   d) Fähigkeit, sich an unbekannten Orten zurechtzufinden, mit Geld umzugehen

   Keine Defizite in folgenden Bereichen:
   a) Orientierung zu Zeit und Person
   b) Wiedererkennen vertrauter Personen und Gesichter
   c) Fähigkeit, sich an bekannten Orten zurechtzufinden, Unfähigkeit, komplexe Aufgaben durchzuführen, Haupt-

[4] GDS = Global Deterioration Scale (gekürzt)

abwehr ist Verleugnen. Affekt verflacht, Patient beginnt, Situationen mit höheren Anforderungen zu meiden.

5. **Mittelschwere** Patient kommt ohne fremde Hilfe nicht mehr zurecht, kann sich kaum an relevante Lebensaspekte erinnern, z. B. Adresse, Telefonnummer, Namen der Angehörigen. Häufig ist Desorientierung zu Zeit oder Ort. Hat Schwierigkeiten, beginnend bei 40 in Viererschritten oder beginnend bei 20 in Zweierschritten rückwärts zu zählen. Erinnert sich noch an Fakten, an Namen, auch des Partners oder der Kinder. Braucht keine Hilfe beim Toilettengang oder Essen, kann aber Schwierigkeiten bei der Auswahl situationsgerechter Kleidung haben, z. B. bei Schuhen.

6. Schwere Kann gelegentlich Namen des Partners vergessen, von dem Überleben abhängt. Keine Kenntnis kurz zurückliegender Ereignisse und Erfahrungen. Lückenhafte Erinnerung an eigene Vergangenheit. Jahreszeiten werden nicht wahrgenommen. Kann Schwierigkeiten haben, von 10 bis 1 rückwärts zu zählen. Benötigt Hilfe bei alltäglichen Verrichtungen, um sich an bekannten Orten zurechtzufinden. Kann inkontinent werden. Der Tag-Nacht-Rhythmus ist häufig gestört. Häufig können noch bekannte von unbekannten Personen unterschieden werden. Verschiedene Persönlichkeits- und Gefühlsstörungen treten in den Vordergrund:

a) Verfolgungsgedanken: Betreuungspersonen wird Diebstahl unterstellt. Pat. spricht mit eigenem Spiegelbild.
b) Zwangssymptome, z. B. wird derselbe Gegenstand wiederholt gereinigt.
c) Angst, Unruhe und früher nicht bekannte Aggressivität können auftreten.
d) Fehlender Willensantrieb, z. B. kann erwünschtes Verhalten nicht in die Tat umgesetzt werden, weil der Gedankengang dazu nicht behalten wird.

7. Sehr schwere Leistungeinbußen Häufig totaler Sprachverlust, gelegentlich sind noch sprachliche Automatismen erhalten. Harninkontinenz. Ist auf Hilfe beim Toilettengang und Essen angewiesen. Verlust motorischer Fähigkeiten, kann z. B. nicht mehr laufen. Das Gehirn kann den Körper nicht mehr steuern. Neurologische Symptome können auftreten.

FAST (Functional Assessment Staging) **nach GDS-Stadien**

1. Weder subjektiv noch objektiv Schwierigkeiten.
2. Beklagt zu vergessen, wohin er/sie bestimmte Gegenstände gelegt hat. Subjektive Schwierigkeiten bei der Arbeit.
3. Mitarbeiter bemerken eine reduzierte Arbeitsleistung. Schwierigkeiten, sich an fremden Orten zurechtzufinden.
4. Verminderte Fähigkeit, komplexe Aufgaben durchzuführen (z. B. ein Abendessen vorzubereiten, mit Geld umzugehen, einzukaufen, usw.).
5. Benötigt Hilfe bei der Auswahl situationsgerechter Kleidung.
6. Benötigt bei manchen alltäglichen Dingen Hilfe.
   6a. Schwierigkeiten, die Kleider richtig anzuziehen.
   6b. Kann sich nicht baden, entwickelt Angst davor.
   6c. Beherrscht den Toilettengang nicht mehr (z. B. vergisst zu spülen oder wischt sich nicht richtig ab).
   6d. Harninkontinenz.
   6e. Stuhlinkontinenz.
7. Benötigt ständig bei allen alltäglichen Dingen Hilfe.
   7a. Eingeschränkte Sprechfähigkeit (1 bis 5 Worte pro Tag).
   7b. Verlust der verständlichen Sprache.
   7c. Bettlägerig.
   7d. Kann nicht selbstständig sitzen.
   7e. Kann nicht mehr lachen.
   7f. Kann den Kopf nicht aufrecht halten.

Regression und AEDL-Einbußen nehmen im Demenzverlauf zu (vgl. Tabelle 6).

Stadium	Leichte Demenz	Mittelschwere Demenz	Schwere Demenz
Zunehmende Regression	Unfähig zu komplexen AEDL (z. B. Umgang mit Geld) →	Unfähig zu einfachen AEDL (z. B. Einkaufen, Kochen) →	Unfähig zu Basis-AEDL (z. B. Waschen, Essen)
Pflege-Erfordernis	Anleitung zur Selbstpflege	Teilweise kompensatorische Pflege	Vollständige Fremdpflege

Abb. 6: Demenzverlauf als zunehmende Regression.

Die Rückentwicklung (Retrogenese) von Alzheimerkranken wird nach *Reisberg* dem Alter von Kindern zugeordnet:

Tabelle 9: Rückentwicklung (Retrogenese) bei Alzheimerkranken.

Alter des Kindes	vom Kind erworbene, vom Kranken verlorene Fähigkeiten	MMST
8–12 Jahre	Umgang mit Geld	19
5–7	Kleider auswählen	14
5	Ankleiden	5
4	ohne Hilfe duschen, zum WC gehen	
3–4 Jahre	Urinkontrolle	
15 Monate	5–6 Worte sprechen	0
12 Monate	laufen	
6 Monate	sitzen	
1–3 Monate	Kopf halten	

Für die Pflege können die Verlaufsstadien zusammengefasst werden:

1. 1–3 Jahre Kurzzeitgedächtnis, räumliche Orientierung, Wortschatz gestört, depressive Verstimmung
2. 2–8 Jahre Gedächtnis-, Orientierungs-, Konzentrationsstörungen schreiten fort, Zeitgitterzerfall, Abstraktionsverlust, wird indifferent, reizbar
3. 6–10 Jahre Kognitionen und Persönlichkeit schwerst gestört, in Bewegungen steif, Kontrakturen, Inkontinenz

Vergisst, kann nicht rechnen
verwirrt
hilfebedürftig
verhaltensauffällig
pflegebedürftig → Heim
hilflos
bettlägerig, stumm

Leichte Demenz	Mittelschwere Demenz	Schwere Demenz
Verhaltenstherapie, kognitives Training, Selbsterhaltungstherapie, kreatives Training, Angehörigenarbeit	Modifizierte Verhaltenstherapie und Erinnerungstherapie, Milieutherapie, ROT	Validation und Basale Stimulation
Rationaler Zugang		**Emotionale Zuwendung**

Abb. 7: Verlaufsstadien und Interventionen.

Tabelle 10 fasst Pflege und Therapie zusammen.

Tabelle 10: Schweregrade nach GDS, wahrscheinliche Pflegestufe (PfSt), Pflege und Therapie nach *Ihl & Grass-Kapanke* 2005 (verändert).

DGS	PFSt	Pflege	Therapie (nach psychiatrischen Leitlinien)
I	0	**Aktivierung**	**Fähigkeiten erhalten**
II	0	Beratung	psychosoziales Training
III	1	in Familie	Antidementiva, psychosoziales Training
IV	2	Ambulante Dienste	Antidementiva, evtl. zusätzlich Antidepressiva
V	3	Tages–/Kurzzeitpflege	Ebixa = Axura, evtl Risperdal
VI	3	Heimeinweisung	Ebixa = Axura, evtl. Risperdal
VII	3a	Hospiz	Unterstützung durch Palliative Care

7 Folgen einer Demenz

7.1 Folgen für den Demenzerkrankten

Körperlich

Austrocknung mit Delir, Verstopfung oder Inkontinenz, Fallneigung mit Frakturen, Immobilität mit Dekubitus, Thrombose, Kontrakturen, Muskelatrophie, eingeschränkte Atmung mit Neigung zu Pneumonie, langsames und ungenügendes Essen oder Schluckstörung (oft durch Neuroleptika) mit Gewichtsabnahme und Mangelernährung mit Widerstandslosigkeit und Infektanfälligkeit bei 40 % der schwer Demenzerkrankten.

Psychisch

Verlust des Gedächtnisses, der Selbstachtung bis zur Verwahrlosung, Depression mit Suizidgefahr (im Anfang), Apathie oder Wahn.

Sozial

Kommunikationsverlust bis zur Vereinsamung, zunehmende Abhängigkeit, Verhaltensstörungen z. B. Aggressivität bis zur Ablehnung durch andere.

7.2 Folgen für die Angehörigen

Sie sind körperlich, psychisch, sozial, zeitlich und finanziell überfordert und drohen zusammenzubrechen oder krank zu werden (vgl. Überlastung der pflegenden Angehörigen Seite 154 f).

7.3 Folgen für beruflich Pflegende

Sie sind überlastet, resignieren im therapeutischen Nihilismus *(»Da ist nichts mehr zu machen«),* brennen aus im Zwiespalt zwischen den eigenen Vorstellungen einer aktivierenden Beziehungspflege und der von der Pflegeversicherung bisher geforderten rein körperlichen funktionalen Versorgung.

7.4 Folgen für Nachbarn und Mitbewohner

Sie haben Angst vor eigener Demenz, vor unberechenbarer Aggressivität, ekeln sich, wenn die demenzerkrankte Person im Flur Wasser lässt, schämen sich, in der »Klappsmühle« zu leben, werden ärgerlich, wenn der Demenzerkrankte schreit, in fremden Schränken wühlt, nachts sein Bett nicht findet, ziehen sich zurück, drängen eher als Pflegende, den Betroffenen in eine geschlossene Abteilung einzuweisen.

7.5 Folgen für die Gesellschaft

Die demografische Entwicklung lässt den Schluss zu, dass es 2040 – 2050 2 Mill. Menschen geben wird, die an einer Demenz erkranken.
Mit dem Gesetz zur Weiterentwicklung der Pflege (sog. Pflegereform) hat die Bundesregierung im Juli 2008 u. a. auch darauf reagiert: Leistungen für Menschen mit erheblich eingeschränkter Alltagskompetenz im ambulanten Bereich werden verbessert. Das gilt zum Beispiel für demenziell Erkrankte, die zukünftig je nach Betreuungsbedarf Leistungen bis zu 100 Euro monatlich (Grundbetrag) bzw. bis zu 200 Euro monatlich (erhöhter Betrag), also bis zu 1.200 Euro bzw. bis zu 2.400 Euro jährlich an Zuschüssen erhalten, wenn mehrere der 13 im Pflegeweiterentwicklungsgesetz genannten Demenz-Kriterien nachweisbar sind. Erstmals erhalten auch Personen mit erheblich eingeschränkter Alltagskompetenz, die noch nicht eine der Pflegestufen erreichen, 460 Euro pro Jahr. Heime erhalten für 25 Demenzerkrankte eine zusätzliche Kraft.

7.6 Ressourcen nutzen

- Die Demenzerkrankten vergessen schnell (»glücklich, wer vergisst«), vergeben leicht und einige werden dankbar.
- Viele werden gefühlvoller und zeigen Zuneigung spontaner als früher.
- Sie akzeptieren Pflegende, wie sie sind, wenn diese z. B. wütend sind.
- Manche werden bei fortschreitender Erkrankung ausgeglichener, zufriedener, unbeschwerter oder fröhlicher.
- Erhalten bleiben Gefühle und Bedürfnisse (vgl. Seite 25).

8 Komplikationen, die die Pflegesituation erschweren

8.1 Delir (akute Verwirrtheit)

Ein Delir kann bei Demenz und unabhängig von Demenz auftreten. Ein Drittel aller über 70-jährigen Klinikpatienten und 80 % der Sterbenden in der letzten Stunde können akut verwirrt reagieren.

Symptome:
- akut verwirrt
- bewusstseinsgetrübt
- unruhig
- halluzinierend

Der akut Verwirrte fühlt sich wie im Strudel weggerissen, ohne Halt, sodass Angst seinen Körper zu steuern scheint. Er erlebt eine psychische Qual. Der Kranke ergreift jeden Reiz als Strohhalm, weil seine Aufmerksamkeit ständig springt. Das Notaggregat der Bewusstseinseinengung schaltet sich ein. Der Kranke hat den Bezug zur Realität verloren, er kann eine »Rederitis« entwickeln, in der er sonst schamkontrollierte Triebanteile äußern kann.

Faktoren, die ein akutes Delir begünstigen:
- Alter über 80, seh-, hör- oder gehbehinderte Männer mit transurethralem Dauerkatheter,
- Mangel an Flüssigkeit, an Nahrung (an Glucose) oder an Sauerstoff,
- Fieber, Infekte, schwere Verletzungen, OP, Hirnerkrankungen,
- starke Schmerzen, dauernde Bettruhe, schwere Schlafstörungen,
- Entzug oder Wechselwirkung von Medikamenten und Alkohol,
- Reaktive Trauer nach Verlust der Bezugsperson, Umzug, Krankenhaus- oder Heimeinweisung, schwere Stress-, Panikreaktion und Isolation.

Mögliche Delir-Ursachen:

- **Dehydratation**
  - **Hypertone Dehydratation:** Austrocknung (Exsikkose) ist häufige Ursache eines Delirs, wenn Ältere aus Durstmangel bei Diabetes zu wenig trinken oder bei Fieber, Schwitzen Wasser verlieren. Bei Austrocknung droht Nierenversagen. Frühsymptom ist eine trockene, reibeisenartige Zunge. Das Stehenbleiben abgehobener Hautfalten ist unzuverlässig.
  - **Isotone Dehydratation:** entsteht durch Erbrechen, Durchfall oder unzureichende Wasser- und Salzzufuhr.
  - **Hypotone Dehydratation:** ist auf Trinken salzarmer Flüssigkeit, starkes Schwitzen oder Laxantienmissbrauch zurückzuführen.

Der akut Verwirrte leidet unter dem trockenen Mund (Xerostomie): Die Zunge brennt, die Lippen sind rissig, borkig, das Zahnfleisch blutet, Mundgeschwüre und Schlucken schmerzen, Mundgeruch stört, der Kranke spricht heiser. Durst wird oft wegen der Bewusstseinstrübung nicht wahrgenommen. Puls und RR steigen, Schwäche, Schwindel, Müdigkeit belasten.
Folgen der Dehydratation sind außer dem Delir Herzinsuffizienz, Bronchitis, Verstopfung, Thrombose- und Dekubitusgefahr und Nierenversagen.

Pflege:
Lieblingsgetränk zu trinken geben. Wenn der Kranke die Aufforderung zu trinken nicht versteht, ihm zuprosten und mit ihm trinken. Wenn Trinken verweigert wird, kann rektale Zufuhr von Ringerlösung (mit 5 %-er Glukoselösung gegen Unterzuckerung) durch einen dünnen Harnkatheter 10 Tropfen/Min. eine alternative Flüssigkeitszufuhr sein. Eine subkutane Infusion ist schmerzhaft, gilt ohne Einwilligung des Kranken oder Bevollmächtigten als Körperverletzung. Bei i.v.-Infusion Arm bequem lagern, Kanüle fixieren und Bettschelle in die Hand geben. Eine PEG sollte als Einzelfallentscheidung die letzte Maßnahme sein.

- **Andere Stoffwechselstörungen** wie Elektrolytentgleisungen, Säure-Basen-Gleichgewichtsstörungen, Leber-, Nierenversagen, schwere Schilddrüsen- oder Nebennierenfunktionsstörungen erfordern Infusionen in der Klinik.
- **Mangel an Glukose:** Etwa jeder fünfte Ältere hat eine gestörte Glukosetoleranz vor dem Auftreten eines Typ-II-Diabetes mit der Gefahr einer nächtlichen Unterzuckerung, wenn der Heimbewohner um 18.00 Uhr die letzte und morgens um 8.00 Uhr die erste Mahlzeit bekommt, d. h. 14 Stunden ohne Nahrungszufuhr bleibt. Hypoglykämie macht akut verwirrt und aggressiv und beschleunigt bei Wiederholung eine Demenzentwicklung.

Pflege:
Als Spätimbiss schwer resorbierbare Kohlenhydrate reichen, z. B. einen halben Apfel oder ein Glas Milch, das Exsikkose verhindert, den Schlaf und durch Milchzucker die Verdauung fördert und Geborgenheitsgefühl vermittelt.

- **Sauerstoffmangel** im Gehirn bei Hirndurchblutungsstörungen durch TIA oder Hirninfarkte, Hirnblutungen oder seltene Gefäßkrankheiten, Herzschwäche, Rhythmusstörungen, Blutdruck-Abfall oder -Anstieg, Atemversagen bei COPD, Asthma oder Pneumonie und bei Anämie (Blutarmut).
- **Akute Harnwegs- und Bronchialinfekte**, auch ohne Fieber.
- **Nach OP,** schweren Verletzungen und nach SHT (Schädel-Hirn-Trauma).
- **Hirnerkrankungen** wie Hirntumoren, zunehmender Hirndruck, Meningo-Enzephalitis oder Epilepsie-Daueranfälle führen zum Delir.
- **Schmerzen,** besonders plötzliche unerklärliche können Delir auslösen.
- **Medikamente,** die häufig zum Delir führen, sind Anticholinergika, Dopamine, Benzodiazepine und Neuroleptika zusammen mit Alkohol, Diuretika, Blutdrucksenker und Herzglykoside.
  Entzug oder Wechselwirkungen von Medikamenten und Alkohol können bis zu einem Drittel der Verwirrtheitszustände auslösen. Nebenwirkungen treten umso häufiger auf, je mehr Medikamente eingenommen werden, je komplizierter die Dosierungspläne, je vergesslicher, seh- oder hörbehinderter die Kranken sind, je weniger sie trinken, je mehr Ärzte verordnen und je weniger Zeit Pflegende für Kranke haben.

Tabelle 11: Abgrenzung Delir und Demenz.

	Delir, akute Verwirrtheit	Demenz, chronisch verwirrt
Beginn	akut, oft nachts bewusstseinsgetrübt	schleichend
Bewusstsein	immer getrübt, zeitlich verwirrt	klar, später verwirrt
Gedächtnis	Kurzzeit-Gedächtnis gestört	Kurz- und Langzeit-Gedächtnis gestört
Sprache	Redefluss ungestört, unzusammenhängend	verarmt, Wortfindungsstörung
Halluzinationen	oft optische bis zum Wahn	seltener
Affekt	schreckhaft, ängstlich	anfangs depressiv
vegetativ	zittert, schwitzt, Puls schnell	meist unauffällig
Tagesverlauf	wechselhaft, nachts unruhiger	stabil, verlangsamt
Dauer	Stunden bis Tage	Jahre
Prognose	heilbar bei ursächlicher Therapie	besserungsfähig

Tabelle 12: Delir durch Arznei (vgl. *Förstl* 2001, S.163).

Anticholinergika	trizyklische Antidepressiva u. Neuroleptika, Spasmolytika, Antihistaminika, Atropin, Scopolamin
Antibiotika	Gyrasehemmer, Amphotericin B, Cephalexin, Cyclosporin
Antihypertonika	Clonidin, a-Methyldopa, Captopril
Antikonvulsiva	Phenobarbital, Phenytoin, Valproat
Antiphlogistika	Cortison, Ibuprofen, Phenylbutazon
Analgetika	Opiate, Salicylate, Indometacin
Kardiaka	β-Blocker, Digitalis, Lidocain, Guanethidin, Procain
Parkinson-Mittel	Amantadin, Biperiden, Levodopa
Sympathicomimetika	Amphetamine, Phenylephrin
Tuberkulostatika	Isoniazid, Rifampicin
Viro- und Zytostatika	Aciclovir, 5-Fluorouracil
andere	Diuretika, Theophyllin, Lithium, Propylthiouracil

Therapie des Delirs

Auslösende Medikamente absetzen. Distraneurin kann bei Alkohol-Entzugsdelir durch Catapresan und Tranxilium ersetzt werden, weil Distraneurin verschleimen, süchtig machen, als Infusion zum Atemstillstand führen kann. Bei Unruhe Schmerzmittel versuchen, bei Panik Tavor-Expidet, evtl. Melperon

Pflege:

Pflegende

- beobachten und dokumentieren die Vitalfunktionen Atmung, Blutdruck und Puls, Bewusstsein, Temperatur und Arznei-Nebenwirkungen. Bei Blutdruckabfall sind Kaffee, bei Atemnot Frischluft, bei Fieber Wadenwickel bewährt;
- helfen die Ursache zu klären, geben z. B. bei Austrocknung genügend zu trinken, bei Schmerzen Zuwendung, Wärme, verordnete Schmerzmittel;
- führen alle Prophylaxen durch;
- lassen den Delir-Patienten möglichst in der gewohnten Umgebung;
- nehmen die Angst und sein Sicherheitsbedürfnis ernst,
- versuchen, ihn mit Berühren zu beruhigen und abzulenken.

Beziehungspflege mit Delirkranken

Pflegende fragen sich:

- Wie wirkt der Kranke auf mich?
- Stört mich seine Distanzlosigkeit?
- Spüre ich sein Bemühen, seine Normalität zu beweisen?
- Kann ich seine Angst mildern und sein Sicherheitsbedürfnis fördern?
- Kann ich ihn stützen, obwohl er mich in seine Verwirrtheit einzubeziehen versucht?
- Kann ich die bisher aufgebaute Beziehung halten, bis sich sein Delir bessert?
- Einfühlendes Verstehen ist Grundvoraussetzung für den Umgang. In dem Chaos von Gedanken und Gefühlen braucht der Kranke eine konstante Bezugsperson, die ihn einfühlend zu verstehen versucht. Wechsel von Bezugspersonen oder rein körperliche Routinepflege können ihn stärker verwirren.

Krankenhauspflege

Wenn der Hausarzt die Ursache des Delirs nicht finden kann, ist Einweisung in eine innere Abteilung nötig, um ursächlich zu behandeln. Auch in der Klinik brauchen Delirkranke Beziehungs- bzw. Zimmerpflege durch konstante Bezugspersonen statt Funktionspflege. Zimmer- oder Stationswechsel verwirren noch mehr. Bei pflegerischem Nihilismus bleiben Therapie-Erfolge aus.

8.2 Notfälle und Komplikationen bei schwerer Demenz

Für Notfälle sollten Telefonnummern und Anschrift von Angehörigen, Betreuer, Not- und Hausarzt, Krankenhaus und eine Patientenverfügung oder Vorsorge-Vollmacht sofort verfügbar sein.

Dehydratation

(vgl. Delir Seite 58)

Dekubitus

Die Geschwüre entwickeln sich bei längerem Sitzen oder Liegen ohne Lagewechsel, wo Haut direkt dem Knochen anliegt und durch Scherkräfte verschoben wird, wie über dem Kreuzbein, an Ferse, Hüfte, Schulterblatt, Ellenbogen und Hinterkopf und bei Abmagerung. Dekubitus kann sich bei Widerstandslosigkeit sterbender Demenzerkrankter trotz regelmäßigem Lagewechsel entwickeln, d.h. ist dann kein Pflegefehler.

Pflege

(nach dem Expertenstandard Dekubitusprophylaxe):

- Im Wundbereich vollständig durch häufigen Lagewechsel (stündlich Mikrobewegungen), Hohl- oder 30°-/135°-Schräglagerung mit Lagerungskissen von Druck entlasten. Der Kranke darf nie auf seiner Wunde liegen.
- Die Haut genau beobachten (mit Braden- oder Norton-Skala) und mit Foto dokumentieren.
- Trockene Hautpflege und pH-neutrale Waschemulsion benutzen.

Wundmanagement:
- Vor dem Verbinden Schmerzmittel geben.
- Wunde feucht halten mit luftdurchlässigem, sterilem Hydrokolloid- oder Varihaesive-Verband.
- Blasen nicht öffnen.
- Eitrige und nekrotische Wunden versorgt der Arzt.
- Risikofaktoren abbauen.
- Depression behandeln lassen.

Unwirksam sind Pflegehilfsmittel wie Watteverbände, Wasserkissen, Gummiringe, Gummi-Unterlagen, kleinzellige Antidekubitusauflagen. Zu meiden sind Supraweichlagerung (Schaffell, Gelkissen und Wechseldruckmatratze, wenn sie die Eigenbewegung hemmt), Hautpflege mit ätherischen Ölen oder Melkfett, 90-Grad-Lagerung, Eisen, Fönen, Massieren oder Einreibungen der gefährdeten Stelle.

Krampfanfälle

Bis zu 10 % der Demenzerkrankten können im Endstadium große epileptische Krampfanfälle bekommen.

Pflege:
- Verletzungen durch Sturz oder Krampf verhindern.
- Kissen unter den Kopf legen.
- Gegenstände, an denen sich der Kranke verletzen kann, wegräumen oder aus Umgebung entfernen.
- Beengende Kleidung lösen, nicht allein lassen.
- Ruhe bewahren, nicht festhalten.

Nach dem Anfall:
- Stabile Seitenlage (zurückfallende Zunge behindert Atmung),
- verschmutzte Kleidung (oft Urinabgang) ausziehen,
- Anfallsform, -Dauer und Vitalwerte beobachten und dokumentieren,
- über Ängste sprechen,
- auslösende Situation (z. B. Schlafmangel, Unterzuckerung, Medikamente) klären und Angehörige einbeziehen,
- bei Dauerkrampfanfall über fünf Minuten verordnetes Diazepamrektal-tube einführen.

Nahrungsverweigerung
(siehe Seite 190)

Pneumonie
Häufigste Todesursache bei Demenz. Viele Angehörige fordern Verzicht auf lebensverlängernde Antibiotika-Behandlung (vgl. *Wettstein* 1997), weil dadurch die Schluckstörung als häufige Ursache nicht beseitigt wird.

Pflege:
Gefährdung wie Verschleimung und Schluckstörung mit Aspirationsgefahr erkennen und regelmäßig die Lage wechseln z. B. in 45°-Schräglage, für frische Luft (ohne Zugluft) sorgen, abends atemstimulierend einreiben.
Bei Verschleimung und produktivem Husten:
- sitzend lagern, Atemgymnastik mit Klopfmassage, inhalieren, Luft befeuchten, viel trinken; bei flacher Atmung zum Abhusten ermutigen, evtl. absaugen, Ambroxol oder ACC geben. Antibiotika sind bei Fieber/Schüttelfrost nötig.

Bei trockenem Reizhusten:
- sitzend lagern, Luft befeuchten, viel trinken; Codein (Paracodin, Dicodid) oder Prospan; inhalieren von vernebeltem Lidokain 2 %ig (schlechter Geschmack), evtl. Bronchodilatatoren und Kortison (Viani) bei Asthma.

Schluckstörung

(siehe Essensbehinderung Seite 189)

Schmerzen

Arthrosen, Osteoporose, Knochenbrüche, Dekubitus, diabetische Polyneuropathie, Post-zoster-Neuritis, drückende Zahnprothesen, enge Schuhe können starke Schmerzen verursachen.
Bei vaskulärer Demenz schmerzt oft die Lähmungsseite. Alzheimer-Kranke können sich Schmerzen in der hinteren Zentralwindung des Scheitellappens nicht mehr bewusst machen, sodass sie z. B. nach Knochenbrüchen nicht über Schmerzen klagen und nicht sagen, wo es ihnen wehtut, aber durch nonverbale Signale ihre Schmerzen ausdrücken: Sie stöhnen, wehren Bewegungen ab, nehmen eine Schonhaltung ein oder reagieren aggressiv.
Einige Ärzte und Pflegende nehmen Demenzerkrankte nicht ernst, lehnen Schmerzmittelgabe ab oder betrügen den Kranken mit Placebos und zerstören damit das Vertrauen, weil sie behaupten, diese Kranken seien so unempfindlich, dass sie nichts mehr mitbekämen, d. h. keine Schmerzen hätten. Um Schmerzen bei Demenzerkrankten, die sich mit Worten nicht mehr äußern können, zu erkennen, helfen die Beobachtungen der ECPA (Echelle comparetementale de la douleur pour personnes agees non communicantes, nach *Kunz* 2002) und BESD, Schmerzen zu dokumentieren und ernst zu nehmen.

ECPA-Dimension 1: Beobachtungen außerhalb der Pflege	
1. Verbale Äußerungen: Stöhnen, Klagen, Weinen, Schreien	
0	Patient macht keine Äußerungen
1	Schmerzäußerungen, wenn der Patient angesprochen wird
2	Schmerzäußerung, sobald jemand beim Patienten ist
3	Spontane Schmerzäußerung, spontanes leises Weinen oder Schluchzen
4	Spontanes Schreien bzw. qualvolle Äußerungen
2. Gesichtsausdruck: Blick und Mimik	
0	Entspannter Gesichtsausdruck
1	Besorgter/gespannter Blick
2	Ab und zu Verziehen des Gesichts, Grimassen

3	Verkrampfter und/oder ängstlicher Blick
4	Vollständig starrer Blick/Ausdruck
3. Spontane Ruhehaltung	
0	Keine Schonhaltung
1	Vermeidung einer bestimmten Haltung
2	Patient wählt eine Schonhaltung, aber kann sich bewegen
3	Patient sucht erfolglos eine schmerzfreie Schonhaltung
4	Patient bleibt vollständig immobil
ECPA-Dimension 2: Beobachtungen während der Pflege	
4. Ängstliche Abwehr	
0	Patient zeigt keine Angst
1	Ängstlicher Blick, angstvoller Ausdruck
2	Patient reagiert mit Unruhe
3	Patient reagiert aggressiv
4	Patient schreit, stöhnt, jammert
5. Reaktionen bei der Mobilisation	
0	steht auf/lässt sich mobilisieren ohne spezielle Beachtung
1	Patient hat gespannten Blick; fürchtet Mobilisation und Pflege
2	Patient klammert mit Händen, macht Gebärden während Mobilisation
3	Patient nimmt während der Mobilisation/Pflege Schonhaltung ein
4	Patient wehrt sich gegen Mobilisation und Pflege
6. Reaktionen während Pflege von schmerzhaften Zonen	
0	Keinerlei negative Reaktionen während der Pflege
1	Reaktionen während der Pflege, ohne weitere Bezeichnung
2	Reaktion beim Anfassen oder Berühren schmerzhafter Zonen

3	Reaktion bei flüchtiger Berührung schmerzhafter Zonen
4	Unmöglichkeit, sich schmerzhafter Zone zu nähern
7. Verbale Äußerungen während der Pflege	
0	Keine Äußerungen während der Pflege
1	Schmerzäußerung, wenn man sich an den Patienten wendet
2	Schmerzäußerung, sobald Pflegende beim Patienten ist
3	Spontane Schmerzäußerung oder spontanes leises Weinen/Schluchzen
4	Spontanes Schreien bzw. qualvolle Äußerungen
ECPA-Dimension 3: Auswirkungen auf Aktivitäten	
8. Auswirkungen auf den Appetit	
0	Keine Veränderung bezüglich Appetit
1	Leicht reduzierter Appetit, isst nur einen Teil der Mahlzeiten
2	Muss animiert werden, einen Teil der Mahlzeiten zu essen
3	Isst trotz Aufforderung nur ein paar Bissen
4	Verweigert jegliche Nahrung
9. Auswirkungen auf den Schlaf	
0	Guter Schlaf, beim Aufwachen ist der Patient ausgeruht
1	Einschlafschwierigkeiten oder verfrühtes Erwachen
2	Einschlafschwierigkeiten und verfrühtes Erwachen
3	Zusätzliches nächtliches Erwachen
4	Seltener oder fehlender Schlaf
10. Auswirkungen auf Bewegungen	
0	Patient mobilisiert und bewegt sich wie gewohnt
1	Patient bewegt sich wie gewohnt, vermeidet aber gewisse Bewegungen
2	Seltenere oder verlangsamte Bewegungen

3	Immobilität
4	Apathie oder Unruhe
11. Auswirkungen auf Kommunikation/Kontaktfähigkeit	
0	Üblicher Kontakt
1	Herstellen von Kontakt erschwert
2	Patient vermeidet Kontaktaufnahme
3	Fehlen jeglichen Kontaktes
4	Totale Indifferenz
Auswertung: ***Gesamtpunktzahl: 0 = kein Schmerz, 44 = maximaler Schmerz***	

Hilfreich sind die Doloplus-Skala und die BESD-Beurteilung der Schmerzen bei Demenz: angestrengte Atmung, negative Äußerung (Stöhnen, Weinen), Gesichtsausdruck (verzerrt), Körpersprache (angespannt) und Trösten unmöglich.

Palliative Care gegen Schmerzen
Intensive Zuwendung ist die wichtigste Hilfe:

- Gespräche helfen, Schmerzen auszudrücken, sich zu entspannen, die Aufmerksamkeit vom Schmerz abzulenken, einen Sinn der Schmerzen zu suchen.
- Pflegende können mit basaler Stimulation und Berührung helfen. Sie können bei akuten Schmerzen Kälte, bei chronischen Schmerzen Wärme mit Wickeln, heißer Rolle oder Fangopackungen versuchen, mit ätherischen Ölen einreiben, Massagen, TENS (transkutane elektrische Nervenstimulation), Mikro-, Kurzwelle oder Akupunktur verordnen lassen.

Analgetika sind Teil der Gesamtbehandlung:
Die Kranken sollen mitentscheiden (PCA = »Patient controlled analgesia«) und sich wohl fühlen.

- Schmerzmittel werden vorbeugend regelmäßig nach dem Schmerzprotokoll etwa eine Stunde vor neuem Schmerzanstieg, nicht nach Bedarf gegeben, um den Kranken weitgehend dauernd schmerzfrei zu halten und das Schmerzgedächtnis zu löschen. Bei regelmäßiger Opioidgabe kommt es

nie zur Sucht, wenn der therapeutische Bereich nie verlassen und Verwirrtheit durch Überdosis vermieden wird.
- Schmerzmittel möglichst oral geben, individuell angepasst, je weniger, desto besser.
- Kurz wirksame Mittel wie Novalgin-Tropfen sind dann ungeeignet, wenn sie schmerzhafte Phasen, z.B. nachts nicht vermeiden. Lang wirkende Mittel sind bei alten Menschen schwerer abzuschätzen als bei jüngeren.
- Die Schmerzfreiheit sollte in drei Schritten erreicht werden: zunächst nachts, dann tagsüber in Ruhe und schließlich bei Bewegung.
- Wenn die Basisanalgetika wie ASS, Paracetamol oder Metamizol nicht ausreichen, empfiehlt die Gesellschaft für Palliativmedizin Palladon retard (mit 2 x 4 mg beginnen) oder Jurnista (1 x 8 mg), was bei Schluckbeschwerden auch rektal zu geben ist. Bei über 80-Jährigen können Tramadol oder Tilidin zur Verwirrtheit führen, wie Fentanyl- (Matrifen-, (Fentadolon-, Durogesic-, Ribofentanyl-) Pflaster oder Buprenorphin-(Norspan-, Transtec-) Pflaster, deren Resorption bei dünner oder trockener Haut unsicher ist. Nicht steroidale Antirheumatika wie Diclofenac oder Ibuprofen sind bei Älteren wegen der Gefahr einer Magenblutung nur mit Omeprazol (Antra MUPS) zu verordnen.
- Opioide sind bei vielen Sterbenden noch in den letzten Tagen nötig, sollten mit einem Drittel der angegebenen Dosis eingeschlichen werden und nie zusammen mit Benzodiazepinen wegen der Gefahr der Atemlähmung gegeben werden.
- Verstopfung erfordert vom ersten Tag der Opioidbehandlung an Macrogol (Movicol) und evtl. Laxoberal; bei Übelkeit hilft Vomex.
- Das Antidepressivum Amitriptylin in niedriger Dosis spart als Co-Analgetikum Schmerzmittel ein und löscht das Schmerzgedächtnis.

Sterben
(siehe Seite 224 ff).

Unfälle
Die Hälfte der Heimbewohner stürzt mindestens einmal pro Jahr und 4 % aller Stürze führen zu Radius-, Wirbel- oder Oberschenkelhalsfrakturen. Die Krankenkassen werfen Pflegenden oft Verletzung der Aufsichtspflicht vor, weil die Behandlung einer Hüftfraktur über 10.000 € kostet. 20 000 ältere Menschen werden jährlich nach einer Hüftfraktur ins Heim eingewiesen. Demenzerkrankte (40 % der Stürzenden) haben ein erhöhtes Unfallrisiko

durch Gangunsicherheit (oft durch Neuroleptika bedingt), Verschlechterung der räumlichen Wahrnehmung und der Risikoeinschätzung.
Wiederholte Stürze sind die häufigste Rechtfertigung für Fixierungsmaßnahmen. Vorbeugend wirksam sind Umgebungsanpassung, Geh-, Balancetraining und Physiotherapie. Hüftprotektoren schützen vor Frakturen.

Expertenstandard zur Sturzprophlaxe
Jeder Gefährdete erhält eine Sturzprophylaxe.
Die Pflegekraft erfasst die individuellen Sturzrisikofaktoren

- des Patienten wie Funktionseinbußen von Sehen, Kognition, Stimmung, kurze Ohnmacht, Inkontinenz, Angst vor Sturz und Sturzvorgeschichte,
- der Umgebungsgefahren wie Beleuchtung oder Stolperfallen (Teppiche, Kabel, glatte Fußböden, Bettgitter), ungeeignete Hilfsmittel, Schuhe, Medikamente und Gefahren auf der Straße.

Pflegende

- informieren und beraten den Patienten und Angehörige;
- entwickeln mit dem Patienten einen individuellen Maßnahmenplan;
- führen die Maßnahmen durch und passen die Umgebung an;
- dokumentieren und analysieren jeden Sturz;
- motivieren zu täglichen Gleichgewichts- und Gehübungen;
- sorgen für Unfallverhütung z. B. Notruf, Hüftprotektoren, WC-Sitz erhöhen, und Betthalbgitter und vermeiden Fixierung.

9 Sinnvolle Therapie-Möglichkeiten

Die Demenzbehandlung ist wegen der Problemfülle mehrdimensional und nur interdisziplinär durchführbar. Die Therapie-Maßnahmen müssen sich dem fortschreitenden Demenzprozess und den wandelnden Bedürfnissen des Demenzerkrankten anpassen und haben selten dauerhaften Erfolg.

> Alle Demenzen sind behandelbar und zeitlich begrenzt besserungsfähig, potenziell behebbare oder sekundäre Demenzen zum Teil heilbar.

Einige Ärzte, die Demenztherapien schildern, vergessen die Voraussetzung jeder Therapie, die ganzheitliche Pflege, oder reduzieren sie auf die Körperpflege. Ohne ganzheitliche Pflege des Demenzerkrankten bleibt auf die Dauer die teuerste Therapie erfolglos.

- Ganzheitliche Pflege aktiviert Ressourcen und kompensiert Defizite.
- Körperliche Pflege rehabilitiert Restfähigkeiten durch Bewegung, sorgt für Entspannung, erhält Essensvorlieben und lindert quälende Symptome.
- Psychische Begleitung mit Wertschätzung (Validation), Verstehen des Demenzerkrankten aus seiner Biografie und aus seinem kommunikativen Verhalten, erlebnisorientiert mit basaler Stimulation und 3-Z-Pflege (mehr Zuwendung, Zeit und Zärtlichkeit).
- Spirituelle Begleitung durch Seelsorger.
- Soziale Beratung und Betreuung von Angehörigen und Ehrenamtlichen.
- Wohnliche Lebensweltgestaltung.

9.1 Wirksame psychosoziale Interventionen

Folgende Interventionen sind in der Wirksamkeit nachgewiesen:

- Basisverhalten wie Wertschätzung, Geduld, eindeutiger Dialog, Berührung
- Verhaltenstherapie bei leichter Demenz
- Realitäts-Orientierungs-Training ROT
- Erinnerungstherapie ET
- Selbst-Erhaltungs-Therapie SET

- Kreative Therapien (Musik-, Kunst- und Tanztherapie)
- Ergotherapie mit sinnvollen Inhalten
- Basale Stimulation (vgl. Vierter Bericht zur Lage der älteren Generation, Bundestag, 2002).

Bedürfnisorientierte Therapie und Pflege Demenzerkrankter setzen ein Betreuungskonzept voraus, das folgende Leitlinien enthalten sollte:
- Wertschätzung (Validation), Respekt in Biografiearbeit und Kommunikation
- Zuwendung und Basale Stimulation durch konstante Bezugspersonen
- Lebensweltgestaltung, um Würde und Autonomie in Normalität zu erhalten.

9.1.1 Basisverhalten

Einfühlen, Verstehen und Wertschätzen
Die Grundregeln der Gesprächstherapie nach *Rogers* sind Voraussetzung für die Grundhaltung der Validation:
1. Unbedingte Wertschätzung, vorbehaltloses Akzeptieren des Kranken
2. Seine emotionalen Erlebnisinhalte in Worte fassen (verbalisieren)
3. Echt, wahrhaftig, ehrlich bleiben in eindeutigen Gesprächen

Die einfühlende Zuwendung ist die wichtigste Hilfe für einen Demenzerkrankten, weil er die aus Versagen entstehende Angst und Scham nicht mehr rational bewältigen kann. Er braucht Bestätigung seines Selbstwerts, das Gefühl, noch gebraucht zu werden. Wenn Helfer Hilfe anbieten, erlebt er schmerzlich seine Hilflosigkeit, sodass er das Hilfsangebot aggressiv ablehnen kann, um sein Selbstwertgefühl zu schützen.
Validation greift die Gefühle des Demenzerkrankten verbal und nonverbal auf, erfüllt die Grundbedürfnisse nach Zuwendung und nach Nützlichkeit und anerkennt die subjektive Sicht des Kranken, ob sie der Realität entspricht oder nicht.

> Aus diesem Zugang wurde die Konfliktlösungstherapie entwickelt: Sie versteht Verwirrtheit als Kommunikationsversuch und verbalisiert Gefühle nach den gesprächstherapeutischen Grundsätzen, um aktuelle Konflikte in der Beziehung zum Helfer zu lösen.

Den Demenzerkrankten verstehen

Demenz wird nicht nur als Defekt, sondern als Kompensations- und Selbstheilungsversuch verstanden und der Rückzug in die Vergangenheit als Regression.

Abwehrmechanismen aus der Kindheit wie Verleugnung, Projektion, Identifizierung mit dem Angreifer und Idealisierung treten wieder auf. Über-Ich-Gebote wehren Triebimpulse zwanghaft ab, genitale Triebbefriedigung wird durch orale und durch Rückzug in Körperfunktionen abgelöst. Helfer verstärken die Regression, wenn sie den Demenzerkrankten nicht mit Namen ansprechen, ihn duzen, zum »Fall« neutralisieren, seine Biografie vergessen, ihn überfürsorglich verwöhnen oder ruhigstellen.

Kipp versteht Demenz als Verleugnung, Begleit-Depression als Verweigerung, Konfabulationen als Ausrede und Wahn als Versuch, nach Verlusten Lücken zu füllen, das Selbstwertgefühl zu erhalten, soziale Kompromisse zu bilden und Triebe abzuwehren. Tiefenpsychologische Behandlung kann in den Anfangsstadien der Demenz helfen, sich und den Kranken besser zu verstehen und zu akezptieren.

Den Demenzerkrankten in seinem System (Familie, Station) beachten

Die Symptome des Demenzerkrankten sind ein schöpferischer Problemlösungsversuch seines Systems, der Familie oder der Wohngruppe, an der alle Familienmitglieder, Mitbewohner und Mitarbeiter verantwortlich beteiligt sind, d.h. Kontrolle ausüben oder machtlos sind. Systemische Sicht ist ressourcen-, nicht defizitorientiert. Veränderungen sind in dem Maße möglich, wie sie Pflegende für möglich halten.

9.1.2 Verhaltenstherapeutisches Kompetenztraining (VKT)

Im VKT lassen die Therapeuten den leicht Demenzerkrankten zunächst entspannen, analysieren das Verhalten aus Anamnese und Beobachtungen, ermutigen zu befriedigenden Aktivitäten in den ABEDL, trauen dem Kranken zu, sich mit Aktivitätslisten zu verstärken, mit Routine den Alltag besser zu bewältigen und die Selbstkontrolle wieder zu erlangen, z. B. im Kontinenztraining.

Sie loben und belohnen kleinste Erfolge in Restfähigkeiten, gliedern Aufgaben in Einzelschritte und verketten sie z. B. beim Aus-/Ankleiden, regen zur Nachahmung in Gruppen an und löschen unerwünschtes Verhalten, d. h. ignorieren es.

Sie helfen, die Erkrankung emotional zu bewältigen, Gefühle auszudrücken, selbstabwertende depressive Gedanken abzubauen, verzerrtes Denken mit der Realität zu überprüfen und zu verändern, Gedächtnishilfen (Eselsbrücken) einzusetzen. Die Therapeuten fördern Kontakte, beraten Angehörige und regen an, die Umwelt klar und überschaubar zu strukturieren.

Diese Grundsätze gelten für ABEDL-, Toiletten-, Wahrnehmungs- und Koordinationstraining ohne jeden Erfolgsdruck.

Aus den Kompetenzverlusten folgen verzagtes Denken, daraus negative Gefühle und Vermeidungsverhalten (*Ehrhardt & Plattner*, 1998, S. 71).

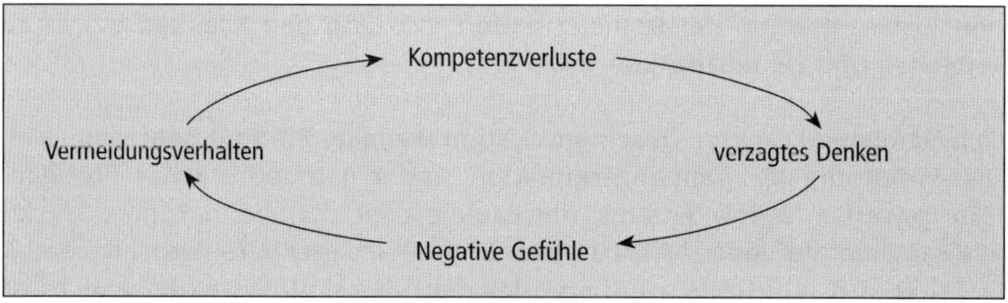

Abb. 8: Teufelskreis der negativen Rückkoppelung bei Demenz.

Je nach Demenz-Stadium werden empfohlen:

1. Bei **leichter** Demenz wird der Betroffene über seine Krankheit aufgeklärt. Ein verzagt-depressives Denken wird hinterfragt und verändert. Die VKT baut angenehme Aktivitäten auf durch Tagesstrukturierung, kognitive Übungen, Aktivierung noch vorhandener Fähigkeiten, Trainieren von Alltagsfertigkeiten, um Misserfolge zu reduzieren und depressive Stimmung

zu heben. So werden Verhaltensstörungen reduziert, Kontakte aufgebaut und Angehörigen geholfen, die Situation zu bewältigen.

2. Bei **mittelschwerer** Demenz gelten noch die Grundsätze der VKT, um z. B. Tischdecken, Zähneputzen, evtl. noch Erkennen durch Tasten zu üben. Erhaltene praktische Fertigkeiten steigern die Zufriedenheit. Aber Training darf nicht zur Dressur entarten.
3. Bei **schwerer** Demenz ist Geborgenheit wichtiger als Leistung. Verhaltensstörungen werden ignoriert, Angst und Scham einfühlend verstanden.

9.1.3 Hirnleistungs-Training – »Use or lose it«

1. **Kognitives oder Hirnleistungs-Training** (z. B. der Baseler Memory Clinic)
   Das kognitive oder Hirnleistungs-Training gebraucht Gedächtnishilfen, motiviert zu bisherigen Interessen, aktiviert erhaltenes Können, optimiert selektiv individuelle Kompetenzen, um Fehler zu vermeiden, und das Verständnis der Gruppe relativiert die Probleme.
   Dieses Training verbessert die Stimmung und die Wirkung von Medikamenten, solange der Demenzerkrankte Zuwendung und keine Beschämung erlebt. Gehirn-Jogging, computergestütztes Training, spielerisches Gedächtnistraining dienen der Vorbeugung, nicht mehr der Behandlung der Demenz. Der Effekt verliert sich schnell bei Trainings-Unterbrechung.
2. **Gedächtnistraining**
   Es hilft in den Anfangsstadien der Demenz, geistige Fähigkeitsverluste zu bewältigen, wirkt aber nur solange, als geübt wird und darf nicht überfordern. Es verbessert nicht die Alltagsfunktionen. Der Gebrauch von Gedächtnishilfen wie Uhr, Tagebuch, Hinweistafeln und Schildern muss an den Demenzerkrankten angepasst und von ihm erlernt werden. Familienfotos verbessern die Gesprächsbereitschaft.
   Das Gedächtnistraining nach *Stengel* und das Hirnjogging nach *Lehrl & Fischer* üben Konzentration, Wortfindung, Merkfähigkeit, Reproduktion von Gedächtnisinhalten und Formulierung. Beim Biografie-orientierten Gedächtnistraining nach *Joppig* ergänzen Demenzerkrankte Redewendungen, Sprichwörter, geflügelte Worte, Gedichte, Bibel- oder Märchenzitate. Die Kranken verbessern nicht das Gedächtnis, haben aber Spaß.
3. **SIMA** (Selbstständigkeit im Alter)
   SIMA kombiniert Gedächtnistraining mit Gehen, um die kognitive Leistungsfähigkeit bei gesunden Älteren zu erhalten und kognitiven Abbau im Demenzbeginn zu verlangsamen.

4. **Sprachtherapie** (Logopädie)
   Sprachtherapie ist bei Aphasie nach Schlaganfällen und bei vaskulärer Demenz erfolgreich erprobt. Konsequente Sprachübungen können den Sprachzerfall bei Alzheimer-Kranken etwas verzögern.

9.1.4 Realitäts-Orientierungs-Training (ROT)

Informelle Realitätsorientierung ist Lebensweltgestaltung oder Milieutherapie mit Orientierungspunkten, Hinweisschildern und orientierendem Verhalten der Pflegenden.

Formelle Realitätsorientierung umfasst das 24-Stunden-ROT, die ROT-Gruppen und das Training der Pflegenden, die einfache kurze Sätze verwenden, zu Antworten und Wiederholungen ermutigen, Erinnerungen nutzen, über Konkretes sprechen, Ereignisse kommentieren und Humor einsetzen.

> ROT nutzt restliche Leistungsreserven, hilft sich besser zurechtzufinden, wenn Bezugsperson, Raum und Zeit konstant bleiben, verbessert die Kommunikation und die Zuwendung zum Demenzerkrankten sein Befinden.

Außer räumlichen und situativen Orientierungshilfen sind persönliche wichtig: Die Person mit Namen und Titel ansprechen, sich vorstellen und gut lesbare Namensschilder tragen.

9.1.5 Erinnerungstherapie (ET)

Erinnerungstherapie wie Lebensrückblick versucht, Lebensereignisse positiv zu bewerten, frühere Bewältigungsstrategien als Ressource zu sehen und das Selbstwertgefühl zu stärken. Die Erinnerungstherapie kann in Gruppen mit Fotos, Zeitungsausschnitten, Musikstücken oder alten Gegenständen als Auffrischtraining durchgeführt werden (vgl. Biografiearbeit Seite 121 f).

9.1.6 Selbsterhaltungstherapie (SET)

Diese Therapie nach *Romero* 1997 verbindet Erinnerungstherapie mit Validation, will Selbstwertgefühl und Identität in der Biografie erhalten, um den zu erwartenden Verlusten von Kontinuität, Erlebnissen und Selbstwissen entgegenzuwirken und Verhaltensstörungen zu reduzieren. Die konstante Bezugsperson greift auf alte Vorlieben zurück, vermeidet äußere Veränderungen, bejaht die subjektive Realität des Demenzerkrankten und erhält die Selbstachtung, ohne das Selbst zu korrigieren.

9.1.7 Kreative Therapien

Musiktherapie
Aktive Musiktherapie wie Singen alter Lieder und passives Musikhören ruft emotional getönte Erinnerungen wach, knüpft an Vertrautes an, macht Spaß, lässt tabuisierte Gefühle zu, fördert Kommunikation und Geselligkeit mit Orffschen Instrumenten oder Seniorentanz. Demenzerkrankte können sich gut im Takt und Rhythmus bewegen. Musizieren verzögert Demenz.

Kunsttherapie
Bilder ansehen, malen, modellieren oder Gebäck backen hilft, Gefühle und Erleben auszudrücken, die Identität zu stärken und Kommunikation zu erhalten. *Marr* setzt systematisches Wahrnehmungstraining ohne Handlungsdruck ein. Farbtherapie ist umstritten.

Tanztherapie
Sie ermöglicht, Bewegungen kreativ zu gestalten, aktiviert, macht Freude und fördert die sozialen Kompetenzen, denn im Tanz können sich Personen begegnen. Wenn im Heim regelmäßig, z. B. täglich Seniorentanz angeboten wird, nehmen Unruhe, Aggressivität und Weglauftendenz ab.

9.1.8 Ergotherapie

Beschäftigungstherapie oder Ergotherapie übt Essen, Waschen, An- und Ausziehen und andere ABEDL, um die Selbstständigkeit lange zu erhalten. Hausarbeiten sind keine Ausnutzung des Kranken, sondern geben ihm das Gefühl, noch nützlich zu sein, gebraucht zu werden.

Frauen können hauswirtschaftliche, Männern technische Arbeiten zugetraut werden, um Erfahrungen, Kompetenzen, Feinmotorik und Selbstwertgefühl zu erhalten.
Schaade (2008) setzt folgende ergotherapeutischen Behandlungskonzepte ein: Bobath, Affolter zur Bewegung, basale Stimulation, sensorische Integration, Kinästhetik und Feldenkrais zur Selbstwahrnehmung.
Bewährt ist die 10-Minuten-Aktivierung nach *Schmidt-Hackenberg.* Auch Bewegungstherapie und Freizeitaktivitäten verbessern kognitive Leistungen, Stimmung, Kommunikation und Selbstwertgefühl und mildern Verhaltensstörungen. 10-Minuten-Gruppengymnastik, Spaziergänge im Freigelände, Ballspiele aktivieren, muntern auf, fördern den Nachtschlaf. Schaukeln beruhigt, wenn es der Kranke kennt. Krankengymnastik mildert Schwindel und Sturzgefahr.
Bewegung fördert Hirndurchblutung, Gleichgewicht, Entspannung und Schlaf, Kraft, Geschicklichkeit, Kommunikation und Kontakte. Bewegung verhindert Dekubitus, Kontrakturen, Thrombose, Pneumonie, Verstopfung und Inkontinenz, Schmerzen, Desorientierung und Aggression. Kinästhetik fördert Bewegung und Körperorientierung, baut auf Interaktion auf und reduziert Schmerzen, Sturzgefahr und Abwehrhaltungen.

9.2 Soziotherapie

9.2.1 Konstante Bezugspersonen

Je eine konstante Bezugsperson pro Schicht ist die wichtigste soziotherapeutische Hilfe. Die Bezugsperson sollte die Biografie kennen und sich einfühlen können, d. h. den Demenzerkrankten wertschätzen (validieren), vorbehaltlos akzeptieren, seine Gefühle verbalisieren und eindeutig bleiben. Jeder Pflegerwechsel kann verwirren.

9.2.2 Informationen an Betroffene, Angehörige und Pflegende

Ärzte und Therapeuten sollten Demenzerkrankte im Anfangsstadium, Angehörige und Pflegende besser informieren über die Krankheit. Notwendig sind Beratungsstellen, Gedächtnissprechstunden, Alzheimer-Telefone, Angehörigen- und Selbsthilfegruppen.

9.2.3 Angehörigenarbeit (Psychoedukation)

- Pflegende Angehörige müssen informiert, mit praktischen Ratschlägen beraten, entlastet und emotional in Einzelgesprächen und in Selbsthilfegruppen unterstützt werden (vgl. Seite 160f).
- Sie können trainieren, die Selbstständigkeit des Kranken zu fördern und Zuwendung zu sichern; aber die Pflegeversicherung belohnt bisher Unselbstständigkeit mit Einstufung in höhere Pflegestufe.
- Hilfen für Angehörige von Heimbewohnern sind z.B. Einzelgespräche, Gruppenarbeit und öffentliche Veranstaltungen für Angehörige. Kontakt mit Kindern und Heimtieren (engl.: pets) fördert die Spontaneität und die Zufriedenheit des Demenzerkrankten. Streicheln von pets, z.B. von Hunden oder Katzen, verhindert Aggressionen und ermöglicht Zärtlichkeitserleben.

9.2.4 Interdisziplinäre Zusammenarbeit

Angehörige, Pflegende können mit anderen Berufsgruppen besser zusammenarbeiten, z.B. mit Psychologen, Sozialarbeiterinnen, Sozialpädagogen, Altentherapeuten, Juristen, Betriebswirten, Seelsorgern, Politikern, Gerontologen und anderen. In Assessment Units und Memory Kliniken können verschiedene Fachleute gemeinsam überlegen, welche Maßnahme für diesen Demenzerkrankten die geeignetste ist.

9.2.5 Gemeindenahe Vernetzung in Altenzentren

Ambulante Dienste, z.B. Pflegedienste, teilstationäre Dienste wie Kurzzeit-, Tages-, Nacht- und Wochenendpflege und stationäre Dienste wie Pflegeheime sollten durch ein gemeindenahes Altenzentrum vernetzt sein (vgl. Seite 178f.).

9.3 Milieutherapie

Die Milieutherapie, die demenzgerechte Lebensweltgestaltung, erfordert

- konstante einfühlsame, biografisch arbeitende Bezugspersonen,
- einen strukturierten Tagesablauf für individuelle Bedürfnisse und

- wohnlichen, angenehmen Lebensraum wie zu Hause, d.h. gut überschaubare Umgebung mit Nischen, Ecken und Zeit zum Rückzug und zum vertrauten Gespräch mit der festen Bezugsperson, aber auch Freiraum und Platz zum Umherwandern.

Die Rahmenbedingungen sind an den Demenzerkrankten anzupassen und nicht umgekehrt. Zu meiden sind Reizüberflutung oder zu viele Informationen durch Radio, Fernsehen, lange Spiegel oder glatte Bodenflächen. Eine kleine Wohngruppe ermöglicht eine familienähnliche Hausgemeinschaft.
Die Ausstattung soll im Sinne der Strukturqualität

- die Autonomie, Selbstbestimmung fördern, d.h. kontrollierbar sein;
- sicher sein mit barrierefreien Wegen ohne Stolperfallen und mit Warnsystemen für Wegläufer;
- privat, vertraut, wohnlich, vereinfacht und konstant geordnet sein mit eigenen Möbeln, Bildern, Erinnerungsstücken in Ein- oder Zweibettzimmern je nach Wunsch, die behindertengerecht ausgestattet sind;
- anregend, stimulierend und unterstützend sein mit verfügbaren Hilfsmitteln und evtl. mit Haustieren, die Interessen wecken und Zärtlichkeitsersatz im Streicheln ermöglichen;
- **orientierungserleichternd** sein, um Defizite auszugleichen:

Zur persönlichen Orientierung

- Ansprechen mit Namen und Familienfotos über dem Bett stärken die Erinnerung.
- Frisur und Kleidung erhalten die Identität.
- Eine Pflegende sollte mit der Tischgemeinschaft von fünf bis sechs Personen essen.
- Besuche von Kleinkindern fördern Freude und Heiterkeit.

Zur situativen Orientierung

- Namensschilder an Kittel und Türen, Pinwände und die Benutzung von Parfum sind hilfreich.
- Lange Spiegel tragen zu Verkennungen bei.

Zur räumlichen Orientierung

- Farbige Symbole, Bilder an Türen und als Wegmarkierung, Tapeten, Teppiche und Vorhänge ohne Muster (um Halluzinationen zu vermeiden) und ein persönlicher Privatraum erhalten die örtliche Orientierung.
- Weiträumigkeit und breite Glas-Außentüren animieren zum Gehen und zu Kontakten.
- Gute Beleuchtung (mindestens 500 Lux) in Tagesräumen und Fluren reduziert Angst, Aggression,optische Halluzinationen, bessert depressive Verstimmung und normalisiert den Schlaf-Wach-Rhythmus.
- Blendende, spiegelnde Oberflächen ängstigen ebenso wie monotone Geräusche und Dauerberieselung mit Musik.
- Sitzecken entschärfen enge und lange Flure für den Bewegungsdrang.

Zur zeitlichen Orientierung

- Große Kalender, Orientierungstafeln mit Wochentag, Uhren, Speisepläne,
- Tagesstruktur mit konstanten Zeiten für Essen, Training, Ruhe und Pflanzen nach Jahreszeit.

Kleine Hausgemeinschaften, Wohngruppen ermöglichen es, den gewohnten Lebensstil beizubehalten (vgl. Seite 90).

9.4 Medikamentöse Therapie

9.4.1 Antidementiva

Antidementiv helfen auch bei Frühbehandlung nicht bei allen Kranken mit Alzheimer oder vaskulärer Demenz. Mit Aricept, Exelon und Reminyl lassen sich Gedächtnis, Aufmerksamkeit und Verhaltensstörungen bei etwa einem Viertel bis einem Drittel der Kranken bessern, sodass die Pflegebedürftigkeit hinausgezögert werden kann. Ebixa oder Axura wurden bei fortgeschrittener Demenz, jetzt auch im Frühstadium empfohlen. Entzündungshemmer wie Ibuprofen helfen Demenz hinauszuzögern, dürfen wegen Magenblutungsgefahr nur mit Omeprazol verordnet werden.
Bei vaskulärer Demenz wird Acetylsalizylsäure (ASS, Aspirin) und bei Magenunverträglichkeit Ticlopidin (Tiklyd) oder Iscover oder Plavix empfohlen. Pentoxifyllin (Agapurin, Trental) sollte die Durchblutung verbessern. Nebenwirkungen sind Übelkeit, Erbrechen und Schwindel.

Das antioxidativ wirksame Vitamin E und Sauerstoff-Überdruck-Therapie sind nicht evidenzbasiert. Psychostimulantien wie Ritalin fördern Erregung und Schlafstörung.

Tabelle 13: Antidementiva und ihre Nebenwirkungen.

Antidementiva	Nebenwirkungen
1. Wirksame Antidementiva	
Memantine (Axura = Ebixa) Ginkgo biloba-Extrakt, Kaveri, Rökan,Tebonin, Gingium	Schwindel, Gangstörung, Verstopfung, sehr selten Kopf-/Magen-Schmerzen, Hautreaktionen
2. Gering wirksame Antidementiva	
Cholinesterase-Hemmer:	
Donepezil: Aricept	Übelkeit, Durchfall, Myalgie
Rivastigmin: Exelon	Übelkeit, Erbrechen, Durchfall
Galantamin: Reminyl	Übelkeit, Erbrechen
Piracetam: Nootrop, Normabrain, Piracebral	Unruhe, Aggressivität, Schlafstörung, sexuelle Stimulation
Dihydroergotoxin: DCCK, Hydrocebral, Orphol	Hypotonie, Schwindel, Magen-Darmbeschwerden
Nicergolin: Ergobel, Nicerium	Hypotonie, Schwindel, Kopfdruck, Hautrötung
Nimodipin: Nimotop	Blutdruckabfall, Schwindel
Pyritinol (umstritten): Encephabol	Unruhe, Schlafstörungen

9.4.2 Medikamente gegen schwieriges, herausforderndes Verhalten[5]

Verhaltensstörungen sind oft Reaktionen auf Überforderung und Beziehungsstörungen und führen häufiger zur Heimeinweisung als kognitive Störungen.

Der von Politikern und Trägern zu verantwortende geringe Personalschlüssel erklärt die hohe Zahl von Neuroleptikaverordnungen. Das wichtigste

[5] (vgl. *Beyreuther* 2002; *Förstl* 2005)

Medikament sind aber konstante Bezugspersonen, nicht Psychopharmaka. Demenzerkrankte sind besonders anfällig für die Nebenwirkungen von Neuroleptika, die nur einschleichend, bis höchstens zur halben Erwachsenendosis, gegeben werden. Bedarf und Verträglichkeit schwanken individuell erheblich. Psychopharmaka sollten mindestens vierteljährlich überprüft werden, ob sie noch nötig oder auszuschleichen sind. Pflanzliche Mittel mit geringeren Nebenwirkungen sind zu bevorzugen, werden aber von den Kassen nicht erstattet.

Bei herausforderndem Verhalten sind folgende fünf Schritte zu empfehlen (STI – Serial Trial Intervention):

1. Körperliche Bedürfnisse (Hunger, Durst, Bewegungs- oder Stuhldrang) befriedigen.
   Wenn erfolglos:
2. Emotionalen Bedürfnissen mit Zuwendung und Zärtlichkeit nachgehen.
   Wenn erfolglos:
3. Psychosoziale Maßnahmen einsetzen: Berühren, Ablenken, Beschäftigen in den ABEDL, Beruhigen, Entspannen mit der Lieblingsmusik.
   Dann:
4. Schmerzmittel versuchen, andere körperliche Beschwerden lindern.
   Zuletzt:
5. ½ mg Risperdal oder bei Panik Tavor-Expidet.

- **Gegen Unruhe** hilft Magnesium als Brausetablette. Distraneurin in niedriger Dosis beruhigt Suchtkranke, bevor Melperon eingesetzt wird. Gegen sundowning-Unruhe in den frühen Abendstunden hat sich Lichttherapie für ein bis zwei Stunden bewährt. Hopfen, Baldrian, Melisse, Passionsblume und Johanniskraut beruhigen.
- **Gegen starke Angst** und Panik wirkt Tavor-Expidet auf der Zunge in wenigen Minuten. Zur Vorbeugung hilft Buspiron nach einigen Tagen.
- **Gegen Depression** wird Citalopram und zum Schlafanstoß ½ Mirtazapin empfohlen. Johanniskraut bezahlen die Krankenkassen nicht mehr.
- **Gegen Wahn** helfen Melperon und bei bedrohlichen Halluzinationen Risperdal-consta (alle zwei Wochen injizieren). Haldol als stärkstes Antipsychotikum sollte vermieden werden.
- **Gegen anders nicht zu beherrschende Aggressivität** ist Risperdal nötig, Valproat (Ergenyl) bei anfallsweiser Aggression. Magnesium und bei gleichzeitiger Sucht kann Distraneurin in niedriger Dosis kurz versucht werden.

- **Gegen schwere Schlafstörungen** helfen pflanzliche Beruhigungsmittel oder für zwei bis drei Wochen Distraneurin. Benzodiazepin-Schlafmittel unterdrücken das Träumen und können Demenzen verschlimmern.
- **Gegen Bewegungsstörungen** helfen Memantine wie Axura oder Ebixa; wenn sie durch Neuroleptika ausgelöst sind, sind diese abzusetzen.
- **Gegen Schreien** ist manchmal Risperdal oder Valproat (Ergenyl) nötig.
- **Gegen Dranginkontinenz** kann Trospiumchlorid (Spasmex) eingesetzt werden, weil es nicht zentral wirkt. Dranginkontinenz kann auch durch die Antidementiva Reminyl oder Memantine und durch Toilettentraining gebessert werden (vgl. *Füsgen* 2001).
- **Gegen epileptische Anfälle** wirken Lamotrigin, Topiramat, Valproat.

Neuroleptika und Benzodiazepine sollten nie zusammen verordnet werden. Neuroleptika und Benzodiazepine können bei Demenzerkrankten paradox wirken, Denkstörungen verschlimmern, andere Arzneien verstärken oder abschwächen. Sie sollten deshalb langsam ein- und ausgeschlichen werden. Da Demenzerkrankte multimorbid sind, müssen andere Leiden wie Diabetes, hoher Blutdruck und vor allem Schmerzen behandelt werden.

Neuroleptika
Erhalten nach eigenen Untersuchungen zwei Drittel der demenzkranken Heimbewohner, obwohl sie extrapyramidale Bewegungsstörungen (Parkinson-ähnliche) wie Gangstörungen mit Sturzgefahr, Sitz- und Stehunruhe (Akathisie), Verwirrtheit, Verstopfung und Inkontinenz auslösen und bei Hochaltrigen bei monatelanger Behandlung zu Zungen-, Schlund- oder Blinzelkrämpfen (Spätdyskinesien) führen können.
Personen mit Lewy-Körper-Demenz vertragen auch niedrige Dosen von Neuroleptika überhaupt nicht. Risperdal kann bei Dauerbehandlung (über ½ Jahr) Herzinfarkt oder Schlaganfälle bei Gefäß-Risikofaktoren fördern.

Benzodiazepine
Benzodiazepine können in niedriger Dosierung bei Demenzerkrankten stark sedierend wirken, Sturz-, Depressions- und Inkontinenzgefahr verstärken, die kognitiven Fähigkeiten einschränken und sogar Unruhe steigern (paradoxe Wirkung). Lorazepam und Oxazepam haben geringe Nebenwirkungen. Buspiron zur Angst-Vorbeugung sollte nur drei Wochen gegeben werden.

Anticholinergisch wirksame Medikamente

Demenzerkrankte dürfen keine anticholinergisch wirksamen Medikamente einnehmen, weil bei den meisten Demenzerkrankten, vor allem bei Alzheimer Acetylcholin fehlt. Anticholinergika sind trizyklische Antidepressiva wie Anafranil, Gamonil, Nortrilen, Tofranil, Amitriptylin oder Saroten, Doxepin oder Aponal und Stangyl. Die trizyklischen Neuroleptika wie Truxal, Ciatyl, Fluanxol und die Phenothiazine wie Atosil, Neurocil, Melleril oder Taxilan wirken auch anticholinergisch wie Parkinsonmittel und Spasmolytika. Anticholinergika können ein Delir, Verstopfung und Harnverhalt bei Prostata-Adenom auslösen, den Augeninnendruck bis zum Glaukom (grüner Star) und Sturzgefahr erhöhen.

Teil II
Pflege-Qualitätsmanagement und -sicherung

»Qualitätsentwicklung ist ein dynamischer Prozess. Dies gilt auch für die Prüfgrundlagen des Medizinischen Dienstes der Krankenversicherung (MDK). Die Erfahrungen des MDK aus weit über 20.000 Qualitätsprüfungen in ambulanten und stationären Pflegeeinrichtungen zeigen, dass eine kontinuierliche Verbesserung der Qualität durch interne und externe Qualitätssicherung weiter notwendig und auch möglich ist.
In der MDK-Anleitung wird der beratungsorientierte Prüfansatz des MDK beschrieben, es werden Mindestprüfinhalte festgelegt und Ausfüllhilfen zur Bearbeitung der Erhebungsbogen gegeben. Die Qualitätsprüfungs-Richtlinien legen die Grundlagen für den Prüfablauf und die Prüforganisation fest und geben mit den als Anlage enthaltenen Erhebungsbogen die Instrumente zur Erfassung der Qualität in den Pflegeeinrichtungen vor. Damit erhalten die zum 01. Januar 2006 in Kraft tretenden neuen Prüfgrundlagen des MDK eine deutlich höheren Verbindlichkeit als in der Vergangenheit.
Mit den neuen Prüfgrundlagen liegt nach 1996 und 2000 im Jahr 2006 ein überarbeitetes Prüfinstrumentarium für externe Qualitätsprüfungen vor, das den veränderten gesetzlichen und fachlichen Anforderungen Rechnung trägt und die Komponenten Struktur-, Prozess- und Ergebnisqualität berücksichtigt. Wichtiges Anliegen bei der Erarbeitung des neuen Prüfinstrumentariums war es, die Ergebnisqualität noch stärker in den Vordergrund zu rücken und die Prüfabläufe zu optimieren.« (MDS 2005, S. 3)

Der Erhebungsbogen zur Prüfung in der Einrichtung (Struktur- und Prozessqualität) des MDS (Essen) verlangt folgende Angaben:

1. Angaben zur Prüfung und zur Einrichtung
2. Allgemeine Angaben
3. Aufbauorganisation Personal
4. Ablauforganisation
5. Konzeptionelle Grundlagen
6. Qualitätsmanagement
7. Pflegedokumentationssystem
8. Hygiene
9. Verpflegung
10. Soziale Betreuung

Erhebungsbogen zur Prüfung beim Bewohner

11. Allgemeine Angaben
12. Bewohnerzufriedenheit
13. Ist-Erhebung der Pflegesituation unter Berücksichtigung der aktuellen Pflegedokumentation
14. Umsetzung des Pflegeprozesses und Pflegedokumentation
15. Behandlungspflege
16. Bewohnerbezogene Aspekte der Prozess- und Ergebnisqualität
17. Sonstiges

1 Strukturqualität

Die Strukturqualität bestimmt die Rahmenbedingungen, die die Qualität der Pflege Demenzerkrankter beeinflussen.

1.1 Wohnliche Lebensweltgestaltung

Die Lebenswelt wird durch räumliche Veränderungen wohnlich (vgl. Milieutherapie, Seite 79f). Wichtiger für das Geborgenheitsgefühl eines Demenzerkrankten ist die Begegnung von Mensch zu Mensch und die Zuwendung, wenn Wertschätzung (Validation) und basale Kommunikation integriert werden.

1.2 Aufbauorganisation

Aufbau und Struktur der Organisation sind in einem Gesamt- und einem Bereichs-Organigramm darzustellen.

1.2.1 Qualifikation der Mitarbeiter für die Pflege Demenzerkrankter

Erfüllt die verantwortliche Pflegefachkraft die Maßstäbe nach §71 SGB XI? Dort heißt es: »*Für die Anerkennung als verantwortliche Pflegefachkraft … ist neben dem Abschluss einer Ausbildung als*

1. *Gesundheits- und Krankenpflegerin oder Gesundheits- und Krankenpfleger,*
2. *Gesundheits- und Kinderkrankenpflegerin oder Gesundheits- und Kinderkrankenpfleger oder*
3. *Altenpflegerin oder Altenpfleger*
   eine praktische Berufserfahrung in dem erlernten Ausbildungsberuf von zwei Jahren innerhalb der letzten fünf Jahre erforderlich.«

Um gerade die Lebensqualität der Demenzerkrankten zu gewährleisten, ist es erforderlich, das Pflegepersonal in der Gerontopsychiatrie weiterzubilden (Fachpflegekraft für Gerontopsychiatrie).

1.2.2 Qualitätsmanagement

Zum Qualitätsmanagement gehören u. a. Qualitäts-Zirkel, -Beauftragte, -Konferenzen, Assessmentrunden und Pflegevisiten, um Pflegestandards weiterzuentwickeln und zu aktualisieren.

Pflegestandards sind vereinbarte Maßstäbe für angemessenes Pflegehandeln und werden in Arbeitsgruppen erarbeitet.

Unterschieden werden Handlungs- und Qualitätsstandards und Standards in der Grund- und Behandlungspflege.
Das Qualitätsmanagement umfasst Qualitäts-Planung, -Lenkung, -Prüfung und -Sicherung, um Fehler zu vermeiden und Standards zu verbessern. Zuständig für das Qualitätsmanagement, das fachliche, soziale und Methoden-Kompetenz umfasst, ist der Träger oder eine verantwortliche Pflegefachkraft oder Qualitätsbeauftragte. Fortbildungen z. B. über die Pflege Demenzerkrankter, Arbeitsgruppen, Standards, Pflegedokumentation, Qualitätszirkel und Supervision sind nachzuweisen und ein externes Qualitätssicherungsverfahren ist erwünscht.

1.3 Betreuungskonzepte

Betreuungskonzepte zur Qualitätssicherung erfordern Konzepte in verschiedenen Bereichen:

- Ganzheitliche Pflegekonzepte, die auf einem christlichen oder humanistischen Menschenbild, auf Wertschätzung, dem Pflegeverständnis von aktivierender Beziehungspflege und auf dem Pflegeprozess aufbauen.
- Personalkonzept mit klarer Stellenbeschreibung, Dienstplangestaltung, mit Fortbildungsprogrammen und Supervision.

- Organisationskonzept zur Sicherung der Strukturqualität umfasst Führungsstil, Organigramme und Funktionsdiagramme.
- Wohnkonzept, um Selbsthilfe, Selbstmöblierung, Wahl zwischen Einzel- und Doppelzimmern und Integration oder Teilintegration zu ermöglichen.

Das Pflegekonzept umfasst Pflegeziele, Methoden, Inhalte, Organisationsform, Standards und ergänzende soziale und therapeutische Angebote. Um in der Begleitung Demenzerkrankter eine Demenz-spezifische Normalität zu erhalten, wurden verschiedene Konzepte entwickelt, z. B. Übergangspflege nach *Böhm*.

Betreuungskonzepte für die ambulante Pflege

1. Fördergruppen für Verwirrte in Altenklubs oder Begegnungsstätten.
2. Betreuungs-, Anregungsgruppen für leicht Demenzerkrankte zweimal wöchentlich.
3. Betreuung in fremden Pflegefamilien z. B. in Frankreich, wenn die Beziehung in der eigenen Familien unerträglich geworden ist.
4. Betreute Hausgemeinschaften für 8 – 10 Demenzerkrankte, die von einer Hausmutter und ambulanten Pflegediensten betreut werden, sind in das normale Wohnumfeld integriert; Angehörige beteiligen sich an der Pflege, Demenzerkrankte führen noch einzelne Haushaltstätigkeiten durch, die Krankenkassen übernehmen die Kosten der Behandlungspflege (z. B. »Freunde alter Menschen«, Berlin, Hornstr. 21 oder Autonomia (Pflegewissenschaftliches Institut der Uni Witten-Herdecke). Drei bis vier selbstständige Hausgemeinschaften können ein Hausgemeinschaftsprojekt bilden (*KDA*).
5. Tages-, Nacht-, Kurzzeit- und Wochenendpflege im Heim, aber auch in der eigenen Wohnung können professionelle Pfleger durchführen.

Betreuungskonzepte für die stationäre Pflege

1. Betreutes Wohnen für leicht Demenzerkrankte nicht nur im Heim.
2. Integration Demenzerkrankter in eine Gruppe gesunder Personen. Bewährt hat sich eine familienähnliche Wohngruppe von etwa acht bis zehn Personen, die eine teilautonome Pflege-Einheit mit einer Wohnküche darstellt. Integration ist nur mit leicht und seltener mit mittelschwer Demenzerkrankten möglich, weil sie sich bei fortschreitender Demenz durch eigenes Versagen beschämt fühlen, während sich die gesunden Personen gestört fühlen.

3. Teilintegration ist möglich, wenn weniger als ein Drittel einer Station mittelschwer verwirrt sind. In den Abendstunden und zur Mittags- und Nachtruhe sind die Kranken in die Station integriert. Mit tagesstrukturierenden Maßnahmen (»Gute Stube«) werden Demenzerkrankte gezielt in ABEDL trainiert.
4. Segregation oder Aussonderung in kleiner Hausgemeinschaft von acht bis zehn Demenzerkrankten, die sich zum Teil durch hauswirtschaftliche Tätigkeiten noch gebraucht fühlen. Bei schwerer Demenz sind demenzhomogene Stationen (Pflege-Oasen) bewährt. Die Kranken sind danach auszuwählen, ob sie zusammenpassen statt nach dem Schweregrad der Demenz. Kleine familienähnliche Sympathiegruppen entstanden aus der Beobachtung, dass Demenzerkrankte, die sich sympathisch sind, immer zusammensitzen, auch wenn sie nicht miteinander reden. Es gibt ausgegliederte, aber heimverbundene WGs für Demenzerkrankte in der Wohnung eines Nachbarhauses. Verhaltensgestörte Kranke können gerontopsychiatrisch betreut werden.
5. Unterbringung in geschlossener Station einer gerontopsychiatrischen Klinik kann vorübergehend nötig werden für Demenzerkrankte, die psychotisch werden oder ihre Kontrolle über aggressive Impulse völlig verlieren.

Die Vernetzung der ambulanten, teilstationären und stationären Pflege in einem Altenzentrum sollte vorrangiges Ziel bleiben (vgl. Seite 178).
Weyerer (2006) befand für integrative und segregative Demenzstationen:

- Bettlägerigkeit und Stürze nahmen zu,
- Kognitive Fähigkeiten und Alltagskompetenzen ab.
- Aggression, Reizbarkeit, Depression, Unruhe und Apathie besserten sich wenig.

Nach *Schäufele* u. a. (2008) sprechen Studien eher für eine Demenzstation.

Tabelle 14: Integration und Vor- und Nachteile einer Demenzstation.

Integrative Betreuung	Demenzstation
• Angehörige, Bekannte kommen öfter zu Besuchen • Angehörige sind stärker an Pflege beteiligt • Kranke sind körperlich aktiver, nehmen öfter an Biografie- und Trainingsgruppen und an Veranstaltungen teil	• Biografie ist bekannter, Kranke selten fixiert • Kranke haben mehr Kontakte zu Pflegenden, ihr Gefühlsausdruck ist positiver • Kranke werden psychiatrisch mit mehr Antidementiva und weniger Neuroleptika versorgt
Nachteile der Demenzstation	**Vorteile der Demenzstation**
1. für Demenzerkrankte • unruhige Kranke beunruhigen andere • sie werden oft überfürsorglich betreut • Selbsthilfekräfte werden wenig gefördert • mangelhafte Anregung droht • sie fühlen sich als Störenfriede ausgegrenzt	• sie verstehen sich gegenseitig besser • werden nicht überfordert • werden in Kleingruppen gefördert • stören rüstige Mitbewohner nicht • Stationsmilieu ist einfach, übersichtlich
2. für Mitarbeiter • Pfleger mit Helfersyndrom sind überlastet • fühlen sich als unbeliebt abgeschoben • Außenstehende qualifizieren die Station ab	• Arbeitabläufe sind einfacher • sie entwickeln leicht eigene Identität • brauchen Weiterbildung

Andere Wohnkonzepte in Europa

- **Anton-Pieck-Hofje in Holland:** ein multidisziplinäres Team arbeitet in vertrauter häuslicher Umgebung ohne feste Tagesstruktur bedürfnisorientiert.
- **Cantou in Frankreich:** neben Einzelzimmern ist Tisch und Herd familienähnlicher Mittelpunkt. Eine Hausdame leitet Bewohner und Angehörige an.
- **Malmö-Modell in Schweden:** in die Wohngruppe integrierte Mitarbeiter betreuen acht Bewohner, die bei schwerer Demenz verlegt werden.
- **Domus-Einheiten in England:** achtzehn Mitarbeiter betreuen zwölf Demenzkranke bis zuletzt emotional, um Verhaltensstörungen zu verhindern.
- **Sonnweid in Schweiz:** Im Spätstadium (der Welt der kognitiven Schutzlosigkeit) wird im gleichen Raum behandelt, verpflegt und geschlafen. Bewohner dürfen im Nachthemd bleiben, essen, wozu sie Lust haben etc.

1.4 Ablauf- oder Arbeitsorganisation

Eine gute Ablauf- oder Arbeitsorganisation hilft Ressourcen zu nutzen und Reibungsverluste zu vermeiden.

Folgende Fragen sollten sich Einrichtungen stellen, um ihre Ablauf- oder Arbeitsorganisation zu testen:

1. Nach welcher Organisationsform wird gearbeitet? Bezugs-, Funktions-, Bereichs- oder Zimmerpflege?
2. Werden Pflegekräfte entsprechend ihrer Qualifikation eingesetzt?
3. Liegt ein Stellenplan vor und sind die vorhandenen Stellen besetzt?
4. Sind im Arbeitsvertrag die Zuständigkeitsbereiche festgelegt?
5. Gibt es Einarbeitungskonzept für neue Mitarbeiter im Umgang mit Demenzerkrankten? Ist es dokumentiert oder muss es angepasst werden?
6. Informieren die Dienstpläne über die Qualifikation der Mitarbeiter? Regeln sie die Organisation von Voll- und Teilzeitbeschäftigung, Schicht-, Wochenend- und Bereitschaftsdienst und Überstunden?
7. Informieren die Einsatzpläne über Anzahl, Art und Tageszeit der täglichen Einsätze der Mitarbeiter?
8. Ist die Pflege rund um die Uhr, an Sonn- und Feiertagen und Bereitschaftsorganisation gewährleistet?
9. Gibt es Besprechungen und z. B. ein Übergabebuch?
10. Ist eine Namensliste der Mitarbeiter mit ausgewiesenem Handzeichen einsehbar?
11. Stehen Arbeitshilfen wie z. B. Rollstühle, Badewannensitz, Kathetersets und Pflege-Einmalartikel zur Verfügung?
12. Gibt es einen Hygienebeauftragten?
13. Werden Beratungs- und Informationsgespräche in regelmäßigen Sprechstunden über Vorbeugung, Rehabilitationsmöglichkeiten, Sozialberatung oder Behördenkontakte angeboten?
14. Werden Mitarbeiter regelmäßig in Erste-Hilfe-Maßnahmen geschult?

2 Prozessqualität verbessern

Die Prozessqualität setzt die Grundhaltung der personenzentrierten Begegnung voraus und umfasst die Information des Heimes über Pflege- und Betreuungskonzepte, Pflegesysteme, Pflegedokumentation, gerontopsychiatrische Pflegestandards, Pflegeüberleitung, Kooperation und Einbeziehung der Angehörigen.

Pflegequalität ist nur mit einem Pflegeleitbild oder Pflegekonzept zu erreichen!

Das Leitbild entwickelt die Pflegequalität, indem es schriftlich die Ziele und Leistungsangebote begründet. Das Pflegekonzept ist wesentlicher Teil eines Einrichtungskonzeptes, das Lage, Geschichte und Gliederung der Einrichtung, Unternehmensleitbild mit Pflegeleitbild, Pflegetheorien oder -modellen, Management mit Aufbau- und Ablauforganisation, Praxisanleitung und -begleitung, Kooperation mit anderen Berufsgruppen und Behandlungspflege z.B. nach dem ABEDL-Modell im Umgang mit Demenzerkrankten beschreibt.

2.1 Pflegedokumentation

Im Mittelpunkt des Pflegeprozesses steht der alte Mensch mit seinen Bezugspersonen (Angehörigen und Pflegenden). Ganzheitlich fördernde Prozesspflege umfasst die direkte Pflege nach den ABEDL, Pflegekonzept, -organisation und -dokumentation sowie Mitarbeit bei Diagnose, Therapie und Kooperation und Koordination im Pflegeteam. PLAISIR (EDV-gestützte Planung der erforderlichen Pflege in Einrichtungen der Langzeitpflege) ermittelt Pflegezeit- und Personalbedarf (*Kuratorium Deutsche Altershilfe,* Köln).

2.1.1 Pflegeprozess als Problemlösung

Jede Pflegemaßnahme ist Teil eines Pflegeprozesses mit folgenden sechs Phasen. Eine Pflegefachkraft steuert verantwortlich den Pflegeprozess.

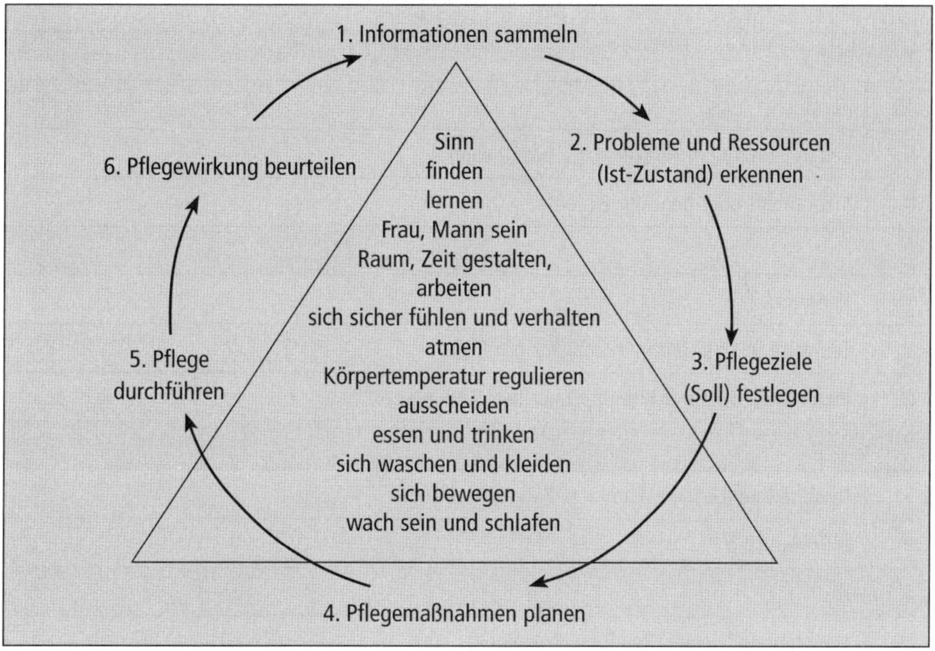

Abb. 9: Pflegeprozess und AEDL-Hierarchie nach Bedürfnispyramide von *Maslow* (verändert nach *Juchli* 1997, S. 89, 94).

Die Schritte des Pflegeprozesses
1. Informationssammlung und Anamnese

Angewandt werden der Barthel-Index, ABEDL, IADL oder die Nosger-Skala.

Barthel-Index Wie viele von 100 möglichen Punkten werden erreicht?	
1. Stuhlgang	
10	Kontinent
5	Selten inkontinent (maximal 1 x pro Woche)
0	Inkontinent oder benötigt Einläufe
2. Urin	
10	Kontinent
5	Teilweise inkontinent (maximal 1 x pro Tag)
0	Inkontinent oder mit Katheter unselbstständig
3. Waschen	
5	Unabhängig (Gesicht, Kämmen, Zähne, Rasieren)
0	Hilfebedürftig
4. Toilette	
10	Unabhängig (Gehen, Reinigen, Bekleiden)
5	Teilweise selbstständig
0	Hilfebedürftig
5. Essen	
10	Unabhängig (Essen wird bereitgestellt)
5	Braucht Hilfe z.B. beim Schneiden, Streichen
0	Hilfebedürftig

6. Transfer	
15	Unabhängig (auch als Rollstuhlfahrer) Bett/Stuhl
10	Wenig Hilfe
5	Viel Hilfe
0	Völlig hilfebedürftig, fehlende Sitzbalance
7. Bewegung	
15	Unabhängiges Gehen (auch mit Gehhilfen)
10	Gehen möglich mit einer Hilfsperson
5	Für Rollstuhlfahrer: unabhängig
0	Nicht möglich
8. Ankleiden	
10	Unabhängig, einschließlich Schuhe anziehen
5	Hilfebedürftig, aber mindestens 50 % selbstständig
0	Hilfebedürftig
9. Treppen steigen	
10	Unabhängig auch mit Gehhilfsmitteln
5	Braucht Hilfe
0	Kann keine Treppen steigen
10. Baden	
5	Badet oder duscht ohne Hilfe
0	Nur mit Hilfe

NOSGER (Nurses observation Scale for Geriatric Patients)
NOSGER kann auch von Angehörigen ausgefüllt werden und gibt standardisiert Informationen über Gedächtnis, Stimmung, Aktivitäten und Sozialverhalten.

Tabelle 15: Wie ging es dem Patienten in den letzten drei Tagen?

Beantworten Sie jede Frage mit Ankreuzen	immer	meist	oft	hin und wie-der	nie
1. Kann sich ohne Hilfe rasieren, schminken, Haare kämmen					
2. Verfolgt bestimmte Sendungen in Radio oder Fernsehen					
3. Sagt, er/sie sei traurig					
4. Ist unruhig in der Nacht					
5. Nimmt Anteil an den Vorgängen der Umgebung					
6. Bemüht sich um Ordnung im Zimmer					
7. Kann den Stuhlgang kontrollieren					
8. Setzt Unterhaltung richtig fort, wenn sie unterbrochen wurde					
9. Kann kleine Besorgungen (Zeitung/Esswaren) selber machen					
10. Sagt, er/sie fühle sich wertlos					
11. Pflegt ein Hobby					
12. Wiederholt im Gespräch immer wieder den gleichen Punkt					
13. Wirkt traurig oder weinerlich					
14. Wirkt sauber und ordentlich					
15. Läuft davon					
16. Kann sich an Namen von engen Freunden erinnern					
17. Hilft anderen, soweit körperlich dazu imstande					
18. Verlässt das Haus in ungeeigneter Kleidung					
19. Kann sich in der gewohnten Umgebung orientieren					
20. Ist reizbar und zänkisch, wenn man ihn/sie etwas fragt					
21. Nimmt Kontakte mit Personen in der Umgebung auf					
22. Erinnert sich, wo Kleider und andere Dinge liegen					
23. Ist aggressiv in Worten oder Taten					
24. Kann die Blasenfunktion (Urin) kontrollieren					
25. Erscheint gut gelaunt					
26. Hält den Kontakt mit Freunden oder Angehörigen aufrecht					
27. Verwechselt Personen					
28. Freut sich auf gewisse Ereignisse					
29. Wirkt im Kontakt mit Angehörigen freundlich und positiv					
30. Ist eigensinnig: hält sich nicht an Anweisungen oder Regeln					

Fördernde Prozesspflege nach dem ABEDL®-Modell von Krohwinkel
Die ABEDL® (Aktivitäten, Beziehungen und existenzielle Erfahrungen des Lebens):

- Kommunizieren können
- Sich bewegen können
- Vitale Funktionen aufrechterhalten
- Sich pflegen können
- Sich kleiden können
- Ausscheiden können
- Essen und trinken können
- Ruhen, schlafen, entspannen können
- Sich beschäftigen, lernen, sich entwickeln können
- Die eigene Sexualität leben können
- Für sichere und fördernde Umgebung sorgen können
- Soziale Kontakte, Beziehungen und Bereiche sichern und gestalten können
- Mit existenziellen Erfahrungen des Lebens umgehen können

Die IADL (Instrumentelle Aktivitäten des täglichen Lebens)

- Telefonieren
- Einkaufen
- Kochen
- Haushalt
- Wäsche
- Transportmittel
- Medikamente
- Geld

Die Informationssammlung oder Pflege-Anamnese erfasst individuelle Gewohnheiten, Bedürfnisse, Wünsche, Erwartungen, Ressourcen (gesunde Anteile) und Erleben des Demenzerkrankten (vgl. Biografiearbeit, S. 121).

Als Informationsquellen können Pflegende die Aussagen des Kranken, der Angehörigen, das Erstgespräch und eigene Beobachtungen, Befunde, ärztliche Diagnosen, bisherige Pflege- und Verlegungsberichte nutzen.

2. Erkennen der Ressourcen und Probleme
Um den Pflegebedarf festzustellen, ist das Ausmaß an Selbstständigkeit, Pflegeabhängigkeit und Kooperationsfähigkeit zu beschreiben. Ressourcen, noch vorhandene Kompetenzen, Fähigkeiten des Demenzerkrankten (spricht, ist motiviert, kontakt- und bewegungsfähig) und die Kooperationsfähigkeit der Angehörigen und der Mitarbeiter sind als Ansatz der Pflegeplanung erfolgversprechender als Probleme oder Verhaltensstörungen behandeln zu wollen.
Seel teilt die Probleme in aktuelle, potenzielle, vermutete, generelle und individuelle ein und fordert Prioritäten nach der Dringlichkeit zu setzen. Einige Probleme sind auf Seite 202f als Empfehlungen zusammengefasst.

3. Festlegen der Pflegeziele
Nicht Fernziele, z. B. individuelle Lebensqualität des Demenzerkrankten sind festzulegen, sondern realistisch erreichbare und überprüfbare Nah- oder Teilziele, z. B. »*Er/sie soll sich allein ausziehen*«.
Zu den Nahzielen gehört die Entscheidung, bis wann die betroffene Person das Ziel erreicht haben soll. Die Ziele sind knapp und konkret zu formulieren. Die Pflegeziele orientieren sich an Werten wie Respekt vor der Person, gefühlsmäßige Verständigung und Arbeitszufriedenheit der Pflegenden. Nicht erreichbare Ziele sind bspw. den Demenzerkrankten zur Vernunft zu bringen, die Krankheit durch Pflege aufzuhalten und Dankbarkeit zu erwarten.

4. Planen der Pflegemaßnahmen (vgl. Reaktivierende Pflege, S. 222).
Die Pflegeplanung soll einfach, klar, übersichtlich sein und sich nicht nur an Pflegeproblemen, sondern an Fähigkeiten und Bedürfnissen des Demenzerkrankten und der Pflegenden oder an Alternativen orientieren.

Tabelle 16: Fähigkeits- und Bedürfnisliste.

Fähigkeitsliste	Bedürfnisliste
Was kann der Kranke?	Was möchte der Kranke?
Körperlicher Zustand	
Was sind seine Stärken?	Wie ist sein Befinden zu bessern?
Geistiger Zustand	
Wann kann er noch klar denken?	Wie ist sein Denken zu bessern?
Wertvorstellungen und Religion	
Woran glaubt er? Worauf ist er stolz?	Geht er gern in die Kirche? Möchte er noch etwas erreichen?
Besondere Interessen und Aktivitäten	
Was gefiel ihm im Beruf? Was kann er am besten?	Möchte er etwas aus der früheren Tätigkeit tun?
Familie und Freunde	
Wer besucht ihn? Auf wen kann er sich verlassen?	Wen möchte er öfter sehen? Was tut die Familie für ihn?
Beziehung zu den Pflegenden	
Mit wem kommt er gut aus?	Wie können sie ihm helfen?

Die Planung kann sich an folgenden Fragen orientieren:

- Welche bisherigen Maßnahmen waren erfolgreich, welche nicht, gilt das Ergebnis für jeden oder nur für diesen Demenzerkrankten?
- Welche Alternativen sind möglich oder sinnvoll?
- Sind andere Fachleute hinzuzuziehen?
- Sind Medikamente umzustellen?
- Welche Ressourcen hat der Demenzerkrankte, die Familie oder der Heimträger?
- Welche Maßnahmen sind realistisch durchführbar, welche vorrangig?
- Reichen die Ressourcen der Pflegenden?
- Eine Kosten-Nutzen-Analyse oder die Arbeitsorganisation nach Zeit-, Personal- und Mittelbedarf sollte in die Planung einbezogen werden, d.h. wer macht was, wann, wie lange, wo, womit und bei wem?

- Welche Trainingsformen sind noch erfolgversprechend?
- Ist Gruppenarbeit für Demenzerkrankte, Pflegende, Angehörige oder Mitbewohner sinnvoll?

Schritte der Pflegeplanung (möglichst mit dem Demenzerkrankten)
Eine Fähigkeits- und Bedürfnisliste erstellen, wie ist der Kranke zu belohnen? Welche Teilziele sind leicht erreichbar, ihm erklärt und von ihm in den ersten beiden Demenzstadien auch entschieden? Können er und die Mitarbeiter die Schritte nachvollziehen? Sind Ziele, Termine und Maßnahmen gegenübergestellt? Sind alle Ideen durchdiskutiert?

5. Durchführung der geplanten Maßnahmen
Diese Durchführung ist Grundlage der Pflegequalität im Prozess der ganzheitlichen Pflege. Alle Mitarbeiter führen die Maßnahmen durch, überwinden Widerstände, schöpfen Ressourcen beim Demenzerkrankten, Pflegenden und Angehörigen aus und dokumentieren alle Maßnahmen sorgfältig.

6. Beurteilung, Evaluation des Ergebnisses im Pflegebericht
Im Pflegebericht wird beurteilt, ob das im Pflegeplanbogen gesetzte Ziel erreicht wurde oder nicht.
Damit beginnt ein neuer Pflegeprozess: Welche Maßnahmen sind neu zu planen?

Gründe für das Nichterreichen des gesetzten Pflegeziels:
- Unrealistisches Ziel und unzureichende Pflegemaßnahmen;
- nicht erkanntes Problem, z. B. andere Krankheit oder
- Widerstand des Demenzerkrankten.

Bei Planung und Dokumentation des Pflegeprozesses kann geeignetes technisches Equipment von Routineschreibarbeiten entlasten. Wenn Pflegende während der Pflege die Maßnahmen auf Band sprechen und mit der Spracherkennungs-Software vom Stationscomputer ausdrucken lassen, werden Leistungen nicht vergessen, einheitlich erfasst und jederzeit abrufbar.
Individuelle Lebensqualität des Demenzerkrankten und Pflegewerte wie Achtung, Verstehen, Akzeptanz und Zuwendung bleiben vorrangig in der Pflegeplanung.

2.1.2 Pflegeprozess als Beziehungsprozess

In der Beziehungspflege geht es nicht nur um die Belange des Demenzerkrankten, sondern auch um die der Angehörigen und Pflegenden.

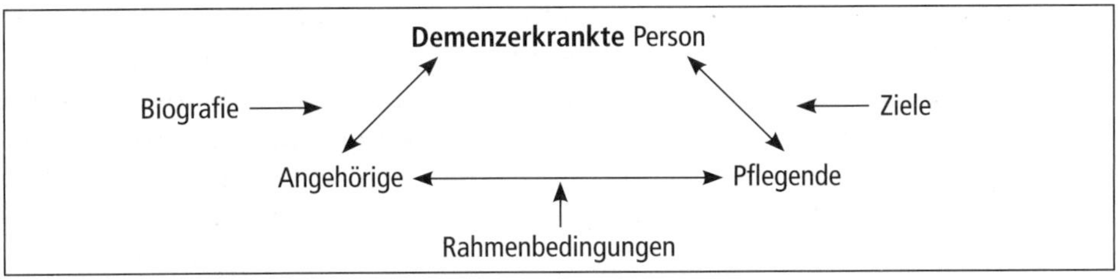

Abb. 10: Im Mittelpunkt der Pflege steht die Beziehung.

Pflege ist Beziehungs- und Problemlösungsprozess gleichzeitig.

1. Kontakt aufnehmen	Informationen sammeln
2. Beziehungs-Ressourcen	Ressourcen und Probleme erkennen
3. Beziehungsziel ist Wohlbefinden in partnerschaftlicher Pflege	Pflegeziele festlegen
4. Erwartungen zur Beziehungsverbesserung klären	Pflegemaßnahmen planen
5. Beziehung einsetzen	Geplante Pflegemaßnahmen durchführen
6. Ergebnis mit Supervision/ Feedback reflektieren	Wirkung der Pflege evaluieren, beurteilen (vgl. Bezugspersonenpflege, Seite 139).

2.2 Dokumentationssystem

Stammblatt
Enthält Angaben zu Person, Versicherungsdaten, Kostenübernahmeregelung, Pflegestufe, medizinischer Diagnose (z. B. Allergien), Kostform, Hausarzt, Hilfsmittel, Krankengymnastik, Bezugsperson und Betreuer, Informationen für Notfälle.

Pflegeanamnese

Enthält Informationen über Biografie, Gewohnheiten, Beziehungen, Kontakte, Befinden, Lebensbereiche und Bezugspersonen.

Pflegeplanung

Berücksichtigt Fähigkeiten und Probleme, Ziele, geplante Maßnahmen und Evaluation, Leistungsnachweis, Pflegebericht und Überleitungsbogen. Nach dem Urteil des Bundessozialgerichtes hängt die Zuordnung eines Pflegebedürftigen zu einer Pflegeklasse von dem vom Pflegeheim abzudeckenden Versorgungsaufwand im Einzelfall und nicht von der Pflegestufe ab (Öffnungsklausel § 84 Abs. 2 Satz 3 SGB XI), also von sorgfältiger Dokumentation des Mehraufwandes.

Ärztliches Verordnungsblatt

Enthält verordnete Medikamente und medizinische Behandlungspflege: Eine Kooperationsvereinbarung zwischen Pflegedienstleitung und Ärzten legt schriftlich fest, welche Tätigkeiten die Ärzte auf die Pflegefachkräfte delegieren.

Diese halten sich an die ärztliche Anweisung nur für Aufgaben, auf die sie fachlich vorbereitet sind; sie dokumentieren diese Maßnahmen, überwachen ihre Wirkung und geben dem Arzt Rückmeldung: Vitalzeichenkontrolle, Mobilität, Lagerungsplan mit Dekubitusgefährdung (nach Braden- oder Nortonskala), Ernährung (PEG?), Einfuhrkontrolle (Trink- und Bilanzierungsplan), Ausfuhrkontrolle bei Inkontinenz (Katheter), Körperpflege, Hilfsmittel (Brille, Hörgerät, Zahnprothese), Nebenwirkungen der Medikamente und freiheitsentziehende Maßnahmen.

3 Ergebnisqualität

Die Ergebnisqualität folgt aus Struktur- und Prozessqualität und zeigt sich im Wohlbefinden des Demenzerkrankten. Das Ergebnis des Pflegeprozesses ist anhand der festgelegten Pflegeziele immer wieder neu zu überprüfen. Zufriedenheitsfragebögen müssen ausgefüllt werden von den Demenzerkrankten (sind diese zuverlässig?) sowie von Mitarbeitern und Angehörigen. Im MDK-Konzept zur Qualitätssicherung wird nach angemessener und unangemessener Pflege bewertet (vgl. Tabelle 17). Die Pflegequalität wurde nach den vier Qualitätsstufen

1. gefährliche,
2. Routine-,
3. angemessene und
4. optimale Pflege

   bewertet.

Seit Einführung der Pflegeversicherung (aktivierte Kranke wurden zurückgestuft, um Personal zu sparen) ist optimale Pflege nie, angemessene Pflege nicht immer erreichbar. Die Routinepflege darf als Minimalstandard nicht unterschritten werden. Tabelle 18 zeigt die Merkmale früherer Pflegequalitätsstufen nach *Kämmer*.

Grenzen der Qualitätssicherung

Die Pflege ist neben anderen beruflichen Zugängen integraler Teil des Gesamtbetreuungsprozesses durch ein multiprofessionelles Team. Da die Pflegeversicherung die Pflege auf körperliche Leistungen (Körperpflege, Ernährung, Mobilität, hauswirtschaftliche Versorgung) reduziert, kann sie Qualitätssicherung in der Körperpflege fordern, aber nicht in der für Demenzerkrankte entscheidenden Beziehungspflege. Qualität in der Pflege dieser Personen kann nur durch Qualitätssicherung der Gesamtbetreuung im Team gesichert werden.

Viele Mitarbeiter fürchten, dass Qualitätskontrolle nur dem Einsparen dient. Bewährte Pflegemaßnahmen erhalten neue Überschriften (»Etikettenschwindel«?). In der Pflege Demenzerkrankter gibt es Probleme, die sich der Qualitätskontrolle entziehen. Beziehung in der Pflege lässt sich nicht standardisieren.

Tabelle 17: Angemessene und unangemessene Pflege (nach MDK).

Angemessene Pflege	Unangemessene Pflege
1. Pflege Schriftliches Leitbild ist vom Management erstellt, regelmäßig auf Gültigkeit überprüft oder geändert und allen Mitarbeitern bekannt. Auf dieser Basis wird vom multiprofessionellen Team ein pflegetheoretisch fundiertes Konzept entwickelt und den Erfordernissen angepasst. Das Konzept ist allen bekannt. Behandlungs-Pflege wird von Pflegefachkräften präzise erbracht. Die Kooperation mit Ärzten spiegelt sich in der Dokumentation wider. Bewohner werden unterstützt, um am öffentlichen Leben teilzunehmen. Kontakte zu Angehörigen und Bezugspersonen werden durch Angebote gefördert. Aktivitäten werden gezielt angeboten: Training der geistigen Fähigkeiten, Kommunikation und Selbstständigkeit. Bewohner werden beim Einzug unterstützt.	Schriftliches Leitbild und Pflegekonzept sind nicht dokumentiert oder an die Mitarbeiter nicht vermittelt. Das Pflegekonzept ist nicht pflegetheoretisch begründet. Art, Umfang und Ausführung ärztlicher Anweisung sind nicht geregelt. Risiken werden unterschätzt. Minderqualifizierte Mitarbeiter führen Behandlungspflege durch. Kontakte nach innen und außen werden nicht gefördert. Es gibt nur gelegentliche Angebote, zur Teilnahme wird nicht motiviert. Bewohner müssen sich in den Tagesablauf einordnen, der auf Bedürfnisse keine Rücksicht nimmt.
2. Pflegeorganisation Pflegefachkraft erfüllt Anforderungen nach § 80 SGB XI. Sie ermittelt den Personalbedarf nach Zielrichtungen, aktualisiert Stellenbeschreibungen und organisiert Fortbildungen. Dokumentiertes Qualitätsmanagement, Dienstaufsicht sind gewährleistet, Zuständigkeitsbereiche klar gegliedert. Dienstplan entspricht aktuellen Standards und Bedürfnissen der Versicherten. Versicherte mit hohem Pflegeaufwand erreichen die Pflegefachkraft rund-um-die-Uhr. Auf Kontinuität und Beziehungspflege wird geachtet. Stationsinterne Fallbesprechungen finden statt. Mitarbeiter kennen Erste-Hilfe-Maßnahmen.	Die verantwortliche Pflegefachkraft ist nicht genügend qualifiziert. Fortbildung der Mitarbeiter und Qualitätssicherung finden nicht statt. Zuständigkeitsbereiche sind nicht geklärt. Die Mitarbeiter arbeiten vereinzelt ohne Kontrolle. Dienstplanung erfolgt unsystematisch, kurzfristig. Pflegedienst ist nur zu Dienstzeiten erreichbar. Informationsfluss ist ungeordnet. Kontinuität in Pflegebeziehungen ist nicht berücksichtigt.
3. Pflegedokumentation Sie erfolgt durch die Pflegefachkraft, bezieht Infos von Patienten und Bezugspersonen mit ein und bildet sie übersichtlich, vollständig, präzise, rationell, widerspruchsfrei, schnell zugänglich ab. Die Doku ermöglicht kontinuierlichen Betreuungsprozess.	Sie beschränkt sich auf den Leistungsnachweis, ist undifferenziert, lückenhaft, sporadisch. Veränderungen, Reaktionen des Patienten werden nicht berücksichtigt. Die Doku dient nur der rechtlichen Absicherung und steht der Pflegekraft zur Verfügung.
4. Kooperation und Koordination Alle Berufsgruppen arbeiten durch Vernetzung Ziel-, patientenorientiert aufeinander abgestimmt zusammen. Berufsprofile werden berücksichtigt. Die Zuordnung wird auf Gültigkeit überprüft.	Berufsgruppen kooperieren nicht, sind nicht klientenorientiert. Aufgabenzuteilung berücksichtigt nicht die berufliche Kompetenz. Vernetzungen zu Institutionen bestehen nicht.

Gute Pflegequalität ist bedürfnisorientiert individuell völlig unterschiedlich. Standards können das Verhalten nicht jedes Mitarbeiters ändern. Einige Pflegende fühlen sich durch Standards als Papiertiger versklavt (*Sauter* 2004, S. 241).

Tabelle 18: Merkmale früherer Pflegequalitätsstufen (vgl. *Kämmer* 1994, S. 134 gekürzt).

Intervention	Routine-Pflege	Angemessene Pflege
Selbstständigkeits-Pflege	Gewohnheiten werden berücksichtigt, wenn sie den Ablauf nicht stören	Bedürfnisse werden berücksichtigt, Angehörige einbezogen
Mitwirkung in der Rehabilitation	Pflege nach festem Schema	Bewohner erhält eine auf seine Lebenssituation abgestimmte Hilfe und alle nötigen Informationen
Kommunikation	Bewohner erhält Hilfe entsprechend den Stationsregeln	Bewohner kann seine Bedürfnisse äußern
Aktivitätspflege	Aktivitäten werden regelmäßig angeboten, der Alltag strukturiert	Bewohner wird animiert, kann sich beschäftigen, erlebt sein Dasein als sinnvoll
Informations-pflege	In Übergaben wird zu jedem Bewohner Stellung genommen; er erhält richtige Informationen	Für jeden Bewohner wird eine Pflegeplanung erstellt; Bewohner und Angehörige werden informiert.

Gefährliche Pflege durch Struktur-Qualitätsmängel

Arbeits- oder Organisationsstress

Der eingeengte Pflegeschlüssel verhindert menschenwürdige Pflege durch Mangel an Zeit, an Lob, an Lohn, an Solidarität, an Fortbildung und an Supervision. Die Arbeitseinteilung ist oft unklar, die Schichtarbeit unregelmäßig, Stellenbeschreibung fehlt oft, so dass Rollenkonflikte zunehmen.

Dauernder Druck auf Pflegende

Bewohner, Angehörige oder der MDK üben dauernd Druck aus, schneller und kostensparender zu arbeiten, so dass Routine zu gefährlicher Pflege der demenzerkrankten Personen führen kann.

Zu hohe Anforderungen
Pflegearbeit ist körperlich anstrengend (z. B. schweres Heben), psychisch belastend durch Demenzerkrankte bei zu wenig Personal und Zeit nachts und am Wochenende zu arbeiten, ohne dass die Einsatzbereitschaft der Pflegenden gewürdigt wird.

Zeitmangel
Pflegende brauchen 35–40 % der Zeit für Büro und Schreibarbeit. Die Pflegezeit ist im Minutentakt wie Fließbandpflege eingeteilt: Diese Zeitangaben gelten für gesunde alte Menschen, aber nicht für demenzerkankte Personen, die teilweise die dreifache Zeit brauchen. Für Zuwendung ist keine Zeit in der »seelenlosen« Pflegeversicherung vorgesehen. Viele erleben eine erfolglose Endlos- oder Fließbandpflege für zu viele Pflegebedürftige.

Schlechtes Arbeitsklima
Der Konkurrenzkampf mit Intrigen zwischen den Mitarbeitern nimmt zu: «*Entweder Ihr spurt oder Ihr könnt gehen» (vgl. Hirsch* 1999).

Diskrepanz zwischen Anspruch und Machbarkeit
Pflegende erleben eine zunehmende Diskrepanz zwischen gewünschter Beziehungspflege und reiner Versorgung demenzerkrankter Personen, die in Heimen ausgesondert werden. Die Träger scheinen nur zu interessieren, was erwirtschaftet wird, Monetik statt Ethik? *»Die Ausbeutung und Überforderung der Pflegekräfte hat dramatische Ausmaße angenommen«* (vgl. *Breitscheidel* 2005).

Empathieschwund
Pflegende sollen über Gewalt im Heim schweigen, weil Träger »Nestbeschmutzer« fürchten. Emotionale Zuwendung, die gerade demenzkranke Personen brauchen, wird von der Pflegeversicherung nicht bezahlt.

Mangel an Mitbestimmung
Pflegende leiden unter autoritärem Führungsstil mit strengen Dienstanweisungen, die Gewalt bedeuten können, wenn sie Bewohnerbedürfnisse ignorieren.

Mangel an Anerkennung
Pflegende werden für ihre schwere Arbeit mit Demenzerkrankten zu wenig gelobt. Wird Kundenorientierung im Umgang mit Leid und Sterben erwartet?

Belastung durch Werte- und Sinnkrise
Viele Ärzte vertreten einen therapeutischen Nihilismus: »*Schwester, da ist doch nichts mehr zu machen*«. Pflegende sollen sich aufopfern, weil der Kunde zahlt. Sparzwänge zur Kostenoptimierung gelten heute als Höchstwert, nicht menschliche Begegnung, noch Beziehungspflege. Pflegende werden in Heimen zu Objekten ihrer Kunden instrumentalisiert. Sie sind im Urvertrauen erschüttert durch den allgegenwärtigen Tod. Die ständige Überforderung kann zum Empathieschwund beitragen.

Teil III
Zuwendung zu Menschen mit Demenz

Das Ziel der Pflege Demenzerkrankter ist die personenzentrierte Begegnung oder das In-Beziehung-Treten mit dem Menschen mit Demenz. Voraussetzungen sind Validation, Verstehen des Demenzerkrankten und Kommunikation.

1 Validation

Validation erhält die Menschenwürde, Autonomie und Wohlbefinden des Demenzkranken bis zuletzt. Menschenwürde ist nach dem Grundgesetz unantastbar und zu schützen. Autonomie und Wohlbefinden sind durch Konstanz, Autonomie, Privatheit und durch normalen Umgang (Normalitätsprinzip) zu erreichen. Diese Qualitätskriterien und Berücksichtigung der Ressourcen sind Voraussetzungen der Qualitätssicherung.

1.1 Menschenwürde durch unbedingte Wertschätzung (Validation)

Validation erhält die Menschenwürde, die in einigen Kliniken und Heimen missachtet wird, wenn demenzerkrankte Personen als Objekte oder als nicht einwilligungsfähige Kranke erniedrigt werden, indem Betreuer zu wissen vorgeben, was für diese Menschen wichtig sei, statt diese Person mit Empathie zu akzeptieren (vgl. Seite 115).

Unbedingte Wertschätzung (Validation) der Person mit Demenz ist unverzichtbare Grundhaltung, Voraussetzung der personenzentrierten Begegnung, d. h. *»ich bin bei Dir, zeige Dir, verstehe, begleite und führe Dich zu Dir«*. Konstante Bezugspersonen wertschätzen den Demenzerkrankten bedingungslos, wenden sich ihm zu, sind echt, erhalten sein Wohlbefinden und biografisch gewordene Kompetenzen, suchen ihn einfühlend zu verstehen. Diese Grundhaltung ist Voraussetzung der Pflegequalität.

Positive Wertschätzung heißt, den Demenzerkrankten zu achten, ihn bedingungsfrei, vorbehaltlos und uneingeschränkt zu akzeptieren, sich um ihn zu sorgen, unbedingt Anteil zu nehmen, ihn emotional engagiert zu bejahen und sich ihm emotional warm zuzuwenden. Wertschätzung bedeutet: *»Ich akzeptiere den anderen so, wie er ist, hole ihn dort ab, wo er gerade steht. Ich anerkenne ihn, lasse ihn gelten und ihn erfahren, dass ich ihm zugeneigt* *bin. Ich gehe herzlich, freundlich mit ihm um. Ich bin nachsichtig, behandle ihn rücksichtsvoll, wohlwollend, sorgend um ihn bemüht. Ich ermutige ihn, vertraue ihm. Ich halte zu ihm, beschütze ihn, tröste ihn und sorge dafür, dass er sich wohlfühlt«.*

Wertschätzung, Respekt, Toleranz beziehen sich auf die Person mit Demenz, nicht auf ihr Verhalten. Pflegende bejahen diesen Menschen, statt skeptisch »dahinterzukommen«, ihn zu durchschauen, zu entlarven, was er eigentlich will, oder ihn nackt auszufragen (vgl. *Dörner).* Pflegende achten im Elendsten den Menschen, respektieren seine subjektive Wahrnehmung als seine. Bedingungsfreies Akzeptieren bedeutet, dass Pflegende nicht kritisieren, moralisieren, zurechtweisen, abwerten oder Vorwürfe machen.

Kongruent Pflegende reagieren auf das ständige Wiederholen eines Demenzerkrankten geduldig und gelassen, sie lassen ihn in seinem Sosein: *»Er ist jetzt so, wie er ist.«* Das können Pflegende nur, wenn sie sich selbst trotz eigener Schwächen und Fehler akzeptieren und wertschätzen. Wer sich selbst als wertlos und unzulänglich betrachtet, kann andere nicht als wertvoll ansehen.

Gesprächsregeln für vorbehaltloses Akzeptieren *(vgl. Bauer,* Seite 66 und 119 f):

- Zeigen Sie dem Menschen Ihr Interesse an seinem Schicksal und seiner Person, indem Sie ihm aufmerksam zuhören.
- Formulieren Sie Ihre Aussagen immer mit Wertschätzung, Respekt.
- Bekunden Sie Ihre Sorge und Anteilnahme.
- Versuchen Sie zunächst, die Sicht dieses Menschen zu akzeptieren.

Validation ist eine notwendige Grundhaltung und keine Technik oder Therapie!

Validation (d. h. wertschätzen, etwas für gültig erklären) als Wertschätzung ist eine unentbehrliche Grundhaltung für jede Pflege. *Naomi Feil* wendet die klientenzentrierten Grundsätze der Gesprächsführung nach *Rogers* an, wie sie hier als Wertschätzung, Empathie und Echtsein beschrieben sind: Die Helfer fühlen sich in die Biografie ein, akzeptieren die Gefühle des Demenzerkrankten und respektieren seine Flucht aus der Realität.

Schwerpunkte der Validation:

- Eigene Gefühle wie Anteilnahme, Freude oder Trauer offen und ehrlich zeigen, wenn sie sich auf das Erleben dieser Person beziehen,
- die Person mit Demenz aufmerksam beobachten und ihre Gefühle, die hinter ihrer Reaktion stehen, mit Worten ausdrücken und
- ihr Erleben in der Vergangenheit mit dem Hier und Jetzt verbinden.

Wenn Validation als unbedingte Wertschätzung der Person mit Demenz verstanden wird, ist diese unverzichtbare positive Einstellung zu fördern. Wenn Validation nur mit »für gültig erklären« übersetzt wird, ist zu differenzieren: Die Realität, die der Demenzerkrankte erlebt, ist für ihn gültig, aber nicht für die Pflegenden. Sie sollen seine Wirklichkeitssicht vorbehaltlos akzeptieren, aber bei ihrer eigenen bleiben. Jeder nimmt subjektiv selektiv das wahr, was für ihn Wirklichkeit ist; z. B. wenn der Demenzerkrankte eine Schlange sieht (eine Halluzination hat, weil vielleicht die Beleuchtung nicht ausreicht), ist seine Wahrnehmung für ihn gültig, nicht für die Pflegenden, weil sie diese Fehlwahrnehmung nicht haben. Pflegende verstärken die Halluzinationen des Demenzerkrankten, wenn sie die Schlange beseitigen wollen, statt auf seine Angst einzugehen. Es wäre falsch zu sagen: *»Da ist keine Schlange«,* denn der Kranke sieht die Schlange wirklich.
Positiv können sich Pflegende an die Bewegungs-, Atem- und Sprechrhythmen des Demenzerkrankten angleichen; so fühlt er sich akzeptiert. *Feils* Grundannahme, dass verwirrtes Verhalten unausgetragene Konflikte bewältige und dass es kein Krankheitssymptom sei, ist widerlegt.

In der Anfangsbegeisterung machen einige Anwender Fehler:

- Sie interpretieren Symbole wie *Feil* (Serviette sei Vagina, Griff Penis).
- Sie identifizieren sich so mit dem Kranken, dass sie nicht mehr echt und wahrhaftig bleiben, sondern gefährdet sind, in Symbiose mit dem Demenzerkrankten die eigene Sicht zu verleugnen. Validation bedeutet, das Erleben des Kranken für ihn für gültig erklären und nicht für andere. In Identifikation mit dem Erkrankten verstricken sich Pflegende in Gefühle und gebrauchen nicht ihren Verstand.
- Sie gehen mit dem Demenzerkrankten, der nach Hause will, ein Stück weit mit den Worten *»Wir gehen nach Hause!«* mit, um ihn dann doch wieder ins Heim zu führen, d. h. sie täuschen, spielen zum Scheine mit.

- Sie wiederholen und bestätigen jede verwirrte Aussage des Demenzerkrankten und verstärken so seine Verwirrtheit, statt seine Wahrnehmung der Umwelt zu akzeptieren und bei der eigenen Sicht zu bleiben, z. B. wenn der Kranke einen Hund unter dem Bett sieht, jagen sie diesen raus. Wenn eine andere Pflegende den Hund nicht herausführt, beruft sich der Kranke auf die erste, die ihn in seiner Verwirrtheit verstärkt hat.

Feil bestätigt Wahnideen:
- Wenn bspw. der Demenzerkrankte eine Mitbewohnerin beschuldigt, ihm die Brille gestohlen zu haben, obwohl sie auf der Nase sitzt, empfiehlt *Feil* zu fragen: »*Wann hat Frau M. die Brille gestohlen?*«
- Wenn der Demenzerkrankte sagt »*Heute Abend kommt meine Mutter*«, fragt *Naomi Feil:* »*Wann kommt sie?*« Mit diesen Fragen wird die Fehlannahme verstärkt, seine Sehnsucht oder Not nicht ernst genommen.
- *Feil* leitet zu Du-Aussagen (Projektionen) statt authentischen Ich-Aussagen an.
- Sie spricht in der letzten Phase von Vegetieren; das entwürdigt; denn Demenzerkrankte bleiben bis zuletzt dialogfähig.
- *Feil* führt Verwirrtheit allein auf unverarbeitete Konflikte zurück.
- Sie erklärt Validation zur Heilslehre, zum alleinigen Erfolgsrezept im Umgang mit Demenzerkrankten und wertet damit professionelle Kompetenzen einer ganzheitlichen Pflege ab.
- Sie erhebt eine Grundhaltung zu einer neuen Technik oder Therapie, für die man nur dreimal wöchentlich je zehn Minuten brauche.

Validierende Pflege nach *Scharb* will mit validierenden Gesprächen Grundbedürfnisse mit Pflegeplanung im Pflegeprozess befriedigen.
Integrative Validation IVA nach *Nicole Richard* lässt sich auf die innere Realität des Demenzerkrankten, auf die Beziehung ein, hält Antriebskräfte (erlernte Normen) und Gefühle für Ressourcen der Vertrautheit, integriert diese Grundhaltung in die Pflege und distanziert sich von den obigen Fehlern.
Validation als Wertschätzung und Empathie ist unverzichtbare Grundhaltung für die ganzheitliche Pflege von Demenzerkrankten, aber keine neue Pflegemethode, die professionelle Pflege ersetzen könne, wie es einige Träger aus Kostengründen gern hätten oder mit therapeutischem Nihilismus zu begründen versuchen: Demenzerkrankte könne man doch nicht mehr bessern, warum sie nicht einfach in Ruhe lassen und von billigen »Hilfskräften mit Gefühl« versorgen lassen?

Einfühlendes Verstehen oder Empathie

Empathie ist nach *Rogers* die Fähigkeit, die Erlebnisse und Gefühle des anderen und deren persönliche Bedeutung genau und sensibel zu erfassen. Empathie ist einfühlendes, nicht wertendes Verstehen: *»Ich verbalisiere emotionale Erlebnisinhalte (fasse sie in Worte), höre aktiv zu, versuche, empathisch mitempfindend zu verstehen. Ich teile dem anderen mit, was ich von seinem Erleben verstanden habe. Ich bin ihm nahe in dem, was er fühlt, denkt oder sagt. Ich äußere, inwieweit ich seine Welt mit seinen Augen sehen kann. Ich drücke die von ihm gefühlte Bedeutung tiefgreifender aus, als er selbst es konnte. Ich werde gewahr, was meine Äußerungen für ihn bedeuten. Ich versuche, unter die Haut des anderen zu gelangen, mich in seine Schuhe zu stellen, mit ihm auf einer Wellenlänge zu sein«.*

Empathie heißt, die geäußerten Gefühle genau wahrzunehmen, ihre Bedeutung zu erkennen und sie zu formulieren, auch wenn die Gefühle für den Demenzerkrankten verschwommen sind. Empathie bedeutet, die Welt des Kranken so zu erkennen, als ob man selbst darin wäre und mit seinen Augen sähe. Das »als ob« bezieht sich auf das Verstehen, und darf nicht zu einem Als-ob-Verhalten werden, das dem Kranken etwas vorspielen würde.

Als Vorformen von Empathie beschreibt *Bauer* Gefühlsansteckung, -Gleichklang und -übernahme mit folgenden Schritten:

- Wahrnehmen der verbalen und nonverbalen Botschaften des anderen.
- Genaues Verstehen, was diese Botschaften bedeuten.
- Erfahrung, wie Pflegende selbst auf die Botschaften des Kranken körperlich reagieren.
- Trennung eigener Gefühle von denen, die sie mit dieser Person teilen.
- Genaue Mitteilung der reaktiven Gefühle zurück an den Kranken mit verstehbaren Botschaften.

Echtsein, Kongruenz der Pflegenden

Pflegende gehen mit dem Demenzerkrankten echt, wahrhaftig, authentisch, aufrichtig ohne Fassade um. Wer kongruent ist, stimmt mit sich selbst überein, macht sich sein Erleben bewusst und teilt es offen mit. Echtsein heißt: *»Ich äußere mich, wie ich denke und fühle. Ich gebe mich so wie ich bin, ich verhalte mich ungekünstelt, natürlich, verstecke mich nicht hinter einer Rolle oder hinter dem Kittel, ich lebe ohne Fassade, verhalte mich individuell und originell. Ich bin vertraut mit dem, was in mir vorgeht. Ich bin aufrichtig, heuchle nicht, bin mir selbst ehrlich gegenüber, mache mir nichts* *vor. Ich offenbare mich anderen, bin durchschaubar und gebe mich, wie mir zumute ist.«*

Kongruenz heißt, dass mein Fühlen, Wollen, Können und Sollen in Einklang kommen, sodass eine Begegnung von Person zu Person möglich wird; denn jedes wirkliche Leben ist Begegnung *(vgl. Buber).*

Unecht, fassadenhaft verhält sich, wer Gegensätzliches zu dem sagt, was er denkt oder fühlt, wer sich anders gibt als er wirklich ist, wer gekünstelt eine Rolle spielt, wer sich routinemäßig verhält, wer andere täuscht, manipuliert oder Verstehen vortäuscht, ohne tiefere Gefühle auszudrücken.
Echtsein heißt nicht, dass ich alles, was ich denke und fühle, äußere. Ich kann nicht alles sagen, aber was ich sage, muss wahrhaftig sein, darf nicht im Widerspruch zu meinem Erleben stehen (selektive Authentizität nach *Schulz von Thun*). Pflegende dürfen nicht einfach alle negativen Gefühle gegenüber dem Demenzerkrankten äußern, sondern nur die Gefühle, die ihm nicht schaden. Wenn Pflegende ein negatives Gefühl aussprechen, ist es nur dann unschädlich für die demenzerkrankte Person, wenn sie die Grundhaltung der Wertschätzung und Empathie leben und grundsätzliche Ich-Aussagen machen: *»Ich bin sauer«* statt *»Sie machen mich sauer!«* (Schuldzuschreibung oder Projektion eigener Gefühle auf andere). Sie sollten ausschließlich Gefühle und Gedanken ausdrücken und nicht Wertungen oder Urteile, z. B. *»Ich freue mich«* statt *»Das ist gut«.*
Pflegende dürfen nicht alles sagen, was sie denken oder fühlen, sondern sie sollten reflektieren, welche Gefühle sie dem Demenzerkrankten zumuten können. Echtsein macht erst Wertschätzung und Empathie glaubwürdig. Wenn die Pflegerin echt ist, weiß der Kranke, woran er ist; wenn sie ehrlich und aufrichtig ist, kann er ihr vertrauen. Dauernde genaue Beobachtung der Gefühle befähigt Pflegende zu professioneller kongruenter Beziehungspflege (vgl. positive Personenarbeit, Seite 145).
Um kongruent zu sein, sollten sich Pflegende selbst einbringen, sich ehrlich mit eigenen Gefühlen auseinandersetzen, z. B. *»ich fühle mich nicht wohl, und frage mich, ob es an mir liegt!«*

Pflegende sollten:
- eigene Gefühle und Erwartungen an den Demenzerkrankten erkunden;
- unterscheiden zwischen Gefühlen, die eine Reaktion auf das Verhalten des Kranken sind, und eigenen Gefühlen und Erwartungen;
- die eigene Reaktion auf das Verhalten des Kranken mitteilen, aber ohne jeden Unterton eines Vorwurfs;
- kontrolliert transparent bleiben und blockierende Gefühle erschließen.

Zur Förderung Demenzerkrankter wurden auch andere Ansätze entwickelt:
- Biografiearbeit (vgl. Seite 121), Selbsterhaltungstherapie (vgl. Seite 77),
- kognitive Verhaltenstherapie, ROT, Gedächtnistraining (vgl. Seite 75f),
- Tanztherapie (vgl. Seite 77),
- Wahrnehmungsförderung: Basale Kommunikation, Snoezelen (vgl. Seite 131f).

Erlebnisorientierte Pflege (Mäeutik nach *Cora van der Kooij*)
Mäeutik verbindet die Grundhaltung des Sich-Einfühlens, der Intuition mit Validation, Biografiearbeit, Snoezelen, basaler Kommunikation und ROT, um die Balance zwischen Nähe und Distanz zu finden.
Die holländische Krankenschwester *Cora van der Kooij* teilt das Erleben des Demenzerkrankten in vier Stadien ein (1997):
1. das bedrohte Ich,
2. das verirrte,
3. das verborgene und
4. das versunkene Ich.

Allgemeine Empfehlungen für den Umgang mit Demenzerkrankten:
- Selbstachtung ermöglichen durch Erfolgserlebnisse, Gedächtnisstützen.
- Ihn auf frühere Rollen in der Biografie ansprechen.
- Ihn als Familienmitglied respektieren, Würde bewahren; Aussonderung vermeiden, Sinn für Humor und seine Gefühle zeigen.
- An ihn anpassen, wenn ihm die Umwelt nicht mehr vertraut ist.
- Kurze einfache Sätze ruhig, langsam sprechen, geduldig zuhören, in die Augen schauen, Worte mit Gesten und Berührung unterstützen.
- Rollenumkehr akzeptieren, eingefahrene Gewohnheiten beibehalten.

- Den Demenzerkrankten nehmen, wie er ist, Fehler übersehen, zu Erfolgen ermutigen z. B. Gartenarbeit; fragen, was ihm Freude macht, loben.
- Aufgaben in Teilschritte zergliedern, Handlungen vormachen statt zu erklären. Wiederholung langweilt nicht, sondern gibt Sicherheit, die Vorrang hat; seine Selbstständigkeit erhalten, ohne zu überfordern.
- Seine Anschuldigungen überhören, ab- oder einlenken, kurz nachgeben.

Grundregeln für liebevollen, warmherzigen Umgang:
- Sich informieren, weil Wissen Sicherheit gibt, Verstehen ermöglicht, die Sicht des Demenzerkrankten für ihn als gültig zu akzeptieren.
- Eigenständigkeit, Kompetenzen und Selbstwertgefühl fördern.
- Gewohnheiten in vertrauensvoller Atmosphäre erhalten, entspannen.
- Tagesablauf konstant halten, Orientierungshilfen anbieten.
- Mit Blicken, Gesten und Berührungen Kontakt herstellen.
- Konflikte durch Zuwendung, Ablenken lösen und Fehler übersehen.
- Gelassen auf Ängste, Hinterherlaufen und Aggression reagieren.
- Gefahrenquellen sichern: Gas-, E-Geräte, Treppen, Badewanne, WC.
- Für eigene Erholung sorgen, Hilfe suchen, mit anderen sprechen.

Pflegende sollten den Menschen mit Demenz nie
- verändern wollen, auf Verstandesebene diskutieren noch streiten;
- kritisieren, korrigieren, seine Äußerungen anzweifeln;
- ausschimpfen, bloßstellen, Vorwürfe machen;
- bevormunden, kontrollieren, zwingen zu etwas, was er nicht will;
- auslachen, belächeln, bagatellisieren, verharmlosen;
- fixieren, statt im Schaukelstuhl bewegen zu lassen;
- überversorgen oder überfordern;
- verstecken aus Angst davor, was die Leute sagen;
- ausfragen, »Warum«-Fragen stellen;
- hinsichtlich seiner eigenen Bedürfnisse und jener seiner Angehörigen vernachlässigen.

1.2 Validation erhält Autonomie durch Konstanz und Vertrautheit

Konstanz in der Pflege hilft dem Kranken, Autonomie und Sicherheit zu erhalten: Konstante Bezugspersonen, konstante Tagesstruktur mit festen Zeiten und konstant geordnete Räume. Wechsel von Bezugspersonen, Zeiten und Räumen verwirrt.

Konstanz sichert alte Gewohnheiten, Vertrautheit, Geborgenheit, Entspannung, Kontakte und Beziehungen, z. B. Ausflugsfahrten an bekannte Orte. Konstanz schließt Vereinfachung von Raum und Zeit im Endstadium nicht aus.

Konstanz in Handlungsabläufen bedeutet stets dieselbe Reihenfolge bei den ABEDL und

1. Personale Zuwendung: Je eine Bezugsperson pro Schicht bleibt sicht- oder mindestens hörbar.
2. Interaktive Konstanz: Kontakte in kleinen Wohngruppen werden konstant gehalten.
3. Strukturelle Konstanz: Tagesstruktur, Räume, Gemeinschaft und Pflegeabläufe sollten nicht ständig gewechselt werden.

1.3 Validation erhält Wohlbefinden durch normalen Umgang (Normalitätsprinzip)

Normaler Umgang hilft dem Demenzerkrankten, seine Selbstbestimmung und Privatheit zu erhalten. Die noch vorhandenen Kompetenzen oder Fähigkeiten der Person mit Demenz, das, was sie noch tun kann, ihre Ressourcen, sind für den normalen Umgang wichtiger als ihr Problemverhalten.
Das In-Beziehung-Treten mit dem Kranken, ihm von Subjekt zu Subjekt oder als Person vom Ich zum Du zu begegnen, setzt Normalität des Umgangs und der Beziehung voraus, d. h. sich diesen Menschen ohne seine Demenz vorzustellen oder ihn nicht über seine Demenz, sondern über sein Menschsein zu definieren.

Normalität bedeutet, mit dem Kranken so normal wie möglich umgehen, d. h. den Alltag in vertrauter Lebenswelt individuell je nach Biografie und noch vorhandenen Kompetenzen mit den Angehörigen zu gestalten, im Sinne des Normalitätsprinzips. Personen mit Demenz sollten möglichst ihren eigenen Willen, wie sie es als normal empfinden, behaupten können.

Suchhaltung
Suchhaltung bedeutet, die subjektive Welt des Demenzerkrankten zu verstehen zu versuchen aus seiner Biografie, aus seinem kommunikativen Verhalten, aus der Reaktion der Angehörigen, Mitbewohner oder Pflegenden, die Pflege auszuhandeln und eine eigene ambivalente Beziehung zu reflektieren.

2 Verstehen des Demenzerkrankten

2.1 Verstehen des Kranken aus Biografie, gewohntem Lebensstil, Erinnerungen

Die Biografie ist bei jeder Person anders, d.h. an der Biografie orientierte Pflege ist individuell verschieden und nie zu schematisieren. Biografie ist mehr als der Lebenslauf. Das Leben schreibt individuelle Geschichte. Die Autobiografie ist der persönliche Bericht der Lebensgeschichte, Reminiszenz die Rückerinnerung an wichtige Ereignisse; life review dient dem strukturierten Lebensrückblick.

Die Erinnerungsarbeit hilft, Lebenserfahrungen zu erklären und zu bewerten. Jede Biografiearbeit muss die Zeitgeschichte berücksichtigen: Heute 80- bis 90-Jährige mussten am Waschbrett waschen, erlebten die Inflation, die Weltwirtschaftskrise, die Einführung von Radio, Fernsehen, die Revolution vom Kerzenlicht zur Halogenleuchte und der Schreibmaschine zum Computer. Sie wurden traumatisiert durch Verluste von Angehörigen durch Krieg, Bomben, Gefangenschaft oder Vertreibung.

Biografiearbeit ist geschlechtsspezifisch: Etwa jede fünfte Frau wurde vergewaltigt, nicht nur von Besatzungstruppen, sondern vom eigenen Ehemann; Frauen bauten als Trümmerfrauen den Wohlstand auf. Männer waren Soldaten und oft in Gefangenschaft. Männer und Frauen mussten den Wertewandel von der Großfamilie zur Lebensabschnitt-Partnerschaft verkraften.

Biografiearbeit bedeutet nicht nur die Vergangenheit im Rückblick zu akzeptieren, sondern auch im Lebens-Einblick die Gegenwart realistisch zu sehen und im Lebens-Ausblick die verbleibende Zukunft sinnvoll zu gestalten.

Ziele

Verwirrtheit bei Demenz als zu verstehende Reaktion, die Kranken- als Lebensgeschichte, die Bedürfnisse aus dem So-Geworden-Sein zu verstehen, die Identität zu erhalten, das Leben positiv zu bilanzieren, die Einzigartigkeit der Biografie zu betonen, sich als lebenserfahren zu erleben und sich nützlich zu machen mit Vertrautem. Das Verhalten des Demenzerkrankten wird aus seinen lebensgeschichtlich gewordenen Gewohnheiten verständlich.

Formen

Bei der Grundpflege erzählen lassen, auf Tonband festhalten, dabei Krisen positiv bewerten, Verluste betrauern und sich versöhnen.

Hilfsmittel

Im strukturierten Lebensrückblick oder im Biografiebogen Daten (verheiratet, Kinder, Beruf), Ereignisse wie Krankheiten, Gewohnheiten, Vorlieben, Hobbys, Beziehungen im Elternhaus, in der jetzigen Familie, sozio-kulturelle und religiöse Ansprüche aufschreiben. Im fortgeschrittenen Stadium sind die Informationen nur von Angehörigen zu erfahren, der Kranke erzählt emotional bedeutsame Erlebnisse (Gedächtnisinseln), besonders aus der Kindheit. Wenn er etwas unter dem Siegel der Verschwiegenheit beschämt erzählt, haben Pflegende eine Schweigepflicht. Ein Aufarbeiten unerledigter Probleme ist nicht mehr möglich.

Andere Hilfsmittel sind Zeittafeln oder zeitgeschichtliche Übersichten im Internet (weltchronic.de), das Zeichnen von Lebenswegen in einer Landkarte oder das Malen einer Lebens-Kurve, einer Lebensuhr oder eines Lebensbaumes. Fotos aus dem Familienalbum könnten in einem Stammbaum geordnet, in einem Wechselrahmen aufgehängt werden wie Erinnerungstafeln in einem Erinnerungszimmer, z. B. mit alten Küchenmöbeln und -Geräten oder mit einem Schatzkästchen, z. B. mit einer Puppe. Ersatzstücke können vom Flohmarkt besorgt werden, z. B. Schallplatten mit alten Liedern, Dias oder alte Filme. Angehörige könnten in Klarsichthüllen alte Liebesbriefe, Urkunden, Zeitungsausschnitte oder Tagebücher als Lebensbuch zusammenstellen.

In Biografiebögen fehlen oft Ressourcen aus gewohntem Lebensstil: Was hat der Kranke gern gegessen, getrunken, gesehen, gehört (Schlager?), gerochen (z. B. 4711), getastet (z. B. Stofftier), gemacht (z. B. gehäkelt)?

Anlass

... für die Biografiearbeit sind Geburtstage, Feste, Familienfeiern oder Abschiede. Das dem Demenzerkrankten entgegengebrachte Interesse erlebt er als Wertschätzung und es motiviert ihn zu erzählen. Kenntnis der Biografie ist Voraussetzung für bedürfnisorientierte Pflege.

Das psychobiografische Pflegemodell nach *Böhm* orientiert sich an der GDS-Reisberg-Skala (vgl. Seite 50 f)

1. Keine Einbußen: Gespräche können rational sein, da die demenzerkrankte Person noch lernfähig ist
2. Vergesslich: Wirtshausgespräche mit »Mutterwitz«

3. Versagt bei Reisen:	Soziale Grundbedürfnisse sind zu befriedigen, Kochrezepte auszutauschen
4. Hilfe bei ABEDL:	Schrullen, Eigenarten, Rituale, Urlaubs-Erlebnisse werden wichtig
5. Hilfe bei Kleiderwahl:	Lebt aus Motiven und Machttrieb
6. Hilfe beim Baden:	Märchen, Aberglaube und religiöse Bräuche ermöglichen einen Zugang
7. Spricht, geht nicht:	Nonverbale Kommunikation, Gerüche und Hautkontakt sind einziger Zugang.

Zu Erinnerungs- und Selbsterhaltungstherapie, vgl. Seite 76f.

2.2 Verstehen des Demenzerkrankten aus seinem kommunikativen Verhalten

2.2.1 Verstehen des Kranken aus seinen verbalen Mitteilungen

Die Bezugsperson als Empfänger versucht die Not des Kranken aus seiner Symbolsprache zu verstehen: *»Ich muss nach Hause, verreisen, ich sehe einen schwarzen Hund, Raben«*. Der Kranke denkt und spricht anders, konkret, nicht mehr kritisch. Wenn er zur Pflegerin sagt, *»Du bist meine Tochter«* so ist nur der Inhaltsaspekt dieser kommunikativen Botschaft verwirrt, im Beziehungsaspekt drückt er ein Lob oder Dank, eine Anerkennung aus, im Appellaspekt bittet er, weiter so gut zu pflegen und in der Selbstoffenbarung teilt er seine Bedürftigkeit mit. Sind Pflegende vierohrige Empfänger?

2.2.2 Verstehen des Kranken aus seiner nonverbalen Kommunikation

Wenn Demenzerkrankte die passenden Worte nicht mehr finden, drücken sie Wünsche oder Bedürfnisse mit der Körpersprache aus, mit der Mimik, mit Gesten, Körperhaltung oder Bewegungen, die nicht verwirrt sind. Wenn sie nicht mehr mit Worten danken können, lächeln sie zu oder äußern Zuneigung mit Kussmund. Sie können wie Komatöse auf Pflegende reagieren: Wenn ihnen die Pflegende sympathisch ist, öffnen sie sich mit Körpersprache. Sie wenden ihr Augen und Kopf zu, entspannen Muskeln und Körperhaltung und atmen ruhig. Wenn sie die Pflegende ablehnen, verschließen sie sich. Sie wenden den Kopf ab, schließen die Augen, fangen an zu schwitzen.

Mimik, Muskeln und Körperhaltung verspannen sich, sie atmen schneller, Puls und Blutdruck steigen.

Das kommunikative Verhalten des Demenzerkrankten ist abhängig:

a) vom jetzigen Krankheitserleben
   Er erlebt einfühlungs-, nicht einsichtsfähig, d.h. er begreift die Situation oft nicht mehr, alles erscheint neu; das überfordert ihn, sodass er ängstlich oder aggressiv wird; der Kranke bekommt mehr mit als den Pflegenden lieb ist.
   Er hat richtige Handlungsabsichten oder -Motive, oft fehlen ihm die Schlüsselreize oder der Handlungsstart; wenn er z.B. die in Bissen geschnittene Schnitte nicht isst, verweigert er nicht die Nahrung, sondern will die Schnitte mitschmieren, dann isst er.
   Er sucht unbewusst, spontan vertraute Handlungsfelder, um sich noch etwas nützlich zu machen, sich sinnvoll zu beschäftigen.
b) von seiner jetzigen Beziehung zu Angehörigen und Pflegenden:
   Der Demenzerkrankte fühlt sich verloren und sucht deshalb nach Vertrautem, Bekanntem, nach Verständnis und nach Bestätigung. In Familie oder Pflegegruppe übernimmt er oft die Sündenbockrolle, stellt Regeln infrage, sorgt aber auch für Unterhaltung und Spaß.
c) von der Reaktion der Angehörigen, Pflegenden und Mitbewohner:
   Wen stört die demenzerkrankte Person?
   Wer hält sie für verhaltensgestört?

3 Begegnung durch Kommunikation

Pflegequalität bedeutet, dass Pflegende mit dem Demenzerkrankten in Beziehung treten: Sie nehmen Blickkontakt in einer Ebene auf, sprechen ihn wertschätzend an und berühren ihn vorsichtig.

3.1 Begegnung mit verbaler Kommunikation

Konstante Bezugspersonen als Sender

- wertschätzen, akzeptieren vorbehaltlos scheinbar unsinnige Bedürfnisse und versuchen diese einzufühlen oder erspüren die Not hinter der Symbolsprache, z. B. *»Ich muss nach Hause«* fassen sie in Worte und versuchen, Symbole und Handlungsabsichten zu entschlüsseln;
- bleiben echt und wahrhaftig und sprechen in der »Ich-Form« z. B.: *»Ich möchte Sie zur Toilette führen«* statt *»Wollen wir jetzt zur Toilette«*. Sie sagen: *»Ich freue mich, dass Sie aufgegessen haben«* statt: *»Ist sie/er endlich fertig?«* – Sie vermeiden verwirrende double-bind-Kommunikation, z. B.: *»Was wollen Sie, ich tu doch alles für Sie!«* (der Ton macht die Musik);
- reden den Demenzerkrankten mit »Sie«, auf Wunsch mit »Du« an;
- sprechen langsam, beruhigend, deutlich in kurzen, einfachen Sätzen und schalten störende Hintergrundgeräusche (Fernseher) ab;
- fragen wenig und nie »warum war es so?«;
- vermeiden Verneinungen wie »nicht, keiner, niemand, nie«;
- ermutigen zu Ja- oder Nein-Antworten, lassen Zeit;
- geben ein Feedback (Rückmeldung), bestätigen oder trösten;
- versuchen, Erinnerungen aus der Kindheit z. B. mit Märchen wiederzubeleben, sinnvolle Tätigkeiten z. B. im Haushalt zu vermitteln und zunächst zu bestätigen: *»In diesem Punkt haben Sie recht …«;*
- argumentieren oder kritisieren nie, widersprechen oder befehlen nie, reden nie auf die demenzerkrankte Person ein und üben keinen Druck aus;
- erklären jede Pflegehandlung klar, kurz und wiederholen geduldig oder machen Handlungen mit Gesten oder Gebärden vor;
- Humor ist, wenn man trotzdem lacht; Lachen heilt, verbindet, hilft in Humor-Gruppen, -Therapie, mit Witzen oder Cartoons.

3.2 Begegnung mit nonverbaler Kommunikation

Nur konstante Bezugspersonen bleiben sensibel für nonverbale Kommunikation und Symbolsprache; Körpersprache drückt Beziehung aus, heilt nachhaltiger als Worte und verrät, ob Lächeln echt ist.

Konstante Bezugspersonen

- nehmen Blickkontakt auf gleicher Ebene auf;
- sprechen warm, weich, vorsichtig (Demenzerkrankte bleiben sehr sensibel) in normaler Lautstärke Gefühle an, unterstützen ihre Worte mit Gesten, Mimik und Körperhaltung;
- fragen den Demenzerkrankten, ob sie ihn berühren, umarmen oder seine Hand stützen, ihn einreiben oder massieren dürfen;
- fördern die Wahrnehmung, indem sie Brille und Hörgerät überprüfen;
- versuchen aus der Körpersprache zu erschließen, was er sagen will;
- prosten ihm zu oder trinken mit ihm, wenn er die Worte, dass er trinken soll, nicht mehr versteht.

Nonverbale Kommunikation lässt den Demenzerkrankten die Beziehung im Hier und Jetzt, in der Gegenwart, in einem kostbaren Augenblick (vgl. *Sifton* 2008) erleben.
Aus dem nonverbalen Verhalten der Pflegenden spürt der Kranke, ob die Pflegenden sich in seine Welt, in seine Bedürfnisse hineinversetzt haben. Demenzerkrankte leben überwiegend in der unmittelbaren Gegenwart, oft auch im Sterben.
Nonverbale Kommunikation unterstützt die gewohnten Aktivitäten des täglichen Lebens, möglichst den bisherigen Lebensstil und die Freizeitaktivitäten und hilft, den Lebensraum demenzgerecht zu gestalten, z.B. mit vertrauter Umgebung und vertrauten Gesichtern.
Wer mit dem Demenzerkrankten bewusst nonverbal kommuniziert, verbessert die Wahrnehmung, das Zuhören, Hinsehen, Erspüren und damit die verbliebene verbale Kommunikation. Wer so pflegt, behandelt den Kranken, d.h. er wird zum Psychopharmakon.

3.3 Begegnung mit basaler Kommunikation und vielseitiger Sinnesanregung

Basale Kommunikation ist ein In-Beziehung-Treten in partnerschaftlicher Ich-Du-Begegnung zweier Personen, die geben und nehmen, während basale Stimulation den Demenzerkrankten zum Objekt der Pflege machen kann.

> Basale Kommunikation regt Grundbedürfnisse mit einfachsten Reizen an. Sie beruht nach *Fröhlich* auf neurophysiologischen Grundlagen und Erfahrungen bei Schwerstbehinderten, die Umwelt wieder elementar oder basal wahrzunehmen und den Anregungsmangel auszugleichen.

Erfolge sind nur zu erwarten, wenn die Beziehung authentisch, echt ist, d. h. jede Anregung als positive Streicheleinheit oder Zuwendung erlebt wird. Die basale Kommunikation ist als Förderpflege entwicklungs-, bedürfnis- und beziehungsorientiert. Sie fragt, was der Demenzerkrankte hier und jetzt für sein Wohlbefinden braucht und orientiert sich nicht an Defiziten, was der Kranke nicht mehr kann, sondern an dem, was er noch kann.

Basale Kommunikation verbessert die 4 R:
Sie

1. resensibilisiert,
2. remotiviert,
3. revitalisiert, belebt Grundfertigkeiten der ABEDL und
4. resozialisiert, d. h. befreit aus der Isolation und verhindert Selbststimulation.

Abbildung 11 stellt diese Aspekte der basalen Kommunikation dar.

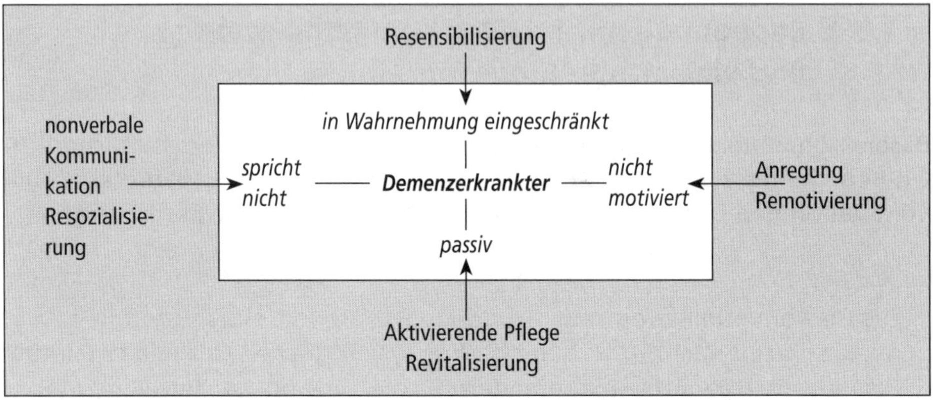

Abb. 11: Die 4 R der basalen Kommunikation bei Personen mit Demenz.

Pflegende sollten herausfinden, auf welche Reize der Demenzerkrankte aus seiner Biografie positiv und nicht mit Stress oder Scham reagiert.
Voraussetzung für Erfolge mit basaler Kommunikation ist Selbsterfahrung der Pflegenden:

- Welche Sinneserfahrungen sind für mich wichtig?
- Wie würde ich mich fühlen, wenn ich blind, schwerhörig, gelähmt wäre, mich vor Schmerzen nicht umdrehen könnte, gewaschen, gefüttert, an- und ausgezogen werden müsste?
- Kann ich mich in den Menschen mit Demenz einfühlen?

Er erlebt umso mehr, je mehr Sinneskanäle gleichzeitig angeregt werden.

Vestibuläre (Gleichgewichts-) Anregung

Pflegeziel: Der Demenzerkrankte soll seine Gleichgewichtsreaktionen stabilisieren, sich am Bewegtwerden und am aktiven Bewegen freuen.

Pflege:
Den Kranken im Schaukelstuhl, auf einer Wasser-, Luftmatratze oder in einer Hängematte bewegen. In den Armen der Pflegenden, die sich mit ihm hin und her, vor und zurück oder kreisend bewegt, kann er Schwindel besser ertragen, rhythmische Bewegungen als beruhigend, entspannend erleben und Aggressionen, Bewegungsunruhe und Weglaufdrang abfangen.

Vibratorische (Schwingungs-)Anregung
Pflegeziel: Der Demenzerkrankte soll Schwingungen wieder körpernah spüren.

Pflege:
Pflegende sprechen den Kranken ganz nah mit tiefer Stimme an oder singen laut, halten eine tönende Stimmgabel an die Stirn, lassen ihn eine Lautsprecherbox berühren oder den Elektrorasierer spüren. Sanfte Vibrationen dienen einem Zärtlichkeitsaustausch.

Tasten: Kommunikation mit dem Körper:
Pflegeziel: Der Demenzerkrankte soll seine Haut wieder empfinden, um sich gegenüber der Umwelt als abgegrenzt zu erleben, mit der Haut Kontakt aufzunehmen und sein Körperschema wieder zu entdecken mit Empfindungen wie Berührung, Druck, Reiben, Wärme usw. Der Kranke soll auch wieder gezielt greifen und tasten lernen, um alte Handlungsschemata zu aktivieren.

Pflege:
Pflegende
- baden mit Körperkontakt,
- duschen mit verschieden starkem und unterschiedlich warmem Strahl, Einschäumen, Berieseln, Abfrottieren, Eincremen,
- bürsten mit Fell-, Massagehandschuh oder Schwamm,
- lagern auf Lammfell,
- lassen auf Gras, Moos, Laub, Sand usw. barfuß gehen
- öffnen die Hände, bürsten und cremen sie ein,
- geben Gegenstände unterschiedlicher Qualität (kalt, warm, hart, weich, flüssig, fest, spitz, stumpf, glatt oder rau), lassen diese festhalten,
- lassen verschiedene unter einem Tuch versteckte Gegenstände erkennen,
- lassen die Hände in Sand oder Erde wühlen,
- schütteln die Hände rhythmisch,
- umschließen kurz die Hand des Demenzerkrankten.

Sehen: visuelle Kommunikation
Pflegeziel: Der Kranke soll Blickkontakt aufnehmen und sich an der Umgebung orientieren und erfreuen lernen.

Pflege:
- Pflegende können durch Farbgebung, Bilder in Wechselrahmen,
- freundliche Ausstattung mit Wandschmuck, Mobiles, Postern, Videofilmen von Tieren, Bildbänden, Familienalben, Memory-Spielen,
- Lichtspielen in dunklen Räumen den Kranken zu Orientierung und Freude anregen.

Hören: akustische Kommunikation
Pflegeziel: Der Demenzerkrankte soll auf Laute, Töne und Geräusche als Orientierungshilfe reagieren und eigene Sprachlaute einsetzen.

Pflege:
Pflegende erklären jede Pflegehandlung, leiten zu Tanz nach Musikkassetten an, bieten laute und leise, hohe und tiefe Töne aus unterschiedlicher Entfernung von verschiedenen Seiten und wechselnde Rhythmen mit Metronom oder Schlagzeug an, lassen Tierlaute, Sturm, Telefonklingel, Wasserrauschen oder verschiedene Musikinstrumente erkennen und lassen selbst Töne erzeugen mit Singen, Flüstern, Summen, Pfeifen, Klatschen oder Fingertrommeln usw.

Schmecken, orale oder Geschmacksanregung
Demenzerkrankte können die Geschmacksqualitäten salzig, sauer und bitter durch verschiedene Speisen oder Getränke kaum unterscheiden und am Geschmack erkennen und entwickeln eine Vorliebe für Süßes.
Pflegeziel: Der Kranke soll unterscheiden, an was er bisher wahllos lutschte, oder wieder kauen und schlucken lernen, wenn er nur passierte Kost zu sich nahm.

Pflege:
Pflegende streichen mit einer in Mundwasser getauchten, weichen Zahnbürste oder mit einem mit unterschiedlichen Flüssigkeiten getränkten Schwämmchen zum Mund hin, bis Saug-Schluckreflex und Lachbewegungen auftreten. Sie lassen den Kranken Kaugummi, Eis, Gummibärchen oder Bonbons lutschen. Wenn er nicht trinken will, wird der Saugreflex durch Bestreichen der Lippen mit einem Sauger ausgelöst. Zuprosten motiviert zu trinken.

Riechen, Geruchsanregung

Pflegeziel: Obwohl Demenz das Geruchsvermögen reduziert, kann der Kranke verschiedene Gerüche, z. B. den Körpergeruch der Pflegenden wieder unterscheiden lernen.

Pflege:
- Taschentuch, Wäsche, Kopfkissen mit dem Lieblingsparfum einsprühen,
- erfrischende Seifen, Badezusätze benutzen,
- mit Küchendünsten den Appetit anregen,
- Riechproben mit Gewürzen oder Duftölen geben,
- Aroma-Therapie zu Einreibungen, Bädern, Auflagen oder Inhalationen regt an und hilft dem Kranken mit einer stinkenden Dekubituswunde, sich selbst wieder riechen, d. h. akzeptieren zu können.

Diese Formen der basalen Kommunikation verbessern nicht nur die Körperwahrnehmung z. B. als Mikrostimulation zur Dekubitusprophylaxe, sondern sind gleichzeitig eine Möglichkeit, den Demenzerkrankten als Person ernst zu nehmen, die Beziehung zu ihm zu verbessern und ihm als Mensch zu begegnen (vgl. Erlebnisorientierte Pflege, Seite 117).

Snoezelen

Der Begriff »Snoezelen« ist zusammengesetzt aus den holländischen Wörtern snuffelen (schnüffeln) und doezelen (dösen).

Snoezelen regt Grundwahrnehmungen in angenehmer Umgebung an, beruhigt. Einfühlungsfähige Helfer geben Raum, Zeit und Ruhe, um die Umwelt frei von Erwartungen anderer und frei von Leistungsdruck zu genießen, Hemmungen abzubauen und zu entspannen.
Snoezelen darf nicht Ersatz für fehlende Konzepte werden. Die Sinnesanregung erfolgt im Snoezelen-Raum oder Sinnesgarten z. B. mit Tastplatten, Geräuschlichtorgel, Farbspielen, Mobiles, Lichteffekten (magische Leuchten mit Faseroptik, Flüssigkeitsräder, Blasensäulen), sanfter Vibration (Wasser-, Wabbelbett, Kugelbad, Sitzsack, Hängestuhl, vibrierende Kissen oder Matratzen), mit Ventilatoren, mit Massage-Matte, mit Fußbad und Aromasteinen.

Ekel in der Pflege
Situationen, die in der Pflege Ekel auslösen können, sind intime Verrichtungen, Umgang mit Ausscheidungen, mit Schleimigem, mit verdorbenen Speisen, Verwesendem (Dekubitus), Berührungen von eitrigen Wunden, von Genitalien und After, Mundpflege und peinliche, schamverletzende Situationen, die über eine Partnerbeziehung hinausgehen.
Die meisten Pflegenden geben folgende Ekel-Reihenfolge an: Urin, Stuhl, Sperma, Dekubitusbelag, Eiter, Erbrochenes, Sputum und ausgespuckter Kot, der als grauenhaft empfunden wird.

Ekelfolgen bei Pflegenden:
- **Erleben**: Pflegende fühlen sich unwohl, irritiert, angespannt, angewidert, abgestoßen, verletzt, erschüttert, unrein, schmutzig und fürchten, mit eigenem Geruch ihre Partnerschaft zu belasten.
- **Physiologische Schutzreaktion:** schlechter Geschmack, Speichelsekretion nehmen zu. Übelkeit, Brechreiz können zum Erbrechen führen, um das Ekelhafte auszustoßen, »auszukotzen«.
- **Ausdruck:** Pflegende rümpfen die Nase, atmen mit geöffnetem Mund, spucken Speichel aus und halten die Hände vor das Gesicht.
- **Tabuisierung:** Pflegende lernten nicht, über eigene Empfindungen zu reflektieren, sondern sagen: »Das gehört zum Beruf!«
- **Gewaltphantasien:** Einige Pflegende schimpfen vor Kollegen: »Den muss man überwachen, ich könnte ihn fertigmachen!«
- **Burnout-Syndrom:** An Ekel erzeugende Gerüche gibt es kaum Gewöhnung. Wenn bei Personalmangel eine Pflegende diesen Kranken trotz Übelkeit pflegen muss und nicht durch Kolleginnen vertreten wird, brennt sie aus.

Maßnahmen gegen Pflege-Ekel:
- Enttabuisieren: mit Kollegen reden, Pflege-Dogmen von absoluter Hygiene, von Selbstbeherrschung in jeder Situation relativieren,
- Toleranzgrenze ernst nehmen, sich zugestehen, Ekel oder Würgreiz zu empfinden und nicht »abgebrüht« oder »abgestumpft« zu sein,
- Beziehung zum Demenzerkrankten aufbauen, um seine alten Vorstellungen von Hygiene akzeptieren zu können, ihm aber auch eigene Ekelgrenzen mitteilen zu können: *»Ich kann Dich nicht riechen!«*
- Rituale: Handschuhe und Schutzkittel tragen, bei unangenehmen Tätigkeiten zu zweit pflegen. Lüften oder Desodorantien, Duftstoffe verdunsten lassen (Aromatherapie), duftende Blumen ins Zimmer bringen,
- Eigene Selbstpflege verbessern.

3.4 Begegnung in der Interaktion zwischen Pflegenden und Demenzerkrankten

Die Interaktion ist von der Einstellung der Pflegenden zu den Demenzerkrankten abhängig: ob die Pflegende den Kranken ablehnt, routinemäßig versorgt, freundlich, aber verkindlichend pflegt oder ob sie ihn respektvoll und individuell einbezieht (vgl. *Renneke* 2005).
Demenzerkrankte können noch Gefühle ausdrücken, sich lange selbst pflegen und mit Verhalten zeigen, was sie beabsichtigen. Bisher werden Defizite in der Kommunikation Demenzerkrankter betont, Erleben und Kontaktmöglichkeiten vernachlässigt. Durch teilnehmende Beobachtung stellte *Renneke* den Kontext für Kontakte dar.

Demenzerkrankte Personen erleben im Heim
- eine soziale Isolation und Einsamkeit: sie fühlen sich zurück- und allein gelassen, abgelehnt, ausgeschlossen und ziehen sich immer weiter zurück;
- eine tiefe und bedrückende Stille, die aber durch Fernsehen und Radio geräuschvoll untermalt ist und im Gegensatz zur lauten, betriebsamen Welt der Pflegenden steht, die diese Medien anstellen, um der Stille auszuweichen;

- eine endlos erscheinende und eintönige gleichförmige Zeit, als ob sie ziellos auf etwas warten (weg zu gehen oder zu sterben?), weil sie fremdbestimmt von der Heimstruktur total abhängig sind. Die Pflegenden stehen unter massivem Zeitdruck, sollen zur Kostenoptimierung immer schneller pflegen, d.h. sie haben für Gespräche und Zuwendung keine Zeit, können die eigenen Ansprüche nicht erfüllen und sind vom Burn-out bedroht;
- ein resignierendes Selbstbild und kein vertrautes Zuhause, so dass besonders demenzerkrankte Frauen nach Hause wollen. Kontakte zu Pflegenden sind die einzige Möglichkeit, mit anderen zu interagieren, Zuwendung zu erfahren, sich als Person zu erleben und die Eintönigkeit für kurze Zeit zu durchbrechen. Die Kontakte kommen fast nur bei der Körperpflege und während der Mahlzeiten zustande, abhängig von der Haltung der Pflegenden. Zugewandte Haltung fördert Kommunikation, soziale Kompetenzen und Fähigkeiten demenzerkrankter Personen, Berührungen und Gesten wahrzunehmen.

Dominante Pflegende machen sie abhängig und in der Interaktion passiv reagierend. Statt Defizite auszugleichen, könnten Pflegende für interaktive Fähigkeiten demenzerkrankter Personen sensibilisiert werden und eigene Tätigkeiten reflektieren, um im täglichen Umgang mit diesen Kranken zufriedener zu werden. Demenzerkrankte können oft besser als Angehörige ihre Bedürfnisse nach Zugehörigkeit, Kontakten und nach Nähe zu anderen ausdrücken, um ihr Leben ihrer Biografie entsprechend möglichst normal weiter zu führen (vgl. *Niebuhr* 2004).

4 Begegnung mit der 3-Z-Pflege (Zuwendung, Zeit und Zärtlichkeit) bis zuletzt

Statt 3-S-Pflege (satt, sauber, still) geben Pflegende Zuwendung, wenn sie sich Zeit nehmen für mehr Zärtlichkeit mit Berühren, Einreiben oder Massieren.

Berühren (high touch and low tech)
Pflegende sollten Berühren immer erst ankündigen, jede Pflegehandlung mit Berühren beginnen und beenden. Berührung ist der einzige Kommunikationskanal, mit dem sie Schwerkranke und Personen mit Demenz im Endstadium, Komatöse und Sterbende noch erreichen können. Tasten ist im Mutterleib die erste Sinneswahrnehmung. Ein Embryo kann im Alter von drei Monaten Berührungen wahrnehmen.
Sterbende sehen vor dem klinischen Tod (Aufhören von Puls und Atmung) nichts mehr (gebrochene Augen), hören können sie noch bis zu 20 Sekunden nach dem klinischen Tod und Wiederbelebte berichten, dass sie sich bewusst machen können, ob sie in der Zeit des klinischen Todes bis zur Wiederbelebung berührt wurden oder nicht.
Berührungswahrnehmungen sind im Zwischenhirn gespeichert, das bis zu acht Minuten (Wiederbelebungszeit) nach dem klinischen Tod noch lebt. Da das Rückenmark langsamer stirbt, können Berührungen noch bis zu 20 Min. nach dem klinischen Tod Reflexe (z. B. Zuckungen, Lazarusphänomen) auslösen.
Pflegende stützen mit fürsorglicher Berührung die Hand des Demenzerkrankten oder legen die Hand auf, auch ohne die Haut zu berühren, wenn es diese Person nicht möchte. Handauflegen überträgt Wärme-Energie auf den anderen.
Tellington-Touch mit kreisförmigem Streichen verbessert den Zugang zu den demenzerkrankten Personen. Die Haut eines anderen Menschen pflegen zu dürfen, gehört zu Berufsprivilegien der Pflegeberufe. Die Haut direkt berühren heißt, direkt Kontakt oder Beziehung zum anderen aufnehmen. Die Art und Weise, wie Pflegende die Haut des Demenzerkrankten pflegen, zeigt wie kaum eine andere Pflegehandlung die Beziehungsqualität. Dabei entscheidet

die Beziehung, wie berührt wird, z. B. schnell und hastig mit der Rationalisierung, bei dem Druck der Pflegeversicherung keine Zeit zu haben.

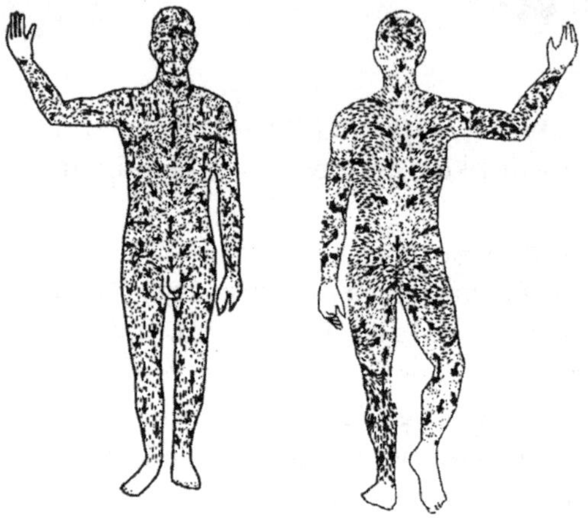

Abbildung 12: Wuchsrichtung der Körperhärchen (*Bienstein* u. a. 1996, S. 132).

Unsere Hautoberfläche ist mit etwa fünf Millionen Härchen behaart. Die Wuchsrichtung (siehe Abbildung 12) zeigt Schweißfurchen und Keimbesiedlung; Pflegende können z. B. einen apathischen, kaum reagierenden Demenzerkrankten beleben, wenn sie ihn mit angerautem, leicht kühlem Handschuh gegen die Strichrichtung der Körperbehaarung waschen. Unruhige Kranke können durch Streichen in Wuchsrichtung mit einem weichen, warmen Handschuh, der in Lavendelöl getaucht wurde, entspannt und beruhigt werden.
Pflegende aktivieren mit Berührung, wenn sie einen Bewegungsstartreiz geben, sich mit dem Demenzerkrankten bewegen oder sich an seinen Schritt anpassen, ihn dabei an Schulter oder Arm berühren oder mit ihm schaukeln, da Wiegen wie in der Kindheit tröstet und entspannt. Die Beziehung entscheidet, wie Pflegende berühren, ob sie überhaupt oder wo sie berühren und beachten, ob sich der Kranke dagegen wehrt, weil diese Stelle für ihn eine Tabuzone ist oder schmerzt. Berühren darf nicht zur Routine werden. Berühren tröstet, beruhigt, vermittelt ihm das Gefühl, angenommen, akzeptiert zu sein: »*Ich bin bei Dir*«. Wer nicht berührt wird, fühlt sich nicht mehr liebenswert.

Polaritäten-Berührung der rechten und linken Seite entspannt, weil elektromagnetische Zonen um den Körper polarisiert geladen sind. Das Berühren bei Ganzkörperwäsche beruhigt, stützendes Berühren zwischen den Schulterblättern entspannt. Wenn sich Pflegende oder Angehörige beim Umarmen an den Atemrhythmus des Demenzerkrankten anpassen, erlebt er Geborgenheit. Handpuppen, Plüsch- oder Kuscheltiere oder Schmuse-Roboter sollten Berühren nicht ersetzen. Zärtliches Streicheln von Heim-Hund oder -Katze bei Tierbesuchen beruhigt.

Einreiben und Massieren

Mit Einreibungen und Massagen können Pflegende Zärtlichkeiten, d.h. 3-Z-Pflege, geben, ohne die beruflich bedingte Distanzrolle zu verletzen. Einreiben oder Massieren entspannt, trägt zum Wohlbefinden bei und wird angenehm empfunden.

Pflegende sollten sich fragen, ob sie aus Angst vor Nähe, aus anerzogener Berührungsscheu oder aus Gewissensgründen Berührungen ablehnen. Wie wirken tägliches Einreiben oder Massieren für zehn Minuten durch die gleiche Bezugsperson?

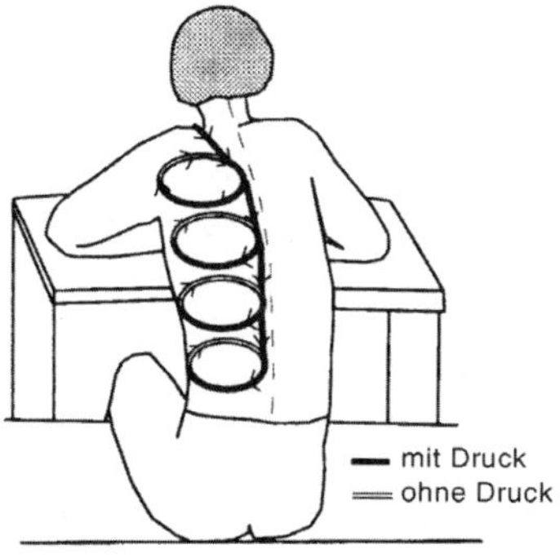

Abb. 13: Atemstimulierende Einreibung (*Seel* 1997).

Einreiben und Massieren erhöhen das Wohlfühlhormon Oxytocin und die Endomorphine für einige Minuten, sodass Schmerzen nachlassen und Verspannungen abgebaut werden, erhöhen das Wachstumshormon und Insulin, stärken das Immunsystem, fördern die Durchblutung, beruhigen, heben

die Stimmung, mindern Angst und Aggressionen und verbessern die Lernfähigkeit und das Gedächtnis sogar bei Alzheimer-Kranken. Einreiben und Massieren bauen Stresshormone ab und senken Blutdruck und Puls.
Zartes, langsames Streicheln im Atemrhythmus löst über C-Nervenfasern (nicht an behaarten Stellen) angenehme Gefühle im limbischen System aus. Abendliche atemstimulierende Einreibung (siehe Abb. 13) fördert das Einschlafen auch ohne Schlafmittel, gibt dem Demenzerkrankten ein wohliges Gefühl und wirkt gleichzeitig als Pneumonie-Prophylaxe. Die Pflegende beginnt im Nacken mit etwas stärkerem Druck entlang der Wirbelsäule beim Ausatmen und streicht eine Kreisbewegung beim Einatmen des Kranken zur Seite des Brustkorbs und nach jeder Kreisbewegung eine Rippe tiefer. Dieses Einreiben können Angehörige erlernen und jeden Abend durchführen.

5 Begegnung im Bezugs-Pflegesystem

Bei Bezugspersonenpflege bleibt die konstante Bezugsperson hörbar nahe. Sie

- erhält Selbstbestimmung und fragt mit offenen Armen: »*Was möchten Sie, dass ich es für Sie tue?*«
- pflegt individuell, nicht routinemäßig im Minutentakt;
- sucht partnerschaftlich Resonanzbeziehung (die emotionales Mitschwingen ermöglicht), nimmt den Demenzerkrankten ernst;
- plant mit ihm, erklärt jede Pflege einfach, ermutigt zur Selbstpflege, besonders im Intimbereich;
- wiederholt, leitet Denken aus der Vergangenheit ins Jetzt;
- überhört Vorwürfe, strahlt Ruhe und Heiterkeit aus;
- belohnt richtige Reaktion und Aktivitäten mit 3 Z (mehr Zuwendung, Zeit und **Zärtlichkeit);**
- kooperiert und schützt sich vorm Burnout-Syndrom durch Selbstpflege.

Nach *Peplau* ist die Pfleger-Patient-Beziehung ein zwischenmenschlich-psychodynamischer Entwicklungsprozess und keine unreflektierte emotionale Beziehung.
Peplau beschreibt folgende Interaktionsphasen:
1. Orientierung,
2. Identifikation,
3. Nutzung und
4. Ablösung.

In der **Identifikationsphase** identifiziert sich der Kranke mit der Pflegenden, die ihm helfen will. So steigt die Fähigkeit des Kranken, seine Probleme selbst zu lösen. Wenn der Kranke sich in die Pflege einbeziehen lässt, bessert sich die Beziehung zur Pflegenden. Wenn er die Mitarbeit verweigert, müssen Pflegende und Kranker ihre Beziehung, z. B. Ängste klären. Wenn sich der Kranke regressiv passiv verhält, fordert er die Pflegende heraus, alles für ihn zu tun, wie es das Kollosionsmodell (vgl. Seite 141) beschreibt. Die Pflegende macht in der Pflegebeziehung von sich selbst Gebrauch. Die Pflegerin, die reflektiert, in welcher Beziehungsphase sie sich gerade befindet, arbeitet effektiver als jene, die sich dessen nicht bewusst wird.

Die **Nutzungsphase** kann für Demenzerkrankte noch eine Wachstumsphase werden, die **Ablösungsphase** gilt nur für Entlassene aus der Klinik.

Pflegeprozess

1. Orientierungsphase ↓	Einschätzung: Pflegende sammelt Infos und erstellt Pflegediagnose
2. Identifikationsphase ↓	Planung: Pflegende setzt Prioritäten und schreibt Pflegeziele auf
3. Nutzungsphase ↓	Durchführung der Pflege
4. Ablösungsphase	Bewertung der Pflege

Abb. 14: Die vier Interaktionsphasen im Pflegeprozess nach *Peplau*.

Im Anfangsstadium der Demenz sieht der Kranke in der Pflegenden eine unbekannte Erwachsene, im fortgeschrittenen Stadium eine Tochter und im Endstadium eine Mutter, d.h. er ruft nach der »Mamma«. *Peplau* beschreibt folgende möglichen Rollen der Pflegenden:
Die Pflegende als

- unbekannte Fremde,
- als Informationsquelle,
- als Lehrende,
- als Führende,
- als Beraterin und
- als Stellvertreterin.

Die wechselnden Rollen in der Pflegebeziehung zum Demenzerkrankten je nach Stadium stellt Abb. 15 in Anlehnung an *Peplau* dar. Der Pflegeprozess ist als Beziehungsprozess, als Dialogspirale zwischen Pflegendem und demenzerkrankter Person nach *Orem* (Abbildung 16) darstellbar.
Bei Demenzerkrankten schwindet allmählich die Fähigkeit zur Selbstpflege. *Bauer* beschreibt die Entwicklung der Pflegebeziehung in folgenden Begegnungsphasen:

1. Inkongruenzphase,
2. Bearbeitungsphase,
3. Integrationsphase und
4. Kongruenzphase.

Pflegende	**als Unbekannte** Hilfsperson	**als Tochter-Ersatz** unterstützend, helfend, stellvertretend	**als Mutter-Ersatz** führend
demenzkranke Person Interaktions-Phase	**fremd** Orientierung	**als Elternteil** Nutzung	**als Kind** Identifikation
Stadium	Anfangs-	fortgeschrittenes	End-

Abb. 15: Wechselnde Rollen in der Pflegebeziehung nach *Peplau*.

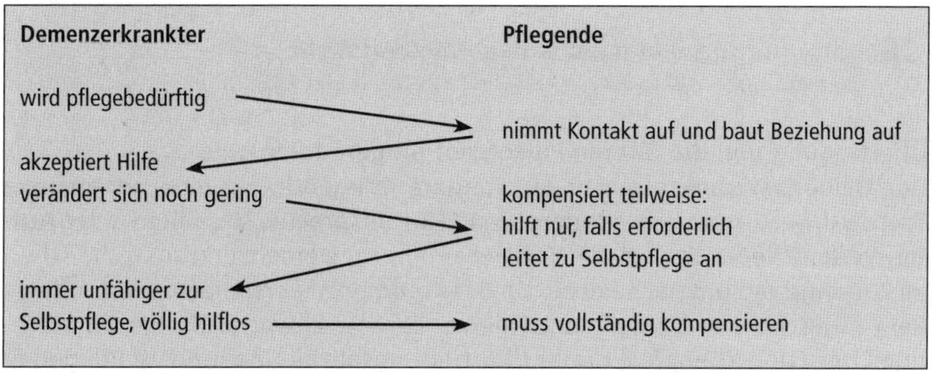

Abb. 16: Entwickung der Selbstpflege bei Demenzerkrankten nach *Orem*.

Pflegebeziehungen zu Demenzerkrankten entwickeln sich anders. Anfangs kann die Integrations- und manchmal auch die Kongruenzphase erreicht werden, bei mittelschwerer und schwerer Demenz kehrt die Begegnung oft zur Inkongruenzphase zurück oder bleibt in dieser Phase.
Mit fortschreitender Demenz regrediert der Kranke immer mehr und fordert die Pflegenden zu progressivem Verhalten heraus. In der Partner- und Geschwisterpflege von Demenzerkrankten erklärt das Kollusionsmodell von *Willi* die Beziehung. Pflegende lassen sich leicht als Mitspieler einfangen, weil sie die Bestätigung brauchen, gute Helfer zu sein. Abbildung 17 stellt den Interaktionskreis der Beziehung nach *Willi* dar.

Regressiver Demenzerkrankter →	**Progressive Pflegende**
gibt sich so hilflos bis ausbeutend,	dass sich Pflegende fürsorglich aufopfern bis zur Erschöpfung
ist so abhängig bis nachlässig,	dass sich Pflegende stark fühlen
verhält sich so passiv bis manipulierend, bewundert Pflegende so, ←	dass sie aktiv manipulieren dass sie Bestätigung heischen

Abb. 17: Interaktionskreis in der Beziehungspflege Demenzerkrankter nach *Willi*.

Übertragungsbeziehungen laufen unbewusst ab.

Übertragung von der älteren Person auf jüngere Pflegende
Der Demenzerkrankte macht auf jüngere Pflegende oft eine unbewusste Tochter-Übertragung, besonders wenn Körpersprache, Verhalten oder Aussehen der Pflegenden an die Tochter erinnern. Demenzerkrankte heischen im Anfangsstadium nach Respekt z. B. »*Kommen Sie erst mal in mein Alter!*« Bei mittelschwerer Demenz appellieren sie wie schwache Kinder an mächtige Eltern und können in dieser Übertragungsbeziehung jüngere Pflegende kränken, wenn diese konfrontiert werden mit Verlusten von Beziehungen, Denk- und Erinnerungsfähigkeit oder mit Beschämungen bei Inkontinenz oder Gebrechlichkeit (vgl. *Radebold* 1997).
Peplau beschreibt im Pflege-Beziehungsprozess wechselnde Übertragungen: Demenzerkrankte identifizieren sich zunächst mit der Pflegenden, sehen bald in ihr eine Tochter und zuletzt eine Mutter (vgl. Abbildung 15).

Übertragung von jüngeren Helfern auf ältere Personen
Wenn die Pflegende umgekehrt in Körpersprache oder Verhalten des Demenzerkrankten oder in seinem Aussehen sich an ihren eigenen Elternteil erinnert fühlt, spricht man von Gegenübertragung, die der Übertragung des Demenzerkrankten an die jüngere Pflegende entspricht. In der Übertragung wiederholen Pflegende unbewusst Ängste oder Konflikte mit den eigenen Eltern oder sie versuchen Ältere zu beherrschen – als Revanche für eigene unterdrückte Kindheit. Wenn sie den Kranken als regressiv erleben,

beurteilen sie ihn als abhängig, unselbstständig und neigen dazu, ihn bald wie ein Kind zu versorgen.

Wie können Pflegende mit Übertragungen umgehen?
Sie sollten sich immer wieder namentlich vorstellen, regelmäßige Kontakte pflegen und den Demenzerkrankten als erfahrenen Erwachsenen ernst nehmen, auf seine biografischen Kompetenzen zurückgreifen und sein Autonomiestreben unterstützen. Regressionsfördernde Maßnahmen erschweren die Selbstständigkeit des Demenzerkrankten.

Fehler in der Beziehung zur Person mit Demenz macht, wer
- sie ungeduldig überfordert, zwingt oder kommandiert;
- ihre Klagen belächelt oder überbewertet;
- Gefühle meidet, nur den Verstand anspricht, nach »Warum« oder zu viel fragt;
- argumentiert, auf der eigenen Wahrheit beharrt, sich mit ihr streitet, wer recht hat;
- sie in ihren Fehlern korrigiert, kritisiert oder bloßstellt;
- berührt, obwohl der Kranke es ablehnt und diese Zurückweisung persönlich nimmt;
- Bezugspersonen ständig wechselt und
- die Angehörigen in ihrer Beziehung vernachlässigt.

In der Beziehungspflege wird die auf Seite 115 beschriebene Empathie wichtig, d.h. den Demenzerkrankten durch Einfühlen zu verstehen versuchen und die **Wechselwirkung der Gefühle** des Kranken und der eigenen Gefühle im Teamgespräch oder in Supervision zu reflektieren.
Pflegende können im Umgang mit dem Kranken durch seine zunehmende Desorientierung leicht aggressiv werden oder sie wehren die auf sie projizierten aggressiven Impulse ab. Sie können sich bei wachsender Sprachlosigkeit immer schwerer einfühlen und müssen immer mehr auf nonverbale Botschaften achten. Sie nehmen Kränkungen durch den Demenzerkrankten oft persönlich oder fühlen sich in ihren Scham- und Ekelgrenzen leicht verletzt. Pflegende werden leicht hoffnungslos oder resignieren, weil sie nicht helfen können. Sie sind zusätzlich belastet durch Teamkonflikte, weil andere Mitarbeiter Druck ausüben oder hektisch pflegen oder sie sind überfordert durch

zu hohe eigene Qualitätssicherungsansprüche oder die des Trägers bei ungünstigen Arbeitsbedingungen. Das Ideal des guten Helfers ist nicht immer haltbar, wenn die Pflegende den Demenzerkrankten unter Druck setzen muss (vgl. *Teising* 1996).

Der partnerschaftlich sozial-integrative Pflegestil gegenüber dem Kranken ist bei leichter und mittelschwerer Demenz Ziel der Beziehungspflege. Im Endstadium ist ein liebevoller und **fürsorglicher Pflegestil** erforderlich.

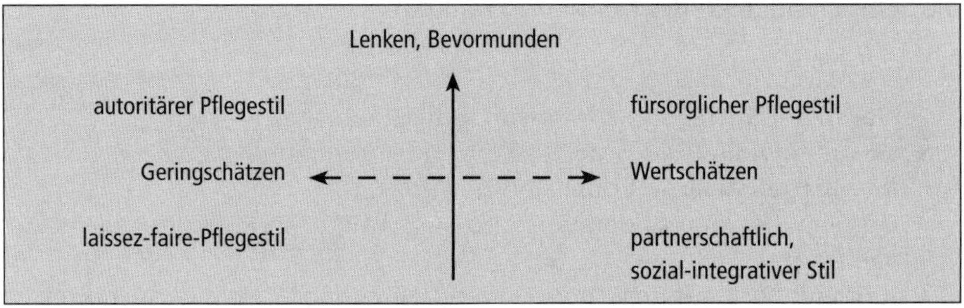

Abb. 18: Lenkungsstile in der Pflegebeziehung.

Im Verlauf der Demenz kann die negative Reaktion der Angehörigen oder Pflegenden die Demenzsymptome verstärken, Beziehungspflege könnte sie mildern. Abb. 5 (vgl. Seite 43) versucht mögliche Wechselwirkungen darzustellen. Kranke sind in ihrem Verhalten von den Angehörigen extrem abhängig.

Für die Beziehungspflege mit Demenzerkrankten ergeben sich folgende Grundsätze:

Die wichtigste Orientierungshilfe für Demenzerkrankte sind je eine konstante Bezugsperson für die Früh- und Spätschicht. Diese turnusmäßig zu wechseln, um angeblich Pflegende vor Beziehungs-Belastungen zu schützen, verschlimmert das Verhalten des Demenzerkrankten. Wenn die Beziehung gestört ist, weil der Kranke den Wahn entwickelt, die Bezugsperson habe ihm das Geld gestohlen, kann ein Pflegerwechsel erforderlich werden.

Die Bezugsperson sieht nicht nur die Symptome, sondern die Stärken, Restfähigkeiten und Ressourcen des Demenzerkrankten. Sie versucht, die Beziehung zu normalisieren, d.h. sie geht mit ihm um wie mit jedem anderen Menschen, wie mit einer Person ohne Demenz, weil sie ihn als Person ernst nimmt und wertschätzt, auch wenn er kein vernünftiges Wort mehr sagen kann.

Normalisierung der Beziehung bedeutet, dass Pflegende eine symmetrische Beziehung versuchen, indem sie solange wie möglich mit ihm statt für ihn die Pflege planen und durchführen. Sie erklären mit einfachen, kurzen Sätzen eindeutig jede Pflegehandlung und unterstützen dabei die Worte mit Gesten. Sie wiederholen geduldig und gelassen, bis sie das Gefühl haben, dass der Kranke etwas verstanden hat. Sie beantworten Fragen verständlich und leiten das Denken aus der Vergangenheit, dem Dort und Damals ins Hier und Jetzt, weil Beziehung im Hier und Jetzt erlebt wird.
Pflegende überhören Vorwürfe, lenken ab und ein. Sie aktivieren den Kranken sanft nach festen Gewohnheiten und Tagesstruktur. Sie loben eine richtige Reaktion und belohnen sie mit Zulächeln und Berühren, ermutigen ihn solange wie möglich zur Selbstpflege, besonders im Intimbereich, weil sie ihn als Person achten. Sie sorgen für eine freundliche und entspannte Atmosphäre und und verbessern die Kommunikation (vgl. Seite 125 f).

Personenzentrierte Pflege[6]

1. DCM – Dementia Care mapping

DCM erklärt Demenz als Behinderung, die von der Beziehungsqualität abhängig ist. Biografische Fähigkeiten und Wertvorstellungen bestimmen den Verlauf stärker als die Krankheit. Verhaltensstörungen sind ein Versuch, Bedürfnisse mitzuteilen; sie stehen nicht im Vordergrund, im Gegensatz zu den Restfähigkeiten, die die demenzerkrankte Person noch beherrscht.
Pflegende akzeptieren eigene Gefühle und Verletzlichkeit, um mit der demenzerkrankten Person eine Subjekt-Subjekt-, Ich-Du-Begegnung zu ermöglichen, und stärken das einzigartige Erleben, anerkennen und stimulieren den Kranken und verhandeln mit ihm.
Ein Mapper beobachtet wertschätzend detailgetreu zwölf Interaktionen des Demenzerkrankten und anderer Personen, sechs Bedürfnisse (Liebe, Bindung, Einbezug, Trost, Beschäftigung, Identität), Erlebnisqualität und personale Detraktionen (Entwertungen wie Betrügen, Entmächtigen, Infantilisieren, Einschüchtern, Stigmatisieren, Hektik, Invalidieren, Isolieren, zum Objekt Machen, Ignorieren, Zwingen, Entziehen, Anklagen, Unterbrechen, lächerlich Machen und verächtlich Abwerten).
Die Auswertung der Beobachtungsdaten macht Beziehungspflege messbar, und die Selbstkritik an der eigenen Pflegehaltung wird gefördert.

6 DCM nach *Tom Kitwood* oder Positive Personenarbeit nach *Christian Müller-Hergl*

Das relative Wohlbefinden des Demenzerkrankten ist Kriterium guter Pflege; Wohlbefinden zeigt sich in Selbstbehauptung, affektiver Wärme, Gefühlsausdruck, Selbstachtung, Humor, Entspannung, Kreativität, Kontaktaufnahme, sozialer Empfindsamkeit, Akzeptanz anderer und Hilfsbereitschaft. VIPS (Very Important Person) bedeutet Validation, individuelle Perspektive in sozialem Wohlbefinden (vgl. *Brooker* 2008).

2. Personenzentrierte Pflege nach Best-Friends-Modell (*Bell, Troxel* 2004)
Pflegende pflegen wie der beste Freund, der die Lebensgeschichte kennt, das Selbstwertgefühl aufbaut, die Beziehung verbessert, Liebe und Zuneigung zeigt, mit Verwirrten spricht, lacht und mit ihm zusammen spielt, etwas unternimmt. Dieser Anspruch kann Pflegende überfordern.

Bezugspersonenpflege im Rollenverständnis
Beziehungspflege ist auch durch Rollen definiert. Soziale Rolle ist die Summe der Erwartungen anderer an den Rollenträger. Die Rolle bestimmt, wie Pflegende mit Demenzerkrankten interagieren sollen.
Die Krankenrolle befreit den Pflegebedürftigen von schweren alltäglichen Rollenverpflichtungen und von Schuld an seiner Erkrankung, verpflichtet ihn aber auch, sich zu aktivieren und angebotene Hilfe anzunehmen. Der Demenzerkrankte erwartet von pflegenden Angehörigen und später von Pflegenden, dass sie ihn sachlich richtig, aber liebevoll pflegen, ihn zu verstehen suchen, ihn ermutigen, schweigen, sich für ihn einsetzen, erreichbar bleiben.
Die Pflegenden erwarten vom Demenzerkrankten, dass er mitarbeitet, sich einordnet, anpasst und sich helfen lässt.
Die Gesellschaft erwartet von Demenzerkrankten, dass sie für Jüngere nicht zur Pflege- oder finanziellen Last werden, sich in den Heimalltag einfügen, rüstige Mitbewohner nicht stören, gehorchen, weil sie unzurechnungsfähig seien, sich nicht auffällig verhalten und sich mit Beruhigungsmitteln ruhig stellen lassen, ohne aggressive Gegenwehr. Erwartet die Gesellschaft das sozial verträgliche Frühableben der Demenzerkrankten, um das Gesundheitssystem zu entlasten?
Abbildung 19 versucht, die Pfleger- und Krankenrolle im Pflegeprozess darzustellen.

Krankenrolle	Gesellschaftliche Rahmenbedingungen der Pflege	Pflegerrolle
auf Pflegenden bezogen Demenzkranker erwartet • Verständnis • Zuwendung • Hilfe, Pflege bis zuletzt Angehörige erwarten Bemutterung →	↓ Pflegebeziehung	auf Kranke bezogen Pflegende erwarten • Anpassung • ruhiges Verhalten • Annahme der Pflege ← Träger erwarten Sparen

Abb. 19; Kranken- und Pfleger-Rolle im Pflegeprozess.

Funktionspflege

In der Funktionspflege wird die Arbeit tätigkeitsorientiert geteilt und Pflegeplanung und -ausführung werden getrennt, sodass der Demenzerkrankte durch den ständigen Personalwechsel noch verwirrter reagieren kann.

Tabelle 19: Vergleich von Funktions- und Beziehungspflege.

Funktionspflege	**Bezugspersonenpflege:** Bezugsperson
orientiert sich an Funktionen, Tätigkeiten: Arbeitsteilung in entfremdeter Fließbandarbeit	• orientiert sich an Personen und deren individuellen Bedürfnissen und Wünschen Beziehung wird vertrauensvoll
begrenzt sich auf Einzelmaßnahmen, monoton	• bemüht sich ganzheitlich • arbeitet kreativ
bettet, »füttert« durch zu festen Zeitpunkten: Rundenpflege	• pflegt und betreut demenzkranke Person in der ganzen Schicht
pflegt nach festen Regeln/Routine	• betreut individuell, prozesshaft, flexibel
führt Anordnungen durch	• führt Pflege eigenverantwortlich durch
übernimmt nur Ausführungsverantwortung	• übernimmt Gesamtverantwortung mit größerem Handlungsspielraum
hält Beziehungsdistanz	• gleicht Nähe und Distanz aus
hat kein Mitspracherecht bei autoritärem Führungsstil	• kann mitbestimmen bei partizipativem Führungsstil und abgeflachter Hierarchie
Klient muss sich anpassen	• passt sich an demenzkranke Person an
Wohngruppenleitung teilt ein, wer was wann zu tun hat	• arbeitet selbstständig, an Bedürfnisse des Demenzkranken angepasst
Pflege wird unüberschaubar	• überschaut die Pflege

Teil IV
Ganzheitliche Pflege von Demenzerkrankten

1 Pflege durch Angehörige

1.1 Wie häufig pflegen Angehörige?

Die Angehörigen sind der größte und billigste Pflegedienst. In der BRD wurden 2005 32 % der Pflegebedürftigen in den Heimen und 68 % zu Hause gepflegt, davon etwa zwei Drittel ausschließlich von den Angehörigen und ein Drittel zusätzlich von ambulanten Pflegediensten. Die Pflegedauer betrug durchschnittlich sechs bis sieben Jahre.

1.2 Wer übernimmt die Pflege zu Hause?

Die Hauptpflegepersonen sind Frauen. Nach dem Forschungsbericht des Berliner Zentrums Public Health (1999) pflegen in 20 % der Fälle Frauen ihre Mutter, zu 14 % ihren Ehemann, zu 12 % ihre Schwiegermutter, zu 8 % ihre Schwester oder Tante, zu 5 % ihren Sohn und zu je 4 % den Vater oder Schwiegervater. Männer pflegen zu 8 % ihre Ehefrau, zu knapp 8 % ihre Mutter und zu 3 % ihren Vater.

Pflege ist eine Belastung der Frauen. Die Hauptpflegeperson ist selbst oft alt: Drei Viertel sind über 50 und ein Zehntel über 75 Jahre alt. Die Pflege wird zur Hälfte selbstverständlich übernommen, zu einem Drittel freiwillig gern, zu einem Zehntel unter Druck. Die Familiensituation hat sich geändert: Die Kinderzahl (Töchterpflegepotenzial) sinkt, die Scheidungszahlen steigen, sodass in Zukunft mehr Pflegebedürftige in die Heime aufgenommen werden.

Die familiäre Pflege beginnt mit Partnerpflege, d.h. Frauen pflegen meist den erkrankenden und zuerst sterbenden Ehemann. Auf Partnerpflege folgt Elternpflege. Wer die Pflege übernimmt, entscheidet meist das Familiensystem aufgrund der Familienbiografie. Wer in der Partnerschaft Macht und Kontrolle ausübte, wie die Gefühlsbeziehung und Abgrenzungsfähigkeit sich entwickelten und wie offen die Partner miteinander kommunizierten, welche Regeln, Hierarchien, Rollen und Koalitionen die Familienmitglieder miteinander aushandelten oder ausübten und wie stark Zusammenhalt und

Anpassungsfähigkeit gewachsen sind – am häufigsten fällen vorbestimmte Rollen, z. B. der Frau oder eine Eltern-Delegation auf die Tochter, die Entscheidung, wer pflegen soll.
Demenzerkrankung hat zwei Opfer: den Kranken und die pflegende Angehörige, die oft mehr leidet als der Demenzerkrankte. Sie ist überfordert, wenn sie sich in seine Angelegenheiten einmischt, zu wissen glaubt, was für ihn gut ist, ihn überfürsorglich aus Schuldgefühlen lenkt oder familiäre Konflikte auf den Pflegebedürftigen wie auf einen Sündenbock umleitet, um das Gleichgewicht des Familiensystems zu erhalten.

1.3 In welchen Phasen verläuft familiäre Pflege?

1. **Orientierungsphase:** Die Angehörigen werden häufig durch plötzlich eintretende Pflegebedürftigkeit der Demenzerkrankten, z. B. durch Schlaganfall oder Oberschenkelhalsbruch, überrascht und leiden unter erheblichem Informationsmangel durch Klinik oder Hausarzt (vgl. *Urlaub* 1988).
2. **In der Anfangsphase** der Pflegebeziehung stehen Pflegende unter starkem Handlungsdruck, meist fehlt eine Pflegekompetenz. Aber die aufopferungsbereite Ehefrau oder Tochter gibt ihr Letztes. Wenn sie allein für die Pflege verantwortlich bleibt, ist sie bald überfordert und droht schon in dieser Phase zusammenzubrechen.
3. **In der Umstellungsphase** werden neue Regeln und Tagesstruktur ausgehandelt, andere Familienmitglieder nehmen den Rollenwechsel hin und mobilisieren Ressourcen. Die Angst zu versagen und Schuldgefühle, etwas versäumt oder falsch gemacht zu haben, bleiben oft.
4. **In der Auseinandersetzungsphase** meldet die pflegende Angehörige eigene Bedürfnisse an und versucht, Familienmitglieder mit einzuplanen, um die Kräfte und Ressourcen gleichmäßiger zu verteilen, das Familiengleichgewicht wieder herzustellen. Wenn die Familienmitglieder aktiv mithelfen, kann der Pflegestress zunächst ohne fremde Hilfe und ohne Beziehungsstörung bewältigt werden; wenn sie sich aber weigern, mitzuhelfen, kann die Pflegeperson psychosomatisch krank oder depressiv werden; das führt dann zu Beziehungskrisen in der Familie.

1.4 Wie reagieren Angehörige auf die Übernahme der Pflege?

1.4.1 Emotionale Erschöpfung

Nicht zugelassene Gefühle tragen zur Überlastung der Angehörigen bei. Die Demenz eines Familienmitgliedes kann folgende Gefühle auslösen:

Schuldgefühle

Schuldgefühle stehen im Vordergrund und entstehen aus der Furcht, etwas falsch gemacht zu haben. Vorwürfe des Demenzerkrankten können alte Schuldgefühle aus der Kindheit aktualisieren. Wenn die Pflegende auf Beschuldigungen selbst aggressiv reagiert, fühlt sie sich schuldiger, weil die Person mit Demenz so krank ist. Schuldgefühle werden verstärkt, wenn die Pflegende Partner oder Kinder vernachlässigt oder andere Kritik äußern. Schuldgefühle führen zu verwöhnender Pflege: Je überfürsorglicher die Tochter pflegt, umso verwirrter wird der pflegebedürftige Elternteil. Je hilfloser er wird, umso gestresster wird die Tochter; je gestresster sie ist, umso aggressiver reagiert sie; je aggressiver sie pflegt, umso mehr Schuldgefühle entwickelt sie; je mehr Schuldgefühle sie hat, umso überfürsorglicher pflegt sie oder umso mehr nörgelt sie an beruflich Pflegenden in der ambulanten Pflege oder im Heim herum (vgl. Abbildung 20).

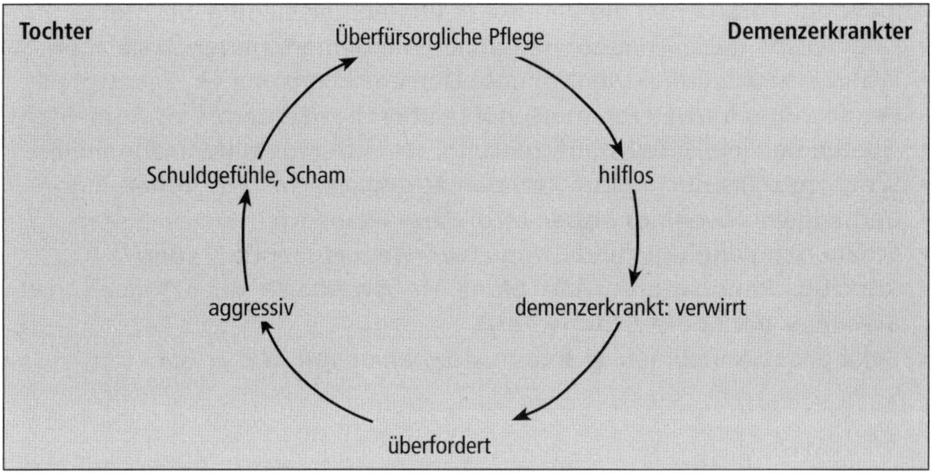

Abb. 20: Teufelskreis der Schuldgefühle pflegender Angehöriger.

Angst
Die Angst ist vielfältig: Angst zu versagen, selbst erschöpft, krank und im Alter selbst demenzerkrankt, abgelehnt oder verlassen (alte Trennungsängste leben auf) zu werden, Angst vor ungewisser Zukunft, was noch alles auftreten kann und wie lange es noch dauern wird.

Scham
Angehörige empfinden Scham über die Auffälligkeit und Inkontinenz des Demenzerkrankten, auch über die eigene Hilfebedürftigkeit, weil die Pflegende unter der Pflege erschöpft zusammenbricht.

Ärger und Aggression
Ärger und Aggression richten sich gegen das aufdringliche, anklammernde, unkontrollierbare oder unvorhersehbare Verhalten des Demenzerkrankten. Wegen seiner Hilflosigkeit richtet die Pflegende ihre Aggression gegen sich selbst bis zur Aufopferung oder Depression.

Hilflosigkeit und Ohnmacht
Das Gefühl, nicht helfen zu können *(»Ich weiß nicht weiter«)* verstärkt die Hoffnungslosigkeit und Verzweiflung.

1.4.2 Wie wehren Angehörige die Diagnose Demenz ab?

Angehörige verarbeiten die Verluste in Phasen, die ständig wechseln:

- Ungewissheit: Die Angehörigen ahnen die Demenz, leugnen sie aber.
- Wahrheitsmitteilung: Die Diagnose Demenz klingt wie ein Todesurteil.
- Leugnung, um schmerzhafte Gefühle über die »Schande« zu vermeiden.
- Überengagement, Selbstaufopferung, ohne fremde Hilfe anzunehmen.
- Wut, Ärger über erfolglose Kompensationsversuche und Auflehnung.
- Verhandeln: *»Wenn es besser wird, dann werde ich ...«*
- Scham, Schuldgefühle und Gram als vorwegnehmende Trauer.
- Rückzug, Resignation: *»Alle Mühe ist zwecklos!«* oder Todeswunsch: *»Wenn er doch bald erlöst wäre!«*
- Bejahendes Annehmen ist selten: *»Ich nehme ihn, wie er ist«*

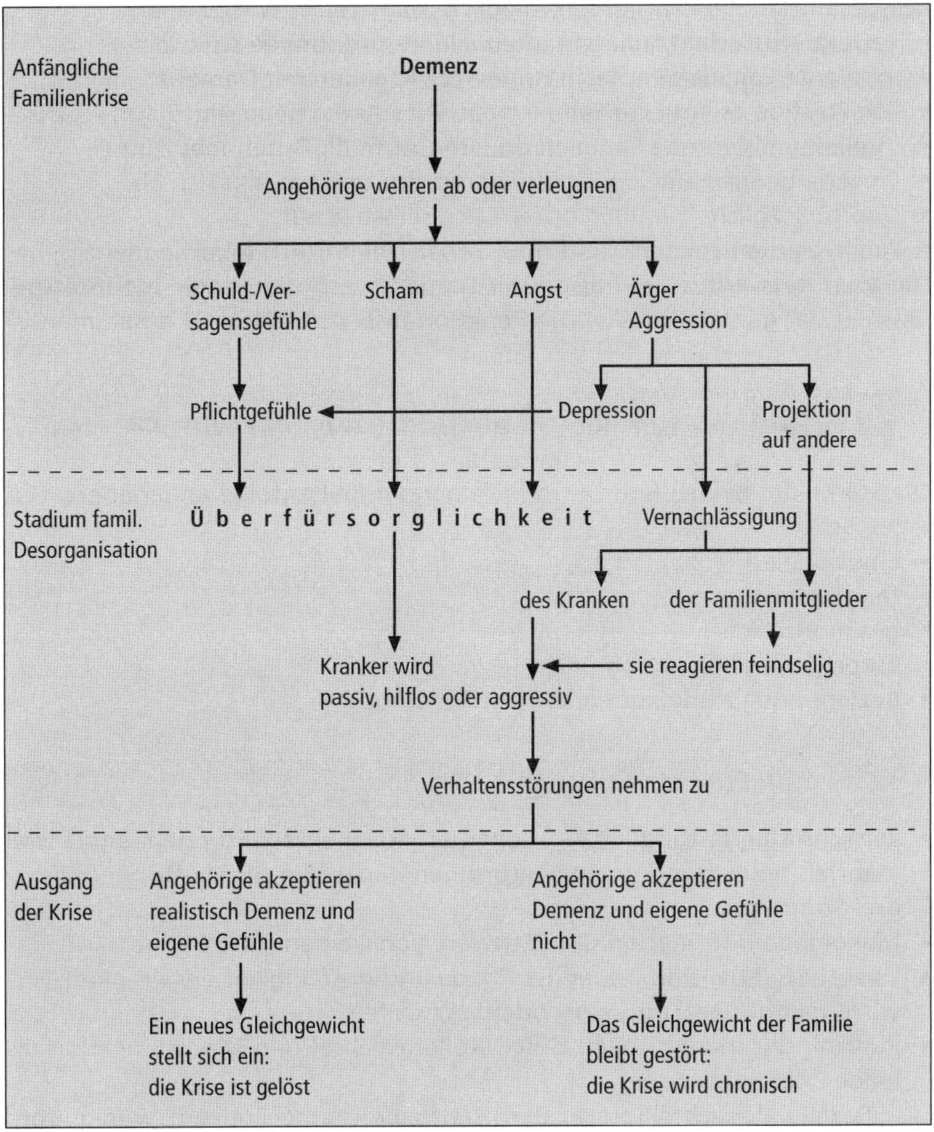

Abb. 21: Reaktionen der Familie auf Demenz.

Die Gesamtfamilie kann unterschiedlich reagieren bzw. abwehren:
- Perfektionistische Familien halten alle Verordnungen strikt ein.
- Indolente Familien vernachlässigen die Kranken mit Demenz.
- Am Prestige orientierte Familien suchen ständig neue Ärzte auf.
- Intellektualisierende Familien erklären Auffälligkeiten medizinisch.
- Einverleibende Familien identifizieren sich und kapseln sich ab.
- Überfürsorgliche Familien opfern sich selbstlos auf.
- Ambivalente Familien verstärken Verwirrtheit durch Inkonsequenz.

Der Identitätsverlust der Person mit Demenz verunsichert die Identitätsgewissheit der ganzen Familie. Die Reaktion fasst Abbildung 21 zusammen.

1.5 Angehörige als heimliche Opfer der Demenz

Die Stärke der Belastungen wird in folgender Reihenfolge angegeben:
- zeitliche,
- emotionale,
- familiäre,
- gesundheitliche,
- körperliche Überlastung und
- Beziehungsstörung zur Person mit Demenz.

1.5.1 Objektive Überlastung

- Zeitliche Überlastung: 60 % pflegen täglich mehrere Stunden, ein Drittel mehr als neun Stunden, 60 % erbringen nächtliche Hilfeleistungen bis zu drei Stunden.
- Mangelnde Information über Schwere von Demenz und Pflege.
- Unvorhersehbar sind Dauer der Pflege und Auffälligkeit des Kranken: verwirrt, inkontinent, aggressiv oder verzweifelt.
- Bewältigung neuer Rollen durch Rollenwechsel und Machtumkehr, fehlende Rollendistanz.
  - Soziale Benachteiligung: Berufsaufgabe, keine Freizeit, wenig Kontakte.
  - Finanzielle Belastung, wenn z. B. Inkontinenzmaterial nicht verordnet wird.

1.5.2 Subjektive Überlastung

Pflegende Angehörige fühlen sich
- angebunden im täglichen 24-Stunden-Bereitschaftsdienst, oft nachts gestört, ohne freie Tage;
- allein zuständig, unersetzlich, nur etwa ein Drittel nehmen Hilfe von ambulanten Pflegediensten in Anspruch;
- nicht anerkannt, ohne Dank;
- in Beziehungskrisen durch alte familiäre Konflikte und Vernachlässigung von Partner und Kindern allein gelassen;
- emotional erschöpft durch ohnmächtiges Mitgefühl, Schuld- und Versagensgefühle, Kränkungen, Ambivalenz zwischen Verpflichtungsgefühl und Ekel, durch Enttäuschung über eigene Grenzen, Scham über Auffälligkeit und eigene Hilfebedürftigkeit, durch Angst vor Entscheidungen, vor der Zukunft (ungewiss, wie lange noch?) und durch Trauer über das langsame Sterben des Pflegebedürftigen.

Nicht kognitive Einbußen, sondern Beziehungsprobleme gelten als bedeutsamster Belastungsfaktor für das Gefühl des Überfordertseins. Pflege wird zu einem eigenen Lebensabschnitt für die Pflegeperson.

Tabelle 20: Erfassung der Belastungssituation pflegender Angehöriger (nach Alzheimer Forschung Initiative).

Die/der pflegende Angehörige	immer	meist	oft	hin und wieder	nie
1. empfindet es als unangenehm, den Kranken allein zu lassen					
2. macht sich viel Sorgen					
3. fühlt sich müde und erschöpft, weil sie/er alles machen muss					
4. fühlt sich von ihrer/seiner Familie nicht verstanden					
5. fühlt sich von niemandem verstanden im Hinblick auf das, was passiert					
6. glaubt, dass andere Familienangehörige ihr/ihm viel mehr helfen könnten					
7. würde ihre/seine Freunde gern häufiger sehen					
8. ängstigt sich vor dem Verhalten des/der Kranken					
9. fällt es schwer, die Diagnose »Demenz« anzunehmen					
10. erzählt, dass es ihrer/seiner Familie schwer fällt, die Diagnose anzunehmen					
11. fühlt sich immer nervöser und angespannter					
12. hat finanzielle Sorgen					
13. glaubt, dass die/der Kranke zu viel von ihr/ihm verlangt					
14. fühlt sich von Ärzten/Pflegediensten im Stich gelassen					
15. ist besorgt um ihre/seine eigene Gesundheit					
16. sagt, dass es ihr/ihm schwer fällt, Entscheidungen zu treffen					
17. hat das Bedürfnis nach mehr Pausen und Schlaf					
18. glaubt, dass der/die Erkrankte erwartet, dass sie/er mehr tun sollte					
19. hat das Gefühl, mehr Privatleben zu brauchen					
20. fühlt sich unfähig, für sich das zu tun, was sie/er braucht					
21. empfindet das Verhalten des/der Kranken als peinlich					

Die/der pflegende Angehörige	immer	meist	oft	hin und wieder	nie
22. regt sich leicht über den/die Kranke/n auf					
23. hat das Gefühl, mehr Hilfe zu benötigen					
24. hat das Gefühl, isoliert zu sein					
25. hat Angst vor der Zukunft					

1.6 Wie reagieren Partner auf die Pflege eines Demenzerkrankten?

Demenzerkrankte werden oft zuerst von ihrem Partner gepflegt. Wie und ob die Pflege vom Partner übernommen wird, ist abhängig von Beziehung, Familienbiografie, Kultur, Normen und Werten. In ländlichen Gegenden wird noch heute fremde Hilfe durch Sozialstationen seltener geholt als in städtischer Umwelt, d.h. die unausgesprochene Verpflichtung zur Übernahme der Pflege ist dort stärker.
Oft bleibt die Grundbeziehung intakt und der Partner lernt allein oder mit Hilfe, mit den Schwierigkeiten der Pflege umzugehen. Beziehungsstörungen stellen die Partnerbeziehung in Frage, wenn der Partner an Demenz erkrankt. Der Partner kann die Pflege nicht übernehmen, wenn beide in einer formalen Ehe nebeneinander her leben, obwohl die Beziehung innerlich aufgelöst ist. Die Partner können sich nicht mehr verstehen, sie haben sich entfremdet, Streitigkeiten eskalieren, sie reagieren gereizt auf einander oder mit Ekel, wenn einer inkontinent wird.

Welche **gemeinsamen Ziele** haben Partner, wenn einer demenzkrank wird?

- Wenn der jetzt pflegende Partner mit der Partnerschaft zufrieden war, wird er die Pflege gern übernehmen und liebevoll pflegen. Wenn er sich immer offen mit dem Partner auseinandersetzte, leidet er weniger unter Verkennungen und Wortfindungsstörungen des Demenzerkrankten.
- Wenn pflegende Partner unter der Dominanz des anderen gelitten haben, können sie sich in der Pflegesituation rächen *(»Was er mir alles angetan hat! Jetzt kann ich ihn beherrschen«).*

- Bei symbiotischen Beziehungen wird der Kranke total abhängig vom pflegenden Partner.
- Alte Frauen, die ihren demenzerkrankten Mann pflegen, fürchten jüngere Altenpflegerinnen manchmal aus Eifersucht. Sie nörgeln dann ständig an der Pflegenden oder fordern einen männlichen Pfleger an.
- Der pflegende Partner lehnt sich häufig gegen die Diagnose Demenz auf und hat an den Demenzerkrankten unrealistische Erwartungen, sodass er sich überfordert fühlt, aggressiv oder mit Panik reagiert.

Pflegende Partner stehen manchmal in Loyalitätskonflikten, die durch widersprüchliche Verpflichtungen dem Demenzerkrankten und anderen Familienmitgliedern, z. B. den Kindern gegenüber, erwachsen. Wenn jahrzehntelang eingespielte Beziehungsmuster und damit verbundene Problemlösestrategien durch die Demenz außer Kraft gesetzt werden und der bisher nachgiebige Partner zum dominanten werden muss, kommt es zu Schuldgefühlen. Beziehungsprobleme können die Problembewältigung im Pflegealltag behindern, selbst wenn der pflegende Partner über praktische Lösungskompetenzen verfügt. Das langsame Sterben des Verstandes löst vorwegnehmende Trauer beim pflegenden Partner aus, sodass er durch das mit Trauer verbundene Gefühlschaos zusätzlich belastet ist. Manche versöhnen sich mit dem Partner nach seinem Tod oder sie leiden in der Trauerphase unter Schuldgefühlen, etwas versäumt zu haben.

1.7 Wie reagieren Töchter auf die Pflege demenzerkrankter Eltern?

Elternpflege ist die häufigste Form der familiären Pflege. Ob die Tochter die Pflege des überlebenden Elternteils, meist ihrer Mutter, übernimmt, ist von der früheren Eltern-Kind-Beziehung abhängig. Töchter übernehmen die Pflege ungern, wenn die Mutter sie hemmte statt zu fördern. Bei günstigen Umweltbedingungen ist die Bindung der Tochter an die Eltern stärker als bei ungünstigen. Die abendländische Tradition schreibt die wechselseitige Hilfe erwachsener Kinder und Eltern vor trotz psychischer, ökonomischer oder räumlicher Unabhängigkeit der Kinder. Erwachsene Kinder fühlen sich für Eltern mit Demenz verantwortlich, auch wenn Konflikte die Beziehung belasten.

Eine pflegende Tochter braucht zur Bewältigung des Pflegestresses filiale Reife, d.h. dass sie sich so weit verselbstständigt und abgegrenzt hat, dass sie der eigenen Mutter mit Demenz ohne Schuldgefühle Grenzen setzen kann. Söhne pflegen selten und nur, wenn sie unverheiratet noch bei der Mutter wohnen, weil die Mutter-Sohn-Beziehung ungelöst ist oder weil diese Beziehung eine Partner-Ersatz-Beziehung darstellt. Pflegende Söhne nehmen eher die Hilfe von Sozialstationen in Anspruch als pflegende Töchter, besonders bei Demenz der Mutter.

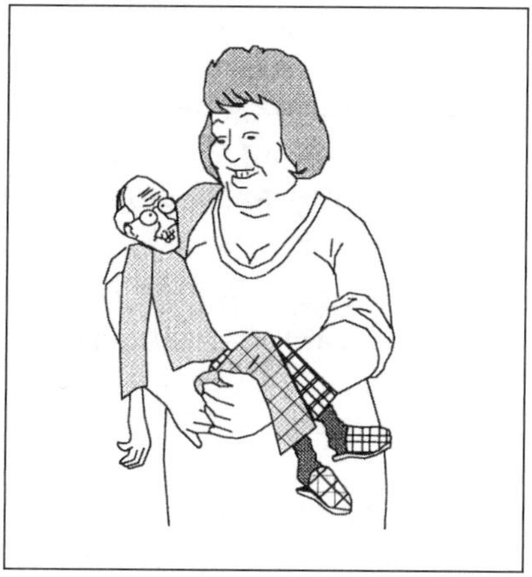

Abb. 22: Die überfürsorglich pflegende Tochter.

Die Hintergründe der überfürsorglich verwöhnenden Elternpflege sind oft Schuldgefühle. Töchter übernehmen überengagiert die alleinige Verantwortung für ihre Mutter, die sich in ihrer Ansprüchlichkeit bestätigt fühlt, weil sie alles für ihre Tochter getan habe: Rückforderung. Töchter pflegen oft überfürsorglich, wie die Abbildung von *Frieling-Sonnenberg* (1992, Seite 25) zeigt: Die Tochter glaubt, immer stark sein zu müssen, damit sie den Vater wie eine Mutter *»auf den Arm nehmen«* (verkindlichen) kann. Sie meint, immer recht freundlich lächeln zu müssen (wie es manche als kundenorientierte Pflege fordern), denn er ist ja krank; ihr Lächeln ist unecht, maskenhaft, der Vater zeigt die Zähne.

Die Pflege durch die Schwiegertochter kann Ausdruck einer positiven Beziehung zur Schwiegermutter sein, z.B. wenn die Beziehung zur eigenen Mutter problembeladen war. Die Schwiegertochterpflege wird schwierig, wenn die Beziehung schon jahrelang gespannt war, weil die Schwiegertochter das Gefühl hatte, dass ihr Ehemann eher zur Mutter als zu ihr hält; z.B. wenn er die kranke Mutter immer wieder in Schutz nimmt und gegen seine Frau verteidigt oder wenn er der Ehefrau in Gegenwart der Mutter Vorwürfe macht. Schwiegertöchter nehmen eher die Hilfe von beruflich Pflegenden an als Töchter und sorgen eher für eine Heimaufnahme als leibliche Töchter. Angehörige schieben Eltern mit Demenz nicht ins Heim ab, sondern eine Heimaufnahme wird erst erforderlich, wenn pflegende Angehörige subjektiv überlastet sind und unter der Pflegelast zusammenbrechen, krank werden.

Die Pflege-Belastung wird von pflegenden Angehörigen unterschiedlich eingeschätzt:

- als belastend bei Beziehungsstörungen und eigenen Erkrankungen;
- als wenig belastend bei Pflegekompetenz und sozialer Unterstützung;
- als persönlicher Gewinn, wenn sich die pflegende Tochter z. B. freut, wieder mit der Mutter zusammen zu sein, gebraucht, anerkannt zu werden.

Die Einschätzung ist abhängig von der Belastungsverarbeitung, die umso besser ist, je freiwilliger die Pflegende die Pflege übernahm, je besser ihre Beziehung zum Kranken vorher war, je besser ihr Selbstwertgefühl und Anpassungsfähigkeit sind, je rationaler sie die Pflegeprobleme analysiert und löst, statt Wunschvorstellungen nachzutrauern und je mehr Freude sie sich gönnt.

1.8 Wie sind pflegende Angehörige zu entlasten?

1.8.1 Welche Hilfen brauchen Angehörige vor der Übernahme der Pflege?

Mit der Pflegereform im Juli 2008 hat sich auch für pflegende Angehörige einiges verbessert. So gibt es nun den Anspruch auf Pflegezeit: Damit Berufstätige sich bei Bedarf um die Pflege eines nahen Angehörigen kümmern können, können sie für zehn Tage von ihrer beruflichen Tätigkeit freigestellt werden. Darüber hinaus haben Arbeitnehmer, die die Pflege von Angehörigen übernehmen, Anspruch auf unbezahlte Freistellung bei Voll- oder Teilzeit von bis zu sechs Monaten, falls der Betrieb mehr als 15 Mitarbeiter hat. Während der Pflegezeit besteht ein Kündigungsschutz. Die Beiträge zur Sozialversicherung übernimmt die Pflegekasse, sofern kein anderer Versicherungsschutz besteht. Angehörige sollten sich in einer akuten Lage von ihrer Arbeit freistellen lassen, um die notwendige Pflege zu organisieren.

Diese politisch verankerten Hilfen bereiten den Boden für die Pflege zu Hause. Doch Weiteres ist nötig: Angehörige sollten vor Übernahme der Pflege ihre Motive, Erwartungen und Befürchtungen klären:

1. **Motive** für die Pflege zu Hause:
   - Individuelle: Angehörige fühlen sich verpflichtet, weil sie der Mutter/dem Vater versprochen oder einen Vertrag haben, die Pflege durchzuführen; andere möchten ihre Schuldgefühle gutmachen oder sind dankbar, fühlen sich innerlich verbunden oder haben Mitleid, andere wollen endlich von der Mutter anerkannt und geliebt werden.
   - Familiäre: Die Verwandten erwarten die Pflege-Übernahme durch die Person, die eine Pflegeausbildung hat. In einigen Familien kann die Machtumkehr gegenüber einer bisher autoritären Mutter mitspielen. Bei der Arbeitslosigkeit können Rente und Pflegegeld die junge Familie stützen.
   - Gesellschaftliche: Die Frau wird immer noch zum care-giver, zur familiären Pflegerin erzogen. Die Nachbarn erwarten, dass die Familie pflegt, selbst wenn der Demenzerkrankte aggressiv und inkontinent ist. Oft ist eine Frau allein für die Mutter mit Demenz, für die Schwiegermutter oder noch für die Großmutter zuständig. Die Pflegebereitschaft der Angehörigen ist eher von der Beziehung zum Pflegebedürftigen und zu den übrigen Angehörigen abhängig, sowie vom biografisch gewordenen Lebensstil (z. B. Hilfesuchverhalten), der eigenen Gesundheit und sozialen Unterstützung, von der Erreichbarkeit und Bezahlbarkeit entlastender Hilfen und von der Wohnsituation als von der Schwere der Demenz.

2. **Was bringt die Familienpflege?**
   - für den Demenzerkrankten familiäre Geborgenheit und Kontinuität;
   - für die pflegenden Angehörigen Anerkennung, sinnvolle Aufgaben, finanzielle Vorteile und evtl. Dankbarkeit.

3. **Wann sollten Angehörige die Pflege nicht übernehmen?**
   - Wenn die Beziehung zur Person mit Demenz lange konflikthaft ist.
   - Wenn der Kranke undankbar nörgelt oder sich aggressiv verhält.
   - Wenn Partner oder Kinder die Aufnahme des Kranken in die Familie ablehnen, die Ehe infrage gestellt wird, z. B.: *»Deine Mutter oder ich«*.
   - Wenn Angehörige das Gerede der Nachbarn, Bekannten fürchten.
   - Wenn die Angehörigen selbst erschöpft oder krank sind.
   - Wenn sie ganztags berufstätig sind und Ehepartner und Kinder keine Aufgaben übernehmen.
   - Wenn frühere Versprechungen durch Alternativen hinfällig werden.

4. Welche Erwartungen können beruflich Pflegende klären helfen?

- Kann der Demenzerkrankte seine Erwartungen noch äußern? Erwartet er, dass er immer noch die Tochter herumkommandieren kann oder dass sich die Tochter selbstlos aufopfert oder glaubt er, mit dem Testament die Tochter gegen andere Kinder ausspielen zu können?
- Was erwartet die pflegende Partnerin oder Tochter? Dass sie das »bisschen« Pflege nebenher schafft, dass sie Macht über den Kranken und Vorteile gegenüber den Geschwistern hat?
- Was erwarten Nachbarn und Freunde? Dass sie als dankbare Tochter funktioniert und andere nicht um Hilfe bittet?
- Was erwarten professionell Pflegende? Dass die pflegende Angehörige richtig pflegt, alles sauber hält, auf ihre Anweisungen hört und mit ihnen kooperiert und nicht an der Gemeindeschwester herumnörgelt.

5. Was fürchtet eine pflegende Angehörige?

- Dass sie sich dem Beschluss des Familienrates fügen muss?
- dass sie die Dreifachbelastung nicht schafft, zu schnell an ihre Grenze kommt, die Selbstständigkeit und Berufstätigkeit aufgeben muss?
- dass die Beziehung zum Kranken, zu Partner und Kindern belastet wird?
- dass sie von anderen Angehörigen allein gelassen wird?
- dass sie ihre Gefühle nicht äußern darf und schließlich selbst krank wird und ihr Versprechen, die Mutter bis zuletzt zu pflegen, nicht einhalten kann (Schuldgefühle). Sie hat Angst vor unvorhersehbarer Aggressivität des Demenzerkrankten, vor seinem Weglaufen, vor seinen Beschuldigungen, seiner Passivität und vor nächtlichen Störungen.

1.8.2 Welche Hilfen brauchen Angehörige zu Beginn der häuslichen Pflege?

Beruflich Pflegende versuchen, Belastbarkeit und Ressourcen der Angehörigen zu klären und den Ort der Pflege festzulegen (eigene Wohnung oder in der Wohnung des Kranken), wie die Wohnung ausgestattet ist (z. B. Pflegebett, Toilettenstuhl, Betttisch, Klingel), ob Diät und Umstellung der Mahlzeiten erforderlich werden, wie der Tag, die Woche zu planen sind, welche Entlastungsmöglichkeiten in Anspruch genommen werden können (siehe Tabelle 21).

Tabelle 21: Entlastung der Angehörigen vor und während der Pflege (nach *Hedtke-Becker*).

Hilfen	für die Angehörigen	für die demenzerkrankte Person	durch die Organisation
vor der Pflege	Gespräche, um die Pflege-Bereitschaft, Beziehung zu klären, Hauspflegekurse	Erwartungen klären, Wohnraum anpassen, Pflege vermeiden durch Rehabilitation	über Entlastung aufklären
zu Beginn der Pflege	sich informieren, Kräfte einschätzen, andere Angeh. holen, Grenzen setzen	an Entscheidung zur Reha beteiligen, Hilfe, sich nicht aufzugeben	sie soll beraten: Reha vor Pflege, Sozialstation ermutigt
während der Pflege	Grenzen akzeptieren, Erholung einplanen, in Gruppe gehen, sich abgrenzen, ablösen statt sich überfordern	Kontakte erhalten, danken, anerkennen, Zuspruch holen, an Selbsthilfegruppe teilnehmen	vernetzt Hilfen, fördert Familien, vermittelt Kurzzeitpflege, Tagespflege

In der Übergangspflege nach Krankenhausbehandlung brauchen Angehörige intensive Unterstützung durch beruflich Pflegende, um eine vorzeitige Heimaufnahme zu verhindern, indem Angehörige:

- ihre Selbstständigkeit mit Hilfsmitteln erhalten, den Tag strukturieren;
- ihre außerfamiliären Kontakte wieder aufleben lassen;
- für Selbstpflege, Entspannung und gutes Selbstwertgefühl sorgen.

1.8.3 Wie können professionell Pflegende unterstützen?

Ermutigen und helfen

Professionell Pflegende beraten und informieren die Angehörigen über Demenz und die Verhaltensstörungen und über gezielte Entlastungsmöglichkeiten. Sie wertschätzen pflegende Angehörige als kompetent und praktisch erfahren im Umgang mit Kranken, statt sie als »Laienpfleger« abzuwerten. Sie unterstützen die Beziehung zum Kranken. Sie suchen Familien mit Demenzerkrankten auf und sprechen mit den Angehörigen und mit dem Betroffenen, solange er noch kommunizieren kann. Sie fördern Eigenverantwortung und -Initiative. Sie regen Vorsorge-Vollmacht oder Patientenverfügung, Testament an. Pflegende gründen und leiten Selbsthilfegruppen oder Gesprächskreise für pflegende Angehörige. Diese Gruppen helfen den Angehörigen:

- Erfahrungen auszutauschen und sich auszusprechen, dass sie sich unersetzlich fühlen, selbst Lob, Anerkennung brauchen und Aggressionen und die daraus entstehenden Schuldgefühle verdrängen;
- sich zu ermutigen zu gelassener Rollendistanz bei Empathie, zu filialer Reife (dass die Tochter der Mutter als Erwachsene gegenübertritt), sich Zeit zur Entspannung zu nehmen, für sich selbst zu sorgen;
- zur Kraftquelle zu werden, weil Angehörige neue Kontakte aufbauen, sich solidarisieren und sich von Schuldgefühlen frei sprechen können;
- in der Familie offen zu kommunizieren, um Spannungen zu entschärfen und eine empathische Beziehung aufrechtzuerhalten;
- drohende Überlastung früh zu erkennen und abzubauen;
- zu Co-Therapeuten im Umgang mit dem Demenzerkrankten zu werden.

Angehörige können zur Früherkennung beitragen, selbst Beziehungspflege durchführen, indem sie den Demenzerkrankten wertschätzen, ihn einfühlend zu verstehen und die Beziehung zu normalisieren versuchen. Angehörige haben ein feines Gespür dafür, was dem Kranken hilft, sie können ihn beruhigen, ermutigen und Verhaltensstörungen vorbeugen. Ihre gute Beziehung ist oft der einzige Lichtstrahl für den Demenzerkrankten. Beruflich Pflegende sind Vorbild in der Beziehungspflege. Die Gruppenarbeit ermöglicht, Clinch-Beziehungen zu entflechten, Angehörige nicht nur als Täter, sondern als Opfer zu sehen, sie von Scham und Angst zu entlasten, Trauer zuzulassen. Trainingsgruppen für pflegende Angehörige z. B. in Kommunikation reduzieren Belastung und zögern Heimeinweisung hinaus.

Praktische Hilfe

Professionell Pflegende entlasten die Angehörigen wohnortnah niederschwellig (ohne Bürokratie):

- zeitlich durch Förderung eines familiären Pflegeteams, durch Stundenbetreuung mit Ehrenamtlichen oder Nachbarn, durch ambulante Hilfen, teilstationäre Angebote von Tages-/Nacht- oder Kurzzeitpflege;
- fachlich durch Beratungsdienste (seit der Pflegereform auch in Pflegestützpunkten), Kurse in häuslicher Krankenpflege, Krankengymnastik, evtl. Sprachtherapie und durch Krisenintervention;
- körperlich durch Vermittlung von Haushaltshilfen, Mahlzeiten-, Reinigungs-, Reparatur-, Fahrdiensten und durch Kuren für Angehörige;
- technisch durch Angebote von Hilfsmitteln (Vorlagen), von Pflegehilfsmitteln (Lifter, Hausnotrufsystem) und Wohnungsanpassung, weil Sessel

zu tief, Türen für Rollstühle zu eng, Pflegebett fehlt, nicht zugänglich ist, Toilette zu niedrig, ohne Haltegriffe, Rutschgefahr im Bad, Türschwellen und Teppiche als Stolperfallen, Beleuchtung unzureichend und blendend, Herdsicherung und Rauchmelder fehlen;
- rechtlich durch Klärung der Testier-, Geschäfts- und Schuldfähigkeit des Demenzerkrankten oder einer Betreuung; durch Klärung der Ansprüche gegenüber der Krankenkasse (für häusliche Krankenpflege) oder Pflegekasse je nach Pflegestufe oder gegenüber dem Sozialamt. Sie können einen Schwerbehindertenausweis beim Versorgungsamt beantragen;
- öffentlich durch Informationsveranstaltungen, Motivation von Ehrenamtlichen und durch Zusammenarbeit mit Ärzten, Krankenkasse, Ämtern, Beratungsstellen, Altenzentrum mit Kurzzeit-, Tages-, Nachtpflege im Sinne der Vernetzung oder mit dem Hospizdienst.

1.8.4 Pflegestress-Folgen vermeiden

Pflegestress-Folgen sind z. B. Beziehungsstörungen in der Familie bis hin zu Familienkrisen, Einschränkung der Sozialkontakte oder Erkrankung der pflegenden Angehörigen (z. B. Depression, Flucht in Alkohol oder Tabletten) und Altenmisshandlung. Pflegende können Fragen in den verschiedenen Systemen (siehe Tabelle 22) klären.

Tabelle 22: Klärung der Arbeitsformen mit den verschiedenen Systemen nach *Oswald & Müllensiefen* (1985).

Arbeitsform	Krankensystem	familiäres System	Umwelt-System
krisenzentriert	welche Konflikte lösen Krise beim Kranken aus?	wie trug die Familie dazu bei? wie betroffen ist sie?	löst die Umwelt die Krise aus?
problemzentriert	wie reagiert er? wie grenzt er sich ab?	wie reagiert sie? wie eingestellt ist sie? Grenzen diffus/klar?	Wie reagiert sie? ist sie eingestellt auf Konflikte?
Langzeitkontakt – defizitorientiert	welche Defizite, Konflikte hat er?	erschwert fam. Struktur die Konfliktlösung?	behindert Geldnot oder Isolation?
– ressourcen-orientiert	Kann er sich selbst helfen?	Ressourcen zur Selbsthilfe?	bietet Umgebung Hilfe an?
– beziehungs-orientiert	welche Gefühle löst er in mir aus?	wie gehen Pflegende mit Angehörigen um?	was erwarten Nachbarn, Träger?

Warum nehmen überforderte Angehörige Hilfe ambulanter Dienste in der Pflege von Demenzerkrankten so wenig in Anspruch?
Angehörige halten Hilfe von außen z.B. für unnötig, weil sie selbst damit fertig würden, weil ambulante Dienste zu teuer seien, weil sie sich schämen, Fremde in familiäre Beziehungsprobleme und Intimräume zu lassen, weil sie Angst haben, etwas versäumt, falsch gemacht zu haben, getadelt zu werden oder dass familiäre Konflikte und Altenmisshandlung bekannt werden könnten. Angehörige schämen sich, wenn der Kranke inkontinent oder aggressiv wird. Pflegende Ehepartner fürchten Rivalität der beruflich Pflegenden, weil diese als bessere Pflegende vom Kranken mehr anerkannt werden könnten.

Beruflich Pflegende ermutigen Angehörige

- die Beziehung zur Person mit Demenz so normal wie möglich gestalten;
- eindeutig, klar und einfach kommunizieren;
- den Demenzerkrankten vorbehaltlos akzeptieren, sein Verhalten verstehen;
- gesunde Anteile, Restfähigkeiten wahrnehmen, nicht nur Symptome;
- sich auf Wichtiges zu beschränken, Belastungen fernhalten;
- die Selbstständigkeit der Person mit Demenz fördern, ohne zu überfordern;
- nicht zu kritisieren und nicht darüber zu diskutieren, wer recht hat;
- wohlwollend gelassen zu bleiben, ohne nur emotional zu reagieren!
- das eigene Leben weiterzuleben;
- bei der Selbstpflege mit den eigenen Kräften hauszuhalten;
- die eigenen Grenzen realistisch einzuschätzen;
- psychotherapeutische Beratung aufzusuchen, wenn Gesprächsgruppen nicht ausreichen.

Paradoxe Anweisungen für unbefriedigende Pflege

- Machen Sie alles allein, belästigen Sie andere nicht damit!
- Sie müssen immer bereitstehen!
- Verwöhnen Sie den Kranken aus Mitleid!
- Verzichten Sie auf Kontakte und auf Ihre Hobbys!

- Weisen Sie neue Informationen zurück!
- Sagen Sie nie, wie Sie es gern möchten! (*Buijssen* 1997, Seite 79).

Für den **Umgang mit Demenzerkrankten** sind folgende Tipps hilfreich. Angehörige sollten:

- die Situation durch die Brille der Person mit Demenz sehen;
- Probleme ordnen, ein Problem auswählen, Gefühle ansprechen;
- in Zuwendung Nähe geben, ohne zu verwöhnen oder zu umsorgen;
- echt, ehrlich bleiben, sich nicht hilflos, gekränkt zurückziehen;
- sich verständnisvoll einfühlen statt diese Person ändern zu wollen;
- den Kranken auf Restkompetenzen ansprechen, zu Aktivitäten motivieren;
- das Problem mit anderen analysieren, Unterstützung gemeinsam suchen;
- anregen, den Tag gemeinsam zu planen und aktiv zu werden;
- Frust aussprechen, eigene Entwertungen meiden: *»Ich mache nichts recht«*
- geduldig mit sich selbst sein und selbst Hilfe in Anspruch nehmen.

Im Projekt »PRO DEM zur regionalen Versorgung Demenzerkrankter und ihrer pflegenden Angehörigen« wurden die Projektziele, eine Versorgungskette aus medizinischen und psychosozialen Maßnahmen durch Integration vorhandener und Schaffung neuer Versorgungsstrukturen aufzubauen, weitgehend erreicht. So wurden Kranke und Angehörige in Hausbesuchen beraten über Pflegeversicherung, Tages-, Kurzzeit- und Heimpflege. Es wurden der individuelle Hilfe- und Pflegebedarf ermittelt, Heil- und Hilfsmittel beschafft, mit dem Hausarzt ein Therapie- und Pflegeplan erstellt und der Einsatz von Krankengymnasten, Ergotherapeuten und Pflegediensten koordiniert, die Früherkennung gefördert, über die Krankheit aufgeklärt und die Lebensqualität von Kranken und Angehörigen verbessert (vgl. *Klingenberg, Szecsenyi u.a.* PRO DEM 2001).

1.9 Angehörige in der teilstationären Pflege

1.9.1 In der Tages-/Wochenendpflege

Die Tagespflege ist die beste Entlastung für pflegende Angehörige – direkt zur Erholung und indirekt durch Gesprächskreise und Informationen. Sie ergänzt die häusliche Pflege. Dort kann der Demenzerkrankte in den ABEDL trainiert, in therapeutischen und rehabilitativen Maßnahmen unterstützt, beraten, begleitet und angeregt werden, neue Kontakte zu knüpfen, Konflikte mit Angehörigen zu lösen. Manche Demenzerkrankte reagieren durch den täglichen Wechsel der Umgebung verwirrter, fühlen sich aber allmählich geborgener. Tagespflege entlastet die Angehörigen durch äußere Freiheit (sie bekommen Zeit für Beruf, Kontakte und eigene Bedürfnisse), aber nicht zu innerer Freiheit, wenn sie ein fürsorgliches Pflegeverständnis bei enger Bindung haben und die Sorgen wegen der fortschreitenden Demenz bleiben.

Professionell Pflegende sollten wissen, dass Angehörige bei der Tagespflege befürchten

- getadelt zu werden, weil sie etwas falsch gemacht, versagt hätten;
- von der Person mit Demenz entfremdet zu werden;
- Aufgaben und Selbstbestätigung zu verlieren;
- die zusätzlichen Kosten nicht tragen zu können;
- Aktivierung der Person mit Demenz, so dass diese vom MDK als weniger pflegebedürftig herabgestuft wird.

1.9.2 In der Nachtpflege

Die Nachtpflege entlastet Angehörige, die z.B. jede Nacht durch eine demenzerkrankte Person mit Schlaf-Wach-Umkehr gestört werden.

1.9.3 In der Kurzzeitpflege

Die Angehörigen-Entlastung durch Kurzzeitpflege hält leider nicht bis zum nächsten Urlaub in einem Jahr vor. Manche Angehörige können sich den Urlaub nicht gönnen, besuchen täglich den Demenzerkrankten, nörgeln an den Mitarbeitern, wenn diese die Person nicht genauso verwöhnen wie sie selbst. Diese Angehörigen sollten für diese Zeit selbst eine Kur für sich bei der Krankenkasse beantragen.

1.10 Ambulant betreute Wohngemeinschaften für Demenzerkrankte

Ambulant betreute Wohngemeinschaften, in denen zwischen acht und zwölf Demenzerkrankte leben, werden nach §45c SGB XI zusätzlich gefördert. Jeder Demenzerkrankte kann in solchen Wohngemeinschaften als Mieter seinen Wohn- und Schlafbereich nach eigenen Vorstellungen gestalten.

Die übrigen Räume werden gemeinsam benutzt. Ambulante Pflegedienste sorgen für Hauswirtschaft und Pflege. Angehörige arbeiten mit und kontrollieren. Ziel ist selbstbestimmte Lebensführung des einzelnen Bewohners, der im Haushalt mithilft und sich deshalb gebraucht und nicht als Last fühlt. Wenn Vermietung, Pflege, Betreuung durch einen Anbieter angeboten wird, ist die WG eine stationäre Einrichtung, in der das Heimgesetz gilt. Das können Angehörige vermeiden, wenn sie einen »Bewohnerverein« gründen. Diese Interessenvertretung bestimmt über Anschaffungen, Beauftragung eines Pflegedienstes, Verpflegung usw., um die Selbstbestimmung zu sichern. Die Bewohner zahlen Miete, Neben-, Haushalts-, Pflege- und Betreuungskosten. Die Pflegeversicherung deckt die Pflegekosten je nach Einstufung ab, die Krankenkassen bezahlen die Behandlungspflege. Kann der Bewohner die übrigen Kosten nicht decken, übernimmt es der Sozialhilfeträger. Wenn die Kosten die Kosten einer Heimunterbringung übersteigen, drängen Sozialhilfeträger manchmal zum Umzug in ein Pflegeheim.

1.11 Angehörige von Demenzerkrankten in der Klinik

Einige Angehörige missbrauchen Klinikeinweisungen als kostengünstige Kurzzeitpflege. Beziehungskrisen als Einweisungsgrund werden oft nicht berücksichtigt. Einweisung Sterbender ist ein letzter Hilferuf, alles getan zu haben.

Angehörige als störende Belastung im Krankenhaus:
Sie belasten, wenn sie ständig fragen, sich in die Pflege einmischen, Vorwürfe machen oder sich beschweren. Nach dem Besuch der Angehörigen werden Pflegende oft beschimpft, wenn sich der Patient über Angehörige geärgert hat.

Angehörige als Entlastung:
Sie entlasten die Pflegenden, weil sie zur Anamnese und zum Verständnis des Demenzerkrankten beitragen können, weil sie nach Anleitung das Essen reichen, den Kranken beim Gehen begleiten und Besorgungen erledigen können.

1.12 Angehörigenarbeit im Heim

32 % der Pflegebedürftigen leben im Pflegeheim. Etwa 70 % der Heimbewohner sind demenzkrank. Eine Heimaufnahme wird erforderlich, wenn der Demenzerkrankte allein lebt, der Partner oder die Tochter noch berufstätig, überfordert resigniert, selbst krank wird oder die übrige Familie die Pflege zu Hause ablehnt. Der Familienrat entscheidet.
Heimeinweisungsgründe der Angehörigen sind Inkontinenz, Aggressivität, Probleme beim Essen, ständige Weglaufgefahr, nächtliches Umherwandern, Verwahrlosung, für die Pflege ungeeignete Wohnung, aber nicht allein die Schwere der Demenz.
Bei unfreiwilliger Heimaufnahme reagiert ein Drittel aller Pflegebedürftigen mit Verwirrtheit auch ohne Demenz. Für die Angehörigen bedeutet die Heimeinweisung mehr Zeit für Zuwendung, Zärtlichkeit, Gespräche und Spaziergänge mit dem Demenzerkrankten.

Angehörigenarbeit vor, bei und nach der Heimaufnahme gehört zur Qualitätssicherung.
Angehörige sollten:

- am Heimkonzept für die gemeinsame Sorge mitwirken;
- zu Biografie, Ressourcen und Problemen des Demenzerkrankten informieren;
- im Sinne der Ablauforganisation in die Pflege einbezogen werden: die Pflegeziele mit festlegen, mit planen, Maßnahmen durchführen und auswerten;
- Gestaltungs-, Kontroll- oder Überwachungsrechte wahrnehmen.

1.12.1 Angehörigenarbeit vor der Heimaufnahme

Pflegende erfahren durch Hausbesuche von Gewohnheiten, Vorlieben und von Konflikten in der Familie mehr als durch die beste Anamnese. Sie beraten über alternative Möglichkeiten (Gastfamilie, Wohngruppe) oder über Probewohnen oder über Dinge, die der Demenzerkrankte mitbringen sollte. Pflegende informieren, dass im Heim aktivierend gepflegt wird.

Angehörige sollten vor der Heimaufnahme Heimbedingungen klären:
- Baulich: Doppel- oder Einzelzimmer, Mitnahme persönlicher Möbel, Bewegungs- und Aufenthaltsmöglichkeiten, Garten zum Laufen?
- Heimkonzept mit Tagesstrukturierung, Aktivierung, Beschäftigung?
- Pflegesystem: Funktions- oder Beziehungspflege: werden Bewohner und Angehörige in Pflegeplanung und -prozess einbezogen?

1.12.2 Angehörigenbetreung bei der Aufnahme

Einzelgespräche sollten unter vier Augen mit den Angehörigen geführt werden, damit Pflegende über Verhaltensstörungen des Demenzerkrankten und über Beziehungsprobleme erfahren, die aus der Familie ins Heim mitgebracht werden.

Was macht den Heim-Einzug für Angehörige schwer?
- Familiäre Gründe wie Tradition, Elterndelegation, Frauenrolle, Erpressung mit dem Testament oder Erwartungen der Nachbarn;
- finanzielle Gründe;
- Gefühle der Angehörigen:
  - Dankbarkeit und Pflichtgefühl,
  - Ängste: sie fürchten, Machtzuwachs zu verlieren, einsam zu werden, und
- Vorwürfe, etwas falsch gemacht, misshandelt zu haben und Eifersucht den beruflich Pflegenden gegenüber, Schuldgefühle, weil sie Pflege bis zuletzt versprochen haben;
- Ängste des Demenzerkrankten, Autonomie und Privatheit zu verlieren.

1.12.3 Angehörigenbetreung im Heim

1. Angehörige bleiben eine wichtige emotionale Stütze:
Angehörige tragen Verantwortung für die emotionale Betreuung des Kranken: Sie
- entscheiden, wann und in welches Heim er geht;
- richten Zimmer ein, geben Orientierungshilfen, regeln die Finanzen;
- informieren über Biografie, Gewohnheiten und Bedürfnisse;
- erhalten Beziehung und Vertrautheit durch Besuche: 40 % kommen einmal wöchentlich, später immer seltener;
- helfen in Krisen, bei Einzug, Konflikten und beim Essen, Waschen, Gehen;

- helfen bei Besorgungen und im Sterben mit 3 Z (Zuwendung, Zeit und Zärtlichkeit);
- verstehen, beruhigen, kooperieren als Co-Therapeuten mit Gespür, um Gefahren zu erkennen.

2. Pflegende klären die Beziehungen

Die Beziehungen der Pflegenden zu Angehörigen von Heimbewohnern sind von vielen Faktoren abhängig, die *Kühnert* wie in Abbildung 23 gezeigt darstellte.

Welche Erwartungen haben Angehörige und Pflegende?

Angehörige erwarten von den Pflegenden:

- selbstlose Opferbereitschaft und persönliche Beziehung;
- bessere Versorgung;
- mehr Gespräche, Vertrauen, Offenheit der Kontakte und Wertschätzung.

Pflegende erwarten von den Angehörigen

- besseren Umgang mit der demenzerkrankten Person und mehr Besuche;
- anhaltende emotionale Betreuung: *»Die kann doch ihre Mutter nicht an der Pforte abgeben!«*

Beide erwarten voneinander gegenseitige Unterstützung und Anerkennung.

Beziehungen zwischen Angehörigen und Pflegenden sind abhängig von

Institutionellen Bedingungen	**Angehörigen**	**Pflegenden**
– Lage und Ausstattung – Organisationsstruktur – formelle und informelle Gepflogenheiten, Werte und Ziele – Personalstruktur – Arbeitsbedingungen	– Familienverhältnisse – Lebensumstände vor dem Heimeinzug – Aufenthaltsdauer – Einstellung zum Heim – Erleben des Heimes	– Werte und Einstellung zur Arbeit – Belastungen im Umgang mit Bewohnern
	Individuellen Bedingungsfaktoren – Erwartungen und Vorerfahrungen – Einstellungen	

Abb. 23: Beziehungen der Pflegenden zu Angehörigen im Heim.

Wie gehen Pflegende und Angehörige miteinander um?
Pflegende:
- erhalten von den Angehörigen Informationen;
- sehen den Bewohner als einen von vielen Bewohnern, die sie betreuen;
- kennen individuelle Bedürfnisse des Kranken nicht so gut wie Angehörige;
- trennen als Dritte eine symbiotische Beziehung zwischen Angehörigen und dem Kranken;
- halten Angehörige für egoistische Menschen, die nur fordern;
- kritisieren sie wegen mangelnder Besuche und zu hoher Ansprüche;
- machen unsympathische Angehörige verantwortlich für ihre Belastung;
- fühlen sich überfordert, auch die Angehörigen noch stützen zu müssen, weil sie sich als Anwalt der Bewohner fühlen;
- fühlen sich nicht anerkannt und leiden unter einer negativen Beziehung zu den Angehörigen, die sie als Konkurrenten erleben.

Angehörige
- teilen sich die Versorgung des täglichen Bedarfs mit den Pflegenden;
- kritisieren oft die Pflege, wenn sie diese für wichtiger halten als psychische Betreuung und wenn sie bisher überfürsorglich pflegten;
- sind misstrauisch, dass Pflegende mit dem Bewohner korrekt umgehen;
- vertrauen auf die medizinische Kompetenz der Pflegenden;
- halten ihren Angehörigen für den wichtigsten Bewohner des Heimes;
- kennen seine individuellen Bedürfnisse sehr genau;
- sprechen mit den Pflegenden nur, wenn der Demenzerkrankte auffällig wird;
- fühlen sich oft unverstanden, möchten mit Pflegenden über ihre Sorgen reden, schwanken zwischen Schuldgefühlen, Ohnmacht und Nähe- und Distanzbedürfnissen;
- schätzen eine Begegnung mit Pflegenden umso persönlicher ein, je mehr sie sich auch von den Pflegenden unterstützt fühlen;
- wollen sich von moralischen Ansprüchen, von Schuld entlasten und projizieren eigenes Versagen auf die Pflegenden, die den Bewohner auch noch emotional betreuen sollen;
- engagieren sich für Botendienste, wenn sie mit dem Heim zufrieden sind;
- erleben die Belastung stärker und ziehen sich zurück, wenn sie das Heim negativ einschätzen.

Welche Risiken kann Angehörigenarbeit haben?

Angehörige können stören und belasten, weil sie

- überfürsorglich alles besser wissen bei Eifersucht gegen Pflegende;
- sich einmischen oder beschweren und Vorwürfe machen;
- Angst vor Kritik, vor Bekanntwerden von Versagen oder von Gewalt haben;
- sich schämen wegen Auffälligkeit oder Inkontinenz des Demenzerkranken;
- sich aus emotionaler Betreuung zurückziehen, weil sie noch nicht abschiedsfähig sind;
- weil Heimaufnahme die Familie destabilisiert, da sie die symbiotische Beziehung (Pflege hält zusammen) und einen Lebensinhalt auflöst.

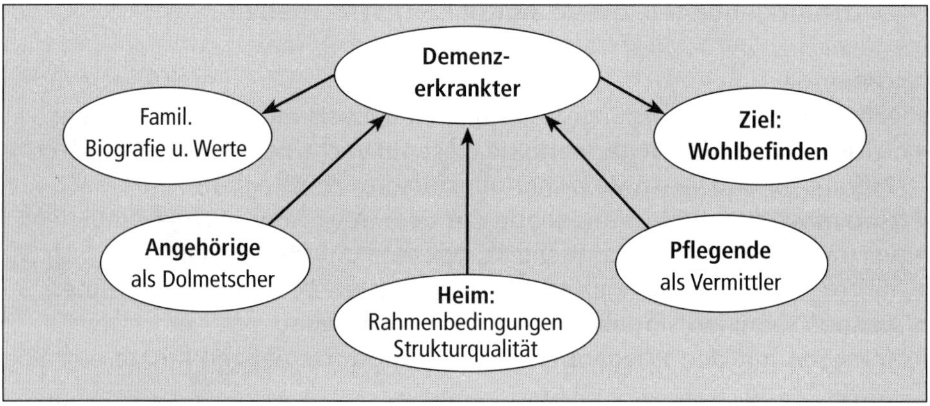

Abb. 24: Beziehungsgeflecht in der Angehörigenarbeit.

3. Pflegende führen Einzelgespräche

Sie planen sie regelmäßig alle zwei bis drei Wochen ein, weil nur 20 % der Angehörigen an Gesprächsgruppen teilnehmen. Die Bezugsperson führt die Gespräche mit dem Angehörigen unter vier Augen, um sich gegenseitig wertzuschätzen und Vertrauen aufzubauen, gegenseitige Wünsche und Wertvorstellungen auszutauschen, idealistische Erwartungen abzubauen, Grenzen zu akzeptieren, Schuldgefühle und Ärger anzusprechen und Sinnerfahrung aufzuzeigen. Sie klären den mutmaßlichen Willen des Demenzerkrankten, wenn eine Patientenverfügung nicht vorliegt.

In Einzelgesprächen können Pflegende die Angehörigen informieren, wie diese die aktivierende Pflege im Wochenend-Urlaub des Kranken fortsetzen sollen. Sie können Angehörige motivieren, in Krisen zu helfen, z.B. beim Einzug, bei Konflikten und im Sterben, in der Pflegeplanung, in Qualitätszirkeln, in der Tagesbetreuung mitzuarbeiten, für den Demenzerkrankten Besorgungen und Schriftverkehr mit Behörden zu erledigen, zu helfen beim Toilettentraining, Essen, Waschen, Flicken, Spielen, Vorlesen, Spazieren, zu beschäftigen in Hauswirtschafts-Wohngruppen (nach dem Cantou-Konzept), zur 3-Z-Pflege (Zuwendung, Zeit, Zärtlichkeit), zu ehrenamtlicher Tätigkeit im Hospiz, im Sinne einer Abschiedskultur, d.h. Vorbereitung von Nachruf und Trauer.

4. Gruppenübergreifender sozialer Dienst oder Heimleiter

Gesprächsgruppen

Gründung wohnbereichsbezogener Gesprächsgruppen ermöglicht es Angehörigen, Clinch-Beziehungen zu entflechten, ihnen als Leidtragende vorwegnehmende Trauer zuzugestehen, sie von Schuld, Scham und Angst zu entlasten oder Kritik zu äußern. Gesprächsgruppen helfen den Angehörigen, ein Ja zur Demenz ihrer Mutter zu finden, sich mit anderen zu solidarisieren, in einer Arbeitsgemeinschaft für fachlich Interessierte mitzuarbeiten.

Öffentlichkeitsarbeit

Vierteljährliche Informationsabende sind nötig, um über das Heimkonzept, aktivierende Beziehungspflege, Erwartungen der Pflegenden an die Angehörigen, Pflegenotstand und Sparzwänge, über Fest- und Urlaubsplanung, über die Hauszeitung zu informieren und die Angehörigen z.B. am runden Tisch zur Mitarbeit zu gewinnen.

Angehörigenarbeit organisieren

Sozialer Dienst/Heimleiter öffnen die Cafeteria für Bewohner, Angehörige und Mitarbeiter, sorgen für unbegrenzte Besuchszeiten, für eine Krisenintervention, für ein Rooming-in zur Sterbebegleitung. Sie gründen einen Angehörigenbeirat, der Paten oder in Konflikten vermitteln kann. Sie verteilen einen Zufriedenheits-Fragebogen an Angehörige, wie ihn *Stoffer* (1996, Seite 272) entwickelt hat (vgl. Tabelle 23).

Vernetzung

Sozialer Dienst/Heimleiter vernetzen das Altenzentrum mit Beratungsdienst für noch zu Hause pflegende Angehörige, mit Kurzzeit-, Tages-, Nacht- und Wochenendpflege, mit ambulanten Pflegediensten, mit Selbsthilfegruppen und mit einem Hospiz.

Tabelle 23: Zufriedenheits-Fragebogen für Angehörige.

Wie zufrieden sind Sie als Angehöriger?	Note
1. Wie werden Sie im Haus informiert?	
2. Wie beurteilen Sie die Erreichbarkeit gewünschter Ansprechpartner?	
3. Wie freundlich und aufmerksam sind die Mitarbeiter?	
4. Wie finden Sie die fachliche Betreuung und Begleitung?	
5. Wie ist die Sauberkeit im Haus?	
6. Wie bewerten Sie das Mahlzeitenangebot?	
7. Wie bewerten Sie die verschiedenen Angebote im Haus?	
8. Wie sind die Möglichkeiten der Kontaktaufnahme zu anderen Bewohnern?	
9. Wie angenehm ist die Atmosphäre während Ihrer Besuche im Hause?	
10. Wie werden Ihre Wünsche berücksichtigt?	
11. Wie wohl fühlen Sie sich im Haus?	
12. Wie gefällt Ihnen die Ausstattung des Hauses?	
13. Mit welcher Note bewerten Sie unser Haus, unsere Leistungen gesamt?	
14. Welche Anregungen und Vorschläge haben Sie für uns?	
Beurteilen Sie nach Schulnoten: 1 sehr gut, 2 gut, 3 befriedigend, 4 ausreichend, 5 mangelhaft, 6 ungenügend.	

1.12.4 Formen der Angehörigen-Mitarbeit

1. Delegierende Angehörige, etwa ein Viertel, haben hohe Ansprüche, kontrollieren die Pflege, bewerten Serviceleistungen und verursachen als notorische Nörgler Konflikte. Sie geben ihre Mutter oder ihren Vater an der Pforte ab.

> Pflegende können sie informieren über Pflege-Inhalte und versuchen, sie in die Pflegeplanung zu integrieren.

2. Mithelfende Angehörige

- **Sich distanzierende Angehörige,** etwa ein Drittel, sind in der Beziehung gespannt, besuchen den Bewohner selten, sehen in der Heimversorgung nur Defizite, holen am Monatsende das Taschengeld ab, können aber für hauswirtschaftliche Belange z. B. Wäsche sorgen.

> Pflegende können diese Angehörigen einladen zu Festen, sie aufklären über Pflegenotstand und über Bedürfnisse und die Demenzerkrankung und sie ermutigen zu Spaziergängen mit ihrer Mutter.

- **Psychosozial stabilisierende Angehörige,** etwa ein Drittel, kommen regelmäßig, geben Nähe mit 3 Z und Sicherheit mit vertrautem Umgang gegen das Gefühlschaos des Demenzerkrankten und sorgen für Kontakte, sodass der Bewohner gut integriert ist. Sie sprechen mit den Pflegenden offen über Probleme und fördern eine gute Beziehung zu den Mitarbeitern.

> Pflegende können ihnen Gruppen und Mitarbeit im Angehörigen-Beirat oder in Qualitätszirkeln anbieten.

- **Aktiv mitpflegende Angehörige,** etwa ein Achtel, setzen aus Schuldgefühlen ihre Pflegerrolle fort, geben als Experten Verantwortung nicht ab, versorgen die Person mit Demenz überfürsorglich in Aktivitäten, die diese Person noch selbst kann, so dass sie die Hilflosigkeit beschleunigen.

> Pflegende können sie anerkennen, beruhigen, dass sie nicht alles machen müssen, und sie zu aktivierender Pflege anleiten, in die Pflegeplanung einbeziehen und sie ermutigen zur emotionalen Betreuung (nach *Kremer-Preiss*).

1.12.5 Erfolge der Angehörigenarbeit im Heim

1. Negative
10 % der Heime fühlen sich durch Angehörige gestört und zusätzlich belastet: die Beziehung ist konfliktbeladen und die Angehörigen werden abgelehnt, wenn Informationen und Qualitätssicherung fehlen.

2. Positive
Immer mehr Heime leisten erfolgreiche Angehörigenarbeit:

- Personen mit Demenz integrieren sich leichter, werden ausgeglichener und aktiver und die Beziehungen bessern sich für alle.
- Angehörige engagieren sich mehr, zeigen mehr Verständnis, werden zufriedener, hilfsbereiter, kritisieren konstruktiv, werben für das Heim.
- Die Mitarbeiter fühlen sich in der Sorgerolle entlastet und zufriedener.

1.13 Integrative Pflege oder Demenzwohngruppen?

Die Wohnform für Demenzerkrankte kann sich nach dem Demenzstadium richten:

- Bei leichter Demenz ist eine traditionelle integrative Pflege möglich.
- Bei mittelschwerer Demenz ist Teilintegration für rüstige Bewohner akzeptabel.
- Bei schwerer Demenz haben sich Demenzstationen bewährt (vgl. Seite 91 f).

1.14 Vernetzung in gemeindenaher Psychiatrie

Der sozialpsychiatrische Dienst fördert in gemeindenaher Psychiatrie Beziehungspflege durch Vernetzung auf folgenden System-Ebenen:

- Die Person mit Demenz zu Hause.
- Das primäre familiäre Unterstützungssystem mit Partner, Kindern, weiteren Angehörigen, Nachbarn oder Freunden.
- Sekundäres System mit Hausarzt, Sozialstation, Hausbesuchsdienst.

- Das kommunale System mit Ämtern, Beratungsstellen und familienergänzenden teilstationären und familienersetzenden stationären Einrichtungen und komplementären Diensten z. B. in Hausgemeinschaften, Heimen oder auch Pflegefamilien (sehr selten).
- Finanzträger-Ebene: Kranken-, Pflegekasse, Träger der Sozialhilfe.

Je besser die Systeme kooperieren, umso besser geht es dem Kranken.

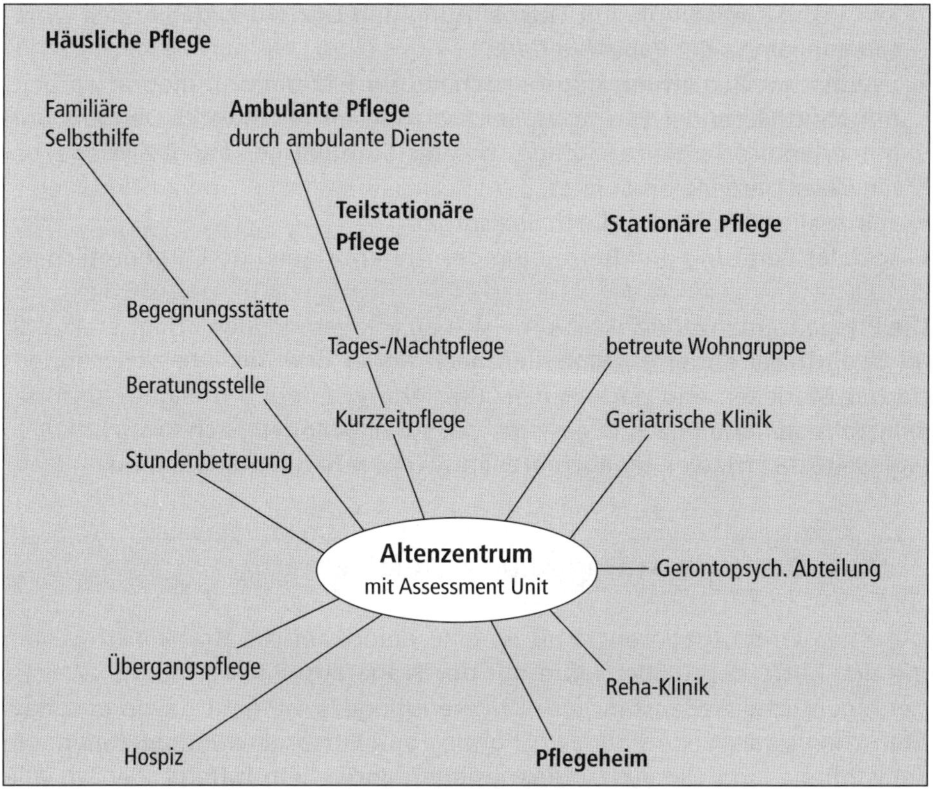

Abb. 25: Vernetzung der Pflege im Altenzentrum.

2 Ganzheitliche, professionelle Begleitung von Demenzerkrankten

Ganzheitliche Pflege aktiviert Ressourcen und kompensiert Defizite mit:

- **körperlicher Pflege:** z. B. mit Essenskultur (lässt Vorliebe des Demenzerkrankten für Süßigkeiten zu), mit Bewegung *(»Ich kann laufen, also bin ich«),* und Kinästhetik, mit Entspannung und Linderung quälender Symptome im Sinne der Palliative Care;
- **psychischer Begleitung** mit Wertschätzung (Validation), Biografiearbeit, mit reaktivierender Pflege bei leichter und mittelschwerer Demenz und mit erlebnisorientierter Pflege, basaler Stimulation und 3-Z-Pflege bei schwerer Demenz bis zuletzt;
- **spiritueller Begleitung** durch Seelsorger;
- **sozialer Beratung** und Betreuung der Angehörigen und Ehrenamtlichen.

Die Pflege Demenzerkrankter kann sich an Pflegemodellen orientieren, z. B. an bedürfnisorientierten Modellen nach *Roper* oder an interaktionsorientierten Modellen wie nach *Peplau* (Beziehungspflege). Geeignet sind das Selbstpflegemodell nach *Orem* oder das ABEDL-Modell nach *Krohwinkel* (vgl. Seite 181 ff), weil sie auch präventiv und rehabilitativ arbeiten.

2.1 Das Selbstpflegemodell *nach Orem*

Dorothea Orem (geboren 1914) ist eine amerikanische Krankenschwester, die sich Mitte der 1950er Jahre mit der Frage auseinandersetzte: »Was ist der eigentliche Gegenstand der Krankenpflege?« Sie geht davon aus, dass Menschen in der Lage sind, zwei Formen von Fürsorge wahrzunehmen: die Selbstpflege und die Abhängigenpflege. Unter Selbstpflege werden alle konkreten Handlungen zusammengefasst, die dazu dienen, dass ein Mensch persönlich für sich sorgen kann. Pflegende leisten hiernach also Hilfe zur Selbstpflege. Der Pflegeprozess ist ein Beziehungsprozess, eine Dialogspirale zwischen Pflegeperson und Krankem, wie es Abb. 16 auf Seite 141 darstellt.

2.2 Das ABEDL-Pflegemodell

Aus den Grundbedürfnissen nach *Henderson* wurden zunächst die ATL (Aktivitäten des täglichen Lebens) nach *Roper* und *Juchli* entwickelt. In der ACNP (International Classification for Nursing Practice) werden die Lebensaktivitäten als Selbstpflege bezeichnet.
Für die Altenpflege hat sich das **ABEDL-Modell** (Aktivitäten des täglichen Lebens, Beziehungen und existenzielle Erfahrungen nach *Krohwinkel,* vgl. Seite 99) bewährt.

2.2.1 Kommunizieren können[7]

Kommunikationsschwierigkeiten
Der Demenzerkrankte findet die passenden Worte nicht, umschreibt, ist so vergesslich, dass er ständig wiederholt, dasselbe sagt und fragt. Es wird ihm peinlich, sodass er immer weniger und unverständlich spricht.

Pflege:
Den Kranken ablenken, etwas anderes zeigen oder Tätigkeit vorschlagen, wenn er dauernd dasselbe fragt, Antworten groß aufschreiben, ihm Sicherheit geben, z.B. durch Umarmung und Versicherung, dass alles in Ordnung ist.

7 vgl. Personenzentrierte Begegnung mit Kommunikation, Seite 145 f).

2.2.2 Sich bewegen können

Demenzerkrankte haben einen unwiderstehlichen Bewegungsdrang oft bis zuletzt (vgl. Seite 77).

Pflege:
Bewegung
- fördert Hirndurchblutung, Verdauung, Gleichgewicht, Muskelkraft, Schlaf und baut Spannungen und Aggressionen ab,
- Rhythmus erleichtert Bewegungen z. B. Schaukeln mit rhythmischem Sprechen oder Singen im Schaukelstuhl beruhigt und entspannt,
- beim Spaziergang auf gleicher Strecke passt sich der Begleiter an den Schritt des Demenzerkrankten an,
- 10-Minuten-Aktivierung mit anschließender Pause hilft wie täglicher Seniorentanz und Gymnastik nach Musik,
- Kinästhetik verbessert die Bewegungsabläufe, hilft Pflegenden und schont ihren Rücken.

2.2.3 Vitale Funktionen des Lebens aufrechterhalten können

Pflege:
Atmung, Puls, Blutdruck, Temperatur und Bewusstsein überwachen und anregen mit Atemübungen, Inhalationen, Einreibungen, Kneippen, Wickeln, Auflagen, Dampfkompressen u. a., um Wohlbefinden zu fördern.

2.2.4 Sich pflegen können

Pflegende:
- ermutigen den Demenzerkrankten zur Selbstpflege, zur selbstständigen Zahn-, Haar-, Haut-, Nagel-, Fuß- und vor allem Intimpflege und lassen ihm Zeit dazu;
- sie schirmen ihn gegen Sicht und gegen kaltes und heißes Wasser ab;
- sie beachten Waschrituale und -Gewohnheiten;
- sie regen ihn an, sich selbst einzucremen und zu massieren;
- sie setzen Parfums gegen Schweißgeruch ein.

Probleme bei der Körperpflege:
Duschen kann der Demenzerkrankte als Strafe empfinden, wenn sein verfallender Körper sichtbar wird, sein Schamgefühl (z.B. nackt) verletzt wird oder das Sauberkeitsempfinden der Angehörigen zu streng ist. Nägel kann er im fortgeschrittenen Stadium nicht mehr selbst schneiden.

Pflege:
Körperpflege vereinfachen, so lange und soviel wie möglich selbst waschen lassen, zur Selbstpflege ermutigen, um Selbstwertgefühl zu erhalten. Routinewaschgewohnheiten erkunden und möglichst beibehalten. Wenn sich der Kranke lieber am Waschbecken als unter der Dusche wäscht, zulassen und ihn ermutigen, sich täglich unter den Achseln und intim zu reinigen. Duschen mindestens einmal wöchentlich, wenn er noch stuhlkontinent ist. Wenn er sich früher nie geduscht hat, lieber baden. Waschen täglich zur gleichen Zeit, Warmwasser genau einstellen, um Angst vor zu kaltem oder zu heißem Wasser zu verhindern. Frisuren vereinfachen, von Nass- auf Trockenrasur übergehen, Schminken und Lackieren der Nägel zulassen. Druck nur sanft und humorvoll ausüben, damit der Kranke Waschen oder Baden als angenehm und entspannend erlebt.

Hautpflege:

- trockene Haut mit Babyöl, Wasser-in-Öl-Lotion pflegen, eincremen;
- bei längerem Sitzen oder Liegen Druckstellen suchen, entlasten, umlagern je nach Gefährdung alle ein bis zwei Stunden und viel bewegen (vgl. Seite 77, 182)!
- Nägel kurz schneiden, um Aufkratzen zu verhindern, demenzerkrankte Diabetiker brauchen fachliche Fußpflege;
- Kurzhaarschnitt, wenn der Demenzerkrankte zustimmt, erleichtert Waschen und Pflege;
- Gehörgang reinigen und überprüfen lassen;
- bei Inkontinenz Parfüm-/Desinfektionsseifen meiden, nicht fönen, sprayen noch pudern! pH-neutrale Babyseife oder Syndets benutzen;
- Zähneputzen ermöglichen: Paste auf Bürste auftragen, Prothese reinigen und Sitz der Prothese kontrollieren.

Wenn der Demenzerkrankte Waschen oder Baden ablehnt

Gründe für die Ablehnung:

- Ist das Wasser zu heiß/kalt? Denn der Kranke kann die Temperatur kaum richtig einschätzen.
- Hat er Schmerzen und Angst davor? Wurde er als Kind mit anderer Vorstellung von Sauberkeit und Hygiene erzogen? Weiß er noch, wie er Seife oder Waschlappen benutzen soll? Schämt er sich vor Fremden? Hat er Angst, nicht mehr aus der Wanne zu können und zu fallen? Ist er ärgerlich, weil er sich gezwungen oder überwältigt fühlt? Kennt er Duschen aus der Kindheit überhaupt?

Pflege:

- Das Sträuben und Verweigern des Kranken respektieren, später erneut versuchen, vom Partner duschen zu lassen; Baden oder Duschen nie erzwingen;
- geduldig erklären, nicht schimpfen, viel Zeit lassen;
- den Kranken bestimmen lassen, welche Temperatur, welche Seife oder wohlriechenden Badezusätze er möchte;
- Rituale, Gewohnheiten und feste Zeiten einhalten;

- „unten" selbstständig waschen lassen;
- trocken tupfen, abtrocknen mit kuscheligen Handtüchern, ohne zu reiben;
- die Umgebung angenehm gestalten;
- Wanne sichern mit Haltegriffen, Ein- und Ausstiegshilfen, rutschfester Matte, Seifenschale und Handtuchhalter fest verankern, falls er bei Schwindel Halt sucht, zusätzlichen Stuhl hinstellen.

2.2.5 Sich kleiden können

Der Demenzerkrankte verwechselt die Kleidung oder zieht sie falsch oder jeden Tag wieder an. Er ist empört, ausgezogen zu werden, weigert sich, die Wäsche zu wechseln und waschen zu lassen.

Pflege:
Pflegende sorgen für luftdurchlässige, saugfähige, pflegeleichte, einfach zu handhabende und zu verschließende (Klettverschluss), bequeme, lockere Kleidung ohne Gürtel (keine Strumpfhosen). Sie sortieren die Kleidung abends mit dem Kranken vor und legen sie in der richtigen Reihenfolge auf einem Stuhl zurecht und begrenzen die Auswahl auf zwei Stücke.
Wenn der Kranke immer dasselbe anziehen will, besorgen Pflegende zwei gleichartige Stücke, um verschmutzte Kleidung unauffällig reinigen zu können. Sie beachten Vorlieben z. B. Kittelschürze und damit die Selbstbestimmung. Pflegende lassen das Ausziehen üben, die Wäsche selbst wechseln, besorgen Anziehhilfen und ermutigen geduldig, sich solange wie möglich allein an- und auszuziehen. Sie sorgen für rutschfeste Pantoffeln, einfach anzuziehende Schuhe mit Klettverschluss und Gummisohlen (keine Schnürschuhe). In einigen Heimen wird Modenschau für Senioren durchgeführt.

2.2.6 Ausscheiden können

Demenzerkrankte haben meist eine Dranginkontinenz, sie vergessen oft, wo das WC ist und was man dort tut. Den Harn- und Stuhldrang merken sie immer weniger, unwiderstehlicher Drang kann unruhig machen. Stuhlgang reicht alle zwei Tage. Bei Verletzung der Intimsphäre kann er aggressiv reagieren, weil er sich wie ein Kind gewickelt, gewindelt fühlt. Bei Verstopfung oder Stuhlinkontinenz (z.B. durch Kotballen) kann er anfangen, mit Kot zu schmieren.

Pflege bei Dranginkontinenz:

- auf nonverbale Signale achten (der Kranke läuft oder rutscht hin und her, greift sich zwischen die Beine);
- Toilettentraining: Alle zwei Stunden regelmäßig nach Zeitplan oder individualisiert nach dem Miktionsschema zum WC führen. Spasmex und Axura können ein individualisiertes Toilettentraining unterstützen;
- leicht zu öffnende Kleidung, z.B. Wickelkleid oder Klettverschluss für Hosen besorgen, Ausziehen und Gehen üben;
- Weg zum WC markieren und verkürzen. Nachtstuhl bereitstellen, wenn WC direkt am Zimmer fehlt. Im Heim WC-Türen einheitlich streichen und groß beschriften, WC nachts gut ausleuchten;
- ableitendes Urinal wird von demenzerkrankten Männern oft abgelehnt, aufsaugende Vorlagen werden von den Kranken manchmal zerrissen;
- abends wenig trinken, kein Kaffee, Schwarztee oder Alkohol;
- Stuhlgang mit Bewegung, schlackenreicher Kost und 2 L täglich Trinken fördern, nach dem Frühstück auf den Toilettenstuhl setzen, Abführmittel können Darmträgheit verstärken, aber nicht Macrogol!
- Transurethraler Dauerkatheter ist wegen hoher Infektionsgefahr durch suprapubischen zu ersetzen, wenn ein Katheter unvermeidlich ist.

2.2.7 Essen und Trinken können

Ernährungsprobleme klären

Können Demenzerkrankte zu Hause noch einkaufen, Speisen zubereiten, kochen? Sie können sich verbrühen oder einen Brand auslösen. Sie verstecken Speisen, essen sie verdorben oder ohne Manieren, im Endstadium vergessen sie zu essen und zu trinken, können oft heiß und kalt nicht unterscheiden, sodass sie sich den Mund verbrennen.

Mangelernährung:

Demenzerkrankte verlieren viermal soviel Körpergewicht wie Gleichaltrige ohne Demenz, weil ihr Hungergefühl vermindert ist, der Energiebedarf durch den Bewegungsdrang aber zunimmt. Zähne fehlen, Schmerzen und Medikamente stören den Appetit. Mangelernährung gefährdet den Kranken durch Eiweiß-, Vitaminmangel und führt zu Schwäche mit Sturzneigung, zu Infekt- und Dekubitusanfälligkeit, zu Verstopfung, Krankheitshäufung, Pflegebedürftigkeit, zu erhöhter Sterblichkeit. Flüssigkeitsmangel verstärkt die Verwirrtheit.

Pflege:

Pflegende

- sorgen für ausreichendes Trinken von etwa 2 L täglich;
- teilen die Küchenarbeit ein, treffen Sicherheitsvorkehrungen, z. B. entfernen sie spitze, scharfe Messer, bedienen Handmixer und Brotschneidemaschinen selbst;
- lassen zu Hause oder in der kleinen Hausgemeinschaft mitkochen und die Mahlzeiten mit zubereiten, ermöglichen Auswahl, schränken die Speisen auf dem Tisch ein: »das Auge isst mit« (Augenschmaus);
- bieten sechs kleine Mahlzeiten und vor allem einen Spätimbiss an, um Unterzuckerung nachts und morgens zu vermeiden und lassen Vorlieben für Süßigkeiten zu, solange der Blutzucker nicht steigt;
- sorgen für kalorien-, eiweiß-, vitamin-B- und -E-reiche, fettarme und abwechslungsreiche, schmackhafte Vollwertkost, passen die Temperatur an; Salz gehört nicht auf den Tisch, weil es Speisen ungenießbar machen könnte; bei zerkleinerter Kost kann man sich verschlucken.
- lassen den Kranken genug essen, weil Untergewicht droht;

- üben, mit Gabel und Messer zu essen, geben die Schnitte in die Hand, setzen sich dem Kranken gegenüber, damit er Essen nachahmen kann;
- beachten Rituale, Gewohnheiten, Vorlieben und fördern mit vertrauter Esskultur (Kerze, Musik) in Gemeinschaft den Appetit;
- lassen zum Essen zu festen Zeiten in entspannter Umgebung Zeit;
- sorgen für rutschfeste Untersetzer und abwaschbare Tischtücher, für Servietten (kein Lätzchen), schweres Besteck mit großen Handgriffen, für unzerbrechliches Geschirr mit hohem Rand, Schnabelbecher (nicht bei Verschlucken) oder Saugröhrchen und servieren einzelne Speisen einladend.

Welche Essstörungen belasten Pflegende?

1. Enthemmtes, unkontrolliertes Essen

Bei schwerer Demenz kann der Kranke alles in den Mund stecken oder unkontrolliert essen, z. B. Blumenerde, weil er gerade Hunger und vergessen hat, dass er schon gegessen hat oder sein Sättigungsgefühl nicht wahrnimmt. Bei Tisch kann er Speisen vom Teller des Nachbarn nehmen. Manchmal fordert er rücksichtslos, dass er sofort Essen bekommt, d. h. er kann nicht warten aus Angst, vergessen zu werden.

Pflege:
Pflegende erklären dem Kranken, dass er genug zu Essen bekommt, helfen aber selten. Sinnvoll ist z. B. ein halber Apfel, sein Lieblingsgetränk als Ersatz oder Vollwertkost. Über seine Frustration sprechen, ihn ablenken mit etwas, was ihm sonst Spaß macht.

2. Appetitstörung und Erbrechen

Ursachen sind nachlassender Geruchs- und Geschmackssinn, Depression, chronische Infekte, andere Erkrankungen und Medikamente wie Abführ- und Schmerzmittel oder Antibiotika. Übelkeit, Erbrechen ist zu klären; es kann durch Digitalis, z. B. Novodigal bedingt sein.

Pflege:

- Aufrecht hinsetzen, um Aspiration zu verhindern;
- Rücken stützen, zu tiefem Durchatmen auffordern;
- beruhigen; evtl. Vomex oder MCP verordnen lassen
- Zahnprothese entfernen, Nierenschale mit Zellstoff vor den Mund;
- kalten Waschlappen auf die Stirn legen, Kleidung am Hals öffnen;
- anschließend Mund ausspülen und Gesicht, Hände waschen lassen;
- Zimmer lüften;
- bei Kaffeesatz- oder Koterbrechen sofort Arzt holen;
- RR und Puls kontrollieren;
- bis zur ärztlichen Anordnung nur Tee in kleinen Schlucken anbieten.

3. Essensbehinderung

Gründe sind Agnosie (der Kranke erkennt die Speisen nicht), Apraxie (er kann nicht essen), Kaustörung durch falsche Prothese, Mundentzündung oder Parkinson. Im Endstadium kann ein starker Saugreflex ausgelöst werden, sobald Nahrung die Lippen berührt, sodass der Kranke nicht mehr essen kann.

Pflege:

Bei Apraxie oder Agnosie muss die Nahrung gereicht werden. Bei Kaustörung Prothese überprüfen und vorübergehend passierte Kost. Bei Saugreflex Saugrohr und halbflüssige Speisen in Schnabeltasse, Bissen direkt in den Mund nur, wenn sich der Kranke nicht weigert. PEG nur, wenn sie dem mutmaßlichen Willen des Kranken entspricht oder wenn er, der Bevollmächtigte und das Vormundschaftsgericht zustimmen.

4. Verschlucken

Verschlucken mit Aspirationsgefahr beim Trinken ist nach Schlaganfällen und bei schwer Demenzerkrankten häufiger, wenn sie Neuroleptika bekommen.

Pflege:
- Bei Schluckstörung aufrecht auf Stuhl (nicht im Bett) hinsetzen;
- Getränke eindicken mit Joghurt, Pudding, Brei oder Astronautenkost;
- evtl. PEG nötig.

5. Nahrungsverweigerung

Klären, ob vorübergehend oder dauernd, isst der Kranke unbeobachtet?
Gründe:
- Der Kranke riecht, schmeckt und sieht Speisen schlecht, verwechselt sie oder glaubt, schon gegessen zu haben.
- Er hat keinen Hunger, ihm ist der Appetit vergangen, empfindet Ekel, Übelkeit.
- Kauen und Schlucken bereiten Schmerzen bei Herpes, Soor oder schlecht sitzender Prothese.
- Er will nicht mehr leben (depressiv oder suizidal), fürchtet wahnhaft Vergiftung.
- Er protestiert gegen unsaubere Pflegende oder will Zuwendung erzwingen.

Folgen: Unterzuckerung stört Sehen und Hirnstoffwechsel, sodass der Kranke unruhig, verwirrt, aggressiv, schwach wird und stürzt.

Pflege:
- Ursachen klären und behandeln lassen, geduldig zureden;
- Ess-, und/oder Trinkverweigerung ist verbindliche Willensäußerung auch schwer Kranker, sterben zu wollen. Wie äußerte sich die Person vorher?
- Reißt sich der Kranke Infusion oder Sonde heraus?
- Wer bei der Mundpflege am Wachlappen saugt, äußert Trinkbedürfnis, d.h. Lebenswillen: Dann braucht der Kranke sein Lieblingsgetränk (mit Zucker, Ei, Astronautenkost anreichern) in Schnabeltasse oder mit Saugrohr, das sich an die Infusion anschließen lässt oder Ringerlösung mit 5%iger Glucoselösung rektal mit Einmalkatheter (10 Tropfen pro Minute), erst zuletzt PEG bei Lebenswillen, d.h. Zustimmung.

PEG
Die perkutane endoskopische Gastrostomie ist in Deutschland der häufigste chirurgische Eingriff: 70 % der Operierten sind Heimbewohner, die Hälfte ist demenzerkrankt. **Das Stillen von Hunger und Durst ist Basisbetreuung, ein Verzicht auf Ernährung kann als Tötung durch Unterlassung gedeutet werden (Schweiz, England).**

PEG-Indikationen:
Mangelernährung oder Kachexie infolge Schluckstörung
- nach Apoplex,
- bei Demenz,
- Parkinson,
- amyotropher Lateralsklerose,
- MS oder
- Rachen-,Speiseröhrenkrebs,
  aber nicht Personalersparnis.

Eine PEG ist geboten, wenn der Kranke nicht in absehbarer Zeit stirbt. Die PEG ist sicher und schonender als eine Nasensonde, schützt vor Verhungern und Verdursten, der Kranke kann mobil bleiben.

Das Ethik-Konsil empfiehlt PEG, wenn der Nutzen größer ist als der Schaden. Es lässt die Entscheidung bei mittelschwerer Demenz offen, rät bei schwerer Demenz ab. Solange der Kranke einwilligungsfähig ist, entscheidet er. Bei entscheidungsunfähigen Demenzerkrankten entscheidet der Bevollmächtigte oder Betreuer nach dem mutmaßlichen Willen (in Patientenverfügung). Wenn Patientenverfügung oder Vorsorgevollmacht fehlt, sind Angehörige nach dem mutmaßlichen Willen zu befragen.

PEG-Kontraindikationen:
- Blutungsneigung,
- Aszites,
- Ileus,
- Peritonitis.

PEG verlängert das Leben nicht bei schwerer Demenz, verhindert keine Pneumonie, kann zu Infekt, Durchfall, Unruhe (Fixierung mit Dekubitus) führen. Pflegende können die PEG ziehen, wenn der Kranke wieder schluckt.

Pflege:
Pflege-Ethik verlangt keine Zwangsernährung (die nur bei Psychose nötig wird, sonst als Körperverletzung gilt), sondern Zuwendung und Mundpflege. Wenn sich Pflegende, Arzt, Angehörige oder ein Ethik-Konsil über eine PEG nicht einig werden, entscheidet das Vormundschaftsgericht.

Trinkprobleme
Das Durstgefühl nimmt ab, der Demenzerkrankte vergisst zu trinken, die Gefahr eines Nierenversagens nimmt zu (vgl. Dehydratation Seite 58). Vermehrtes Trinken weist auf Diabetes hin. Austrocknung lindert durch Opioide Schmerzen.

Pflege:
- Täglich 2 L (sechs bis acht Tassen Tee/Mineralwasser) zwischen den Mahlzeiten zu trinken geben;
- Trink- oder Bilanzierungsplan erstellen.

Trinkverweigerung
siehe Nahrungsverweigerung (vgl. Seite 190).

Alkohol (etwa jede zehnte Demenz ist durch Alkohol mitbedingt)
Demenzerkrankte vertragen Alkohol schlechter, ihre Kontrollfähigkeit nimmt ab, Gedächtnisstörungen nehmen zu und Erkrankte können unberechenbar reagieren.

Pflege:
- Bei schwerer Demenz nicht allein Alkohol trinken lassen;
- zwei Gläser Wein oder Bier (evtl. alkoholfreies) pro Woche können erlaubt werden;
- klären, ob sich Alkohol mit den Medikamenten verträgt.

2.2.8 Ruhen, schlafen und entspannen können

Schlafstörungen (bei bis zu 70 % der Personen mit Demenz)
Das Schlafbedürfnis ist bei Älteren auf fünf bis sechs Stunden verkürzt, bei Demenzerkrankten kommt es oft bei Schlafumkehr tagsüber zu Kurzschlafperioden, nachts liegen sie hellwach, verwirrt mit Drang zu wandern, können sich aber nicht daran erinnern, oder sie urinieren ins Waschbecken oder in den Schrank.

Worauf sind Schlafstörungen zurückzuführen?

1. Abendliche Unruhe kann auf schlechter Dunkelanpassung des alten Auges (sun-downing-Syndrom), auf nachlassender Stresstoleranz, auf mangelnder Tagesstrukturierung, auf der von dem Kranken gespürten Übermüdung der Bezugsperson beruhen.

2. Einschlafstörungen sind im Anfangsstadium der Demenz häufig:

- Situativ: Lärm, grelles Licht, anderes Bett, behindertes Einschlafritual oder der fremde Mitbewohner im Zimmer stört das Einschlafen.
- Organisch: Hirndurchblutungsstörungen, Herzschwäche, Asthma, Schilddrüsenüberfunktion, Parkinson, Schmerzen, unruhige Beine, brennende Füße, Juckreiz, Frieren, Schwitzen, Völlegefühl, Blähungen, Entzug von Arznei oder Alkohol können das Einschlafen stören.

- Psychisch: Ärger, gestaute Konflikte, Wut, Angst über die ungewisse Zukunft oder nicht aufzuwachen, Erwartung, wieder nicht zu schlafen, mangelnde Ermüdung bei Langeweile erschweren den Schlaf.

3. Durchschlafstörungen im fortgeschrittenen Stadium kommen vor bei:

- Harndrang bei Prostata-Adenom, Herzschwäche mit Atemnot, Husten, Schmerzen, Schwitzen, Durchfall, Alp-/Angstträume bei Depression mit Früherwachen.
- Halluzinationen nachts bei fehlender Dämmerleuchte führen zu wahnhaften Ängsten, da der Demenzerkrankte unfähig ist, Traum und Realität zu differenzieren, nicht müde ist, wenn Bewegung, Beschäftigung oder Kontakte fehlen.

Pflege:

- Den Tag strukturieren, den Kranken ermüden mit Bewegung, Beschäftigung und Kontakten und abends mit Spaziergang oder Spielen.
- Mittags nur eine halbe Stunde – nicht im Bett – ruhen lassen.
- Spät ins Bett: wer um 19 Uhr ins Bett geht, ist gegen 2.00 Uhr wach.
- Zimmertemperatur kühl, Dämmerleuchte; Lärm abschirmen mit Oropax.
- Abends entspannen mit warmem Fußbad, einem Wickel oder leiser alter Musik (aufregenden Fernsehfilm meiden).
- Liebevoll zuwenden: im Gespräch Sorgen ansprechen, mit atemstimulierendem Einreiben oder Massieren Angenommensein erleben lassen.
- Einschlafrituale einhalten, z. B. vertraute Musik hören, evtl. noch Lesen, eigenes Kopfkissen (Stallgeruch, persönliche Duftnote) benutzen!
- Abends keine warme, schwere Mahlzeit, sondern Spätimbiss: ein Glas warme Milch, Melissentee mit Honig oder ein Likör.
- Pflanzliche Schlafmittel (Baldrian, Hopfen, Melisse) werden von den Krankenkassen nicht übernommen, chemische unterdrücken das Träumen.
- Nachtkasino statt Bettgitter, das der vormundschaftsrichterlichen Genehmigung bedarf (Halbgitter nicht); auf Wunsch Einzelzimmer.

- Toilettenstuhl neben das Bett stellen.
- Zu Hause getrenntes Schlafzimmer für den pflegenden Angehörigen, damit er nicht zu häufig geweckt wird.

2.2.9 Sich beschäftigen, lernen, sich entwickeln können

Im Anfang kann der Demenzerkrankte in vertrauter Umgebung noch dem gewohnten Tagesablauf nachgehen. Bei schwerer Demenz kann er nicht mehr selbstständig kochen, sich anziehen oder allein leben, obwohl er behauptet, selber alles richtig zu machen, d.h. er verleugnet seine Krankheit, wenn Pflegende ihm etwas erklären, fühlt er sich bevormundet und wird aggressiv (vgl. Ergotherapie Seite 77). Wenn er sich nicht sinnvoll beschäftigen darf, z.B. mit Hausarbeiten, fühlt er sich als Last.

Pflege und Beschäftigung:

- Pflegende reaktivieren alte Kompetenzen, fördern Selbstständigkeit, trauen dem Demenzerkrankten kleine Aufgaben, sinnvolle Tätigkeiten zu z.B. im Haushalt oder in der Pflege von Haustieren oder Blumen.
- Sie üben Alltags-Aktivitäten, loben Erfolge, ignorieren Fehler.
- Sie stärken das Selbstwertgefühl mit Lebensrückblick, Erinnerungs-, Ersatzstücken und Übergangsobjekten (z.B. Kopfkissen).
- Ergotherapeuten regen an zu kreativem Malen, Modellieren, zu Kunst-, Poesie-, Musiktherapie, zu Singen, Tanzen oder Spielen.
- Pflegende lassen den Kranken zu Fotos aus dem Familienalbum erzählen und vermeiden Niederlagen bei Karten-, Brettspielen, Scrabble oder Memory mit wenigen Bilderpaaren.
- Pflegende halten den Tagesablauf gleichbleibend mit festen Zeiten ein.
- Pflegende stärken das Selbstwertgefühl des Kranken, indem sie ihm das Gefühl geben, etwas Sinnvolles zu tun oder gebraucht zu werden: z.B. lassen sie ihn Handtücher falten, im Haushalt, Garten oder bei Reparaturen helfen, Kartoffeln schälen, abtrocknen, Staub wischen, die Blumen gießen, Socken stopfen (wenn er Löcher hineinschneidet). Sie nehmen ihn mit zum Einkaufen, gehen mit ihm und

dem Hund spazieren, lassen ihn auf dem Heimfahrrad trainieren. Sie tanzen mit ihm oder singen alte Lieder und lassen zu Lieblingsmusik die Hände klatschen oder den Takt schlagen.
- Sie lassen ihn Gegenstände mit verbundenen Augen ertasten und mit Stofftieren oder Puppen spielen.
- Sie organisieren Stadtrundfahrt und Ausflüge in den Zoo, Freizeitpark und besuchen mit ihm Gottesdienste.

2.2.10 Die eigene Sexualität leben können

Pflegende
- erhalten die Rollenidentität mit Frisur, Schmuck, Kleidung;
- beachten das Schamgefühl beim Waschen und Baden – gegengeschlechtliche Intimpflege ist nur nach Einwilligung erlaubt;
- sprechen die Bedürfnisse nach Zärtlichkeit und Sexualität an und führen den Demenzerkrankten in sein Zimmer oder zur Toilette, wenn er sich öffentlich selbst befriedigt, ohne zu schimpfen oder ihn lächerlich zu machen (vgl. sexuelle Enthemmung, Seite 32, 83, 207).

2.2.11 Für eine sichere/fördernde Umgebung sorgen können

Bei Sturz- und Unfallneigung müssen die Gründe geklärt werden.
- Die häufigste Sturzursache sind zu viel verordnete Sedativa.
- Der Demenzerkrankte ist vergesslich, kritik-, urteilsunfähig, erkennt Gefahren zu spät, überquert unvorsichtig die Straße, kann gefährliche Situationen nicht voraussehen, kann Haushaltsgeräte, Scheren und Messer nicht mehr richtig bedienen.
- Er ist in der Bewegung unsicher, steif, geht schlürfend, stolpert.
- Er hört, sieht schlecht und erkennt Stolperfallen nicht, er riecht schlecht, sodass er z. B. Blumendünger mit Speisen verwechselt.
- Er ist schwach, schwindelig oder bewusstseinsgestört. Stürze ohne Bewusstseinstrübung sind möglich bei Drehschwindel.

- Umgebungsfaktoren können Stürze verursachen wie schlechte Beleuchtung, Teppiche, glatter Boden, Stufen und Kabel als Stolperfallen (vgl. Seite 69 f).

Wohnungs- und Zimmeranpassung zur Unfallverhütung
Einrichtung
... vereinfachen, überschaubar und konstant halten, wenn sich der Kranke in seiner Unordnung nicht mehr zurechtfindet, Liebgewordenes nicht entfernen, wackelige Schränke oder Geländer stabilisieren, Gegenstände mit Spitzen, Ecken, Kanten und Vasen entfernen

Stühle
... mit Armlehnen und hohem Rücken, keine tiefen Sessel

Bett
... evtl. absenkbares Pflegebett besorgen, festen Stuhl daneben stellen

Bad und WC
... WC und Badewanne sichern mit Haltegriffen, Ein-/Ausstiegshilfen, rutschfester Matte, WC-Sitz erhöhen, Wasser-Höchsttemperatur mit Thermostat fest einstellen, heiße Wasserhähne mit rotem Blitz kenntlich machen

Bodenbelag
... muss rutschfest, pflegeleicht sein, festverlegter Teppichboden ist besser als glatter Linoleum- oder Parkettboden, Einzelteppiche mit Klebebändern rundum befestigen

Treppen
... mit rutschfesten Auflagen und Geländer sichern

Fenster
... mit abschließbaren Griffen versehen

Tapeten/Symbole
... Pflanzen- oder abstrakte Muster; hilfreich sind Großbuchstaben, Bilder, Fotos, Symbole für Toilette, warme Farben ohne harte Kontraste

Beleuchtung

… indirekt, über 500 Lux, blendfrei ohne verwirrende Schatten, nachts 25 Watt (Dämmerleuchte) am Bett und in WC, Tisch-/ Stehlampen mit schwerem Fuß ohne Stolperfallen

E-Geräte

… Brotschneide-Maschine, Bügeleisen, Fön, Herd sichern mit gut erreichbaren, großflächigen und farbigen Ein- und Ausschalt- oder Kontrollknöpfen

Pflege:

Pflegende

- halten den Tagesablauf und die Umgebung konstant;
- regeln die Raumtemperatur und dämpfen den Lärm;
- passen Brille, Hörgerät an, besorgen Dreipunktstock, Gehwagen;
- verstecken Feuerzeug, Streichhölzer, Auto-, evtl. Zimmerschlüssel;
- schließen Gifte, Arznei, Reiniger, Möbelpolitur oder Knöpfe ab;
- sorgen für Krankengymnastik gegen Schwindel und Gelenkversteifung;
- verhindern durch Betthalbgitter Verletzungen.

Medikamente sichern

Der Demenzerkrankte kann Medikamente nicht mehr pünktlich einnehmen. Wenn er Schlaftabletten morgens und Diuretika abends nimmt, kann er nicht schlafen (vgl. Seite 83f, 193). Beruhigungsmittel fördern die Sturzgefahr.

Pflege:

- Arznei in Pillendose aufteilen, nie mehr als drei Mittel auf einmal geben wegen Wechselwirkungs-Gefahren.
- Angehörige über Nebenwirkungen, die mit der Zahl der Mittel steigen, informieren.
- Nebenwirkungen dokumentieren und dem Arzt mitteilen.
- Regelmäßige Arztbesuche veranlassen, um andere Erkrankungen wie z.B. Hypertonus oder Diabetes früh einstellen zu können.

Darf die demenzerkrankte Person rauchen?
Die Kontrollfähigkeit nimmt mit fortschreitender Demenz ab. Wenn Kranke im Bett rauchen, das brennende Ende in den Mund nehmen, Zigarette an Polstermöbeln oder Zeitung ausdrücken, ist die Brandgefahr sehr groß.

Pflege:
- Nicht allein rauchen lassen!
- Evtl. Raucherzimmer einrichten!
- Rauchen abgewöhnen gelingt, wenn sonst keiner raucht und Zigaretten nicht mehr zu sehen sind.
- Streichhölzer oder Feuerzeug außer Reichweite verstecken.

Darf ein Demenzerkrankter noch Auto fahren?
Ein Demenzerkrankter kann bereits zu Beginn seiner Erkrankung andere Verkehrsteilnehmer wegen Reaktionsverlangsamung und Störung der räumlichen Orientierung gefährden. Er hält sich aber für fahrtüchtig und fühlt sich durch das Fahrverbot in seinem Stolz gekränkt. Die Haftpflichtversicherung übernimmt allerdings keine Leistungen mehr, weil Demenz als pathologischer Alterungsprozess gilt, der die Fahrtauglichkeit verneint.

Pflege:
- Früh mit dem Kranken darüber sprechen und den Arzt um ein Gespräch bitten.
- Autoschlüssel verstecken.
- Verkehrstauglichkeit vom Verkehrsamt überprüfen lassen.

Generell: Sicherheitsmaßnahmen sollten die Autonomie wenig beeinträchtigen.

2.2.12 Soziale Kontakte, Beziehungen und Bereiche sichern und gestalten können

Pflege:
Konstante Bezugspersonen sind die wichtigste Orientierungshilfe.
- Sie sorgen für Kontakte und Besuchsdienste, evtl. mit Haustieren.
- Sie stellen kleine überschaubare Gruppen von sechs bis acht Personen zusammen, wenn Hausgemeinschaften fehlen.

Pflegende
- reagieren nicht hektisch, wenn der Kranke plötzlich weggeht;
- integrieren Verwirrte solange wie möglich in Gruppen mit Nichtverwirrten, fördern mit tagesstrukturierenden Maßnahmen; Stationen für Kranke mit schwerer Demenz (Pflege-Oasen) belasten rüstige Bewohner nicht mehr, geschlossene gerontopsychiatrische Abteilungen sind manchmal kurz nötig bei starker Aggressivität;
- sorgen für Einzel- und Gruppengespräche mit Angehörigen und trösten diese, dass sie sich nicht zu schämen brauchen, denn der Verwirrte ist krank, nicht verrückt oder ansteckend;
- lassen Besuche bei Nachbarn und Freunden zu, um das Dazugehörigkeitsgefühl zu erhalten und Pflegende zu entlasten. Sie bereiten auf die Besuche vor und legen Termine vorher fest. Es dürfen nicht gleichzeitig mehrere reden;
- informieren Besucher und Besuchte, dass der Kranke bewusst niemand ärgern will, manchmal nicht grüßt oder falsch antwortet. Gesprächsinhalte sollten gemeinsam erlebte Geschichten sein;
- versuchen, Ausländer in multikulturelle Seniorenzentren zu integrieren.

2.2.13 Mit existenziellen Erfahrungen des Lebens umgehen können

Pflege:
- Pflegende fördern Wohlbefinden durch Erinnern an erfreuliche Erfahrungen wie Wiedergewinnen von Unabhängigkeit in einigen ABEDL, Zuversicht, Freude, Vertrauen, Sicherheit, Integration und Hoffnung.
- Sie gründen Humorgruppen und lassen zu Karneval einen Clown zu.
- Sie erinnern in Biografiearbeit an lebensgeschichtliche Erfolge und vermitteln sinnorientierte, religiöse Hilfen und Seelsorge.
- Sie leisten Krisenintervention bei gefährdenden Erfahrungen wie Verlusten von Unabhängigkeit, bei Sorgen und Ängsten, Misstrauen, Trennungserlebnissen, Isolation, Ungewissheit oder Hoffnungslosigkeit, Schmerzen und Sterben (zur Sterbebegleitung bei Personen mit Demenz vgl. Seite 224 ff).

2.3 Das FEDL-Modell

FEDL, das sind 14 Fähigkeiten und existenzielle Erfahrungen des Lebens. Dieses Modell stammt von *Barbara Messer*:
- Kommunikation
- Orientierung
- Bewegung
- Vitale Funktionen
- Pflegen und Kleiden
- Essen und Trinken
- Ausscheidung
- Ruhen, Schlafen, Wachsein
- Aktivieren – Anregen
- Beschäftigung
- Zufriedenheit und Emotionalität
- Sicherheit
- Soziale Bereiche und Beziehungen
- Existenzielle Erfahrungen des Lebens

Messer bevorzugt folgendes Pflegeverständnis:

- Es wird das wahrgenommen, was noch vorhanden ist.
- Eine Deutung der Situation sollte weitgehend frei von den eigenen Wünschen und Bedürfnissen der Pflegekraft sein.

Es muss bei der Einschätzung der pflegerischen Situation darauf geachtet werden, wo und vor allem wieso eine Fähigkeit eingeschränkt ist oder nicht in vollem Umfang genutzt werden kann.

2.4 Empfehlungen für Pflegeprobleme

Da jeder Kranke anders ist, sollten Empfehlungen individualisiert werden. Probieren Sie kreative Problemlösungen!

2.4.1 Schwieriges herausforderndes Verhalten verstehen

Aggressives Verhalten

Warum können Demenzerkrankte aggressiv werden?

1. Körperliche Auslöser

- Gestörte Impulskontrolle infolge einer Stirnhirnschädigung ist anzunehmen, wenn der Kranke auf den geringsten Anlass und gegen jeden, der ihm in die Quere kommt, aggressiv reagiert.
- Erkrankungen mit Schmerzen, Austrocknung, Atemnot, Verstopfung, Harndrang, Harnverhalt, Unterzuckerung, Vitamin B_{12}-Mangel, Leber- und Nierenversagen, nach Narkose, Schilddrüsenüberfunktion, Sucht.
- Medikamente wie Nootropika, Neuroleptika, aktivierende Antidepressiva, Theophylline, Coffein, Levodopa, Pravidel, Antiepileptika, Metoclopramid (MCP), Appetitzügler, Thyroxin oder Tranquilizer-Entzug.
- Hunger, Durst, selten sexuelle Erregung.

2. Psychische Aggressions-Auslöser

- Am häufigsten Angst vor Kränkung durch Versagen, durch Zuwendungsmangel, Angst vor Einsamkeit, vor Bloßgestelltwerden, vor dem Sterben.
- Lernerfahrung, mit Aggression erfolgreich zu sein oder aggressive Vorbilder nachzuahmen oder Gefühle nicht aussprechen zu können.
- Trauer über viele Verluste, Zorn sich helfen lassen zu müssen.
- Das Gefühl, unnütz, eine Last zu sein, dass Zukunft perspektivelos ist.
- Motive oder Absichten, was will der Demenzerkrankte erreichen? Zuwendung, sich durchsetzen, Macht zeigen, im Mittelpunkt stehen?
- Reagiert der Kranke auf Pflegende, die seine Scham verletzen, ihn distanziert bevormunden, zwingen, schimpfen, ihm wehtun? Reagiert er auf Mitbewohner, die Sachen, Sitzplatz wegnehmen (Revierkonflikt)?
- Abgeschlossene Türen, Fixierung fördern Halluzinationen bis zum Verfolgungswahn, wenn er z. B. Angehörige für Feinde hält.
- Fehlinterpretieren Pflegende das Verhalten als aggressiv, wenn der Kranke seine Autonomie behauptet, die Situation missversteht?

Tabelle 24: Aggressives Verhalten in den letzten zwei Wochen, erfasst die *Cohen-Mansfield* Agitation Inventory (CMAI).

A Verhalten	nie	weniger als 1x/ Wo.	2x/Wo.	mehrmals wöchtl.	1-2x tägl.	mehrmals tägl.	mehrmals in der Stunde
	1	2	3	4	5	6	7
1 Schlagen, auch sich selbst	0	0	0	+	+	++	++
2 Treten	0	0	0	+	+	++	++
3 Anfassen anderer (mit schmutziger Hand)	0	0	0	0	0	++	++
4 Stoßen mit Sturzgefahr	0	0	0	+	++	++	++
5 Werfen mit harten Gegenständen	0	0	0	+	++	++	++
6 Beißen	0	0	0	0	0	+	+
7 Kratzen/Kneifen	0	0	0	0	0	+	+
8 Bespucken anderer	0	0	0	0	0	+	++
9 sich selbst verletzen	0	0	0	0	++	++	++
10 Zerreißen von Kleidung Zerstören von Eigentum	0	0	0	0	++	++	++
11 Sex. Annäherungsversuche	0	0	0	0	0	++	++
12 Eindringen in fremde Räume	0	0	0	0	+	++	++
13 Inadäquates An-/Ausziehen	0	0	0	0	0	++	++
14 Gefährdung durch Weglaufen	0	0	+	+	++	++	++
15 »Absichtliches« Fallen	0	0	0	0	+	++	++
16 Essen/Trinken von Ungeeignetem	0	0	0	0	+	++	++
17 Nahrungsverweigerung	0	0	0	0	0	++	++
18 Urinieren/Einkoten im Raum	0	0	0	+	++	++	++
19 Verstecken/Verlegen/Sammeln aus fremdem Zimmer	0	0	0	0	++	++	++
20 Manieren: Klopfen,Klatschen	0	0	0	0	0	+	++
21 Aufdringlich/störend, verbal nicht beeinflussbar	0	0	0	0	0	+	++
22 Anhaltendes Schreien	0	0	0	0	0	++	++
23 Fluchen/wiederholtes Fragen Klagen/Stöhnen/Lachen	0	0	0	0	0	+	++
24 Gefährden anderer: aus dem Bett/	0	0	0	+	++	++	++
durch Bettgitter zerren						+	++
25 Ständiges Suchen nach Zuwendung/Hilfe	0	0	0	0	0		++

B Ausgepräge Antriebsstörungen: Apathie, Rückzug, in-sich-gekehrt, antriebslos

Bei mit ++ markierten Störungen muss die Notwendigkeit einer besonderen Betreuung begründet werden.

3. Interaktionelle Faktoren
- Wird der Kranke durch Angehörige, Mitbewohner, Pflegende provoziert?

4. Strukturelle Gewalt im Heim
- Licht- und Reizmangel oder Reizüberflutung bei Dauerlärm (z. B. Dauerberieselung mit Musik) oder Schreien von Bewohnern, Gerüche.
- Unfreiwillig im Doppelzimmer, das Gefühl, eingesperrt zu sein.
- Fremde Pflegende, Personalmangel und Gewalt im Fernsehen.

Pflege

1. Notwehr bei unmittelbarer Gefahr
- sich und den Angreifer schützen, fliehen oder festhalten, um Hilfe rufen;
- bei Angst Bezugsperson holen und entwaffnen, z. B. Schere wegnehmen;
- beobachten: z. B. Pupillen, Schweißausbruch, schnelle Atmung;
- ruhig, konsequent bleiben, mit Namen ansprechen, sich einfühlen, ob er sich gekränkt fühlt, Wut äußern lassen, nicht auf sich beziehen;
- im Notfall **nicht** anschreien, mit Strafe drohen, kränken, Überlegenheit demonstrieren, durch Haltung oder Anstarren provozieren, Angst zeigen, den Vorfall dramatisieren, weder seine Gefühle unterdrücken noch das aggressive Verhalten mit Zuwendung belohnen, weder argumentieren noch Vorwürfe machen;
- Zeugen bitten, Hilfe zu holen und sich nicht einzumischen;
- sich als Zeuge nicht in verbale Streitigkeiten einmischen, bei Tätlichkeiten den Schwächeren schützen;
- einmalige Fixierung – ist erlaubt bei Selbst- oder Fremdgefährdung von Gesundheit oder Leben bei uneinsichtigen Demenzerkrankten; Selbstbestimmungsrecht hat Vorrang. Das Projekt ReduxFix sucht nach Alternativen.

2. Bei einem Angriff
- Pflegedienst-, Heimleiter, Angehörige und Betreuer benachrichtigen;
- in Pflegedokumentation Gründe und eigenes Verhalten reflektieren;
- Aggressions-Auslöser und Motive klären, Verständnis zeigen;

- Wut ab- und umlenken, schimpfen lassen, Spannung mit Bewegung, Massagen oder ruhiger Tätigkeit ableiten;
- Grenzen setzen, Rückzug anbieten, nicht einschließen;
- wiedergutmachen lassen, Energie in die richtige Richtung lenken;
- Handlungsalternativen belohnen, z.B. bei Aufgaben anderen zu helfen;
- Beziehung aufbauen, an den Täter unter vier Augen appellieren.

3. Einsatz von Medikamenten

- Im Notfall zuerst Schmerzmittel und Magnesium versuchen, bei Angst Tavor-Expidet, bei Entzug Distraneurin (nicht zur Dauerbehandlung), Risperidal-Quicklet hilft kurzfristig am besten;
- zur Vorbeugung Magnesium, evtl. ß-Blocker verordnen lassen;
- bei drohender Selbstaggression (Suizid) Antidepressiva und Risperdal.

4. Umgebungsveränderung

- Beleuchtung soll blend-, schattenfrei und über 500 Lux sein, sonst verursachen Muster in Vorhängen, Teppichen, Tapeten Halluzinationen;
- für beruhigende Musik, Duftkulisse und 21 Gr. Temperatur sorgen.

Anhänglichkeit, Anklammern, Hinterherlaufen

Der Demenzerkrankte folgt dauernd bis auf die Toilette, weicht nicht von der Seite, nimmt der Bezugsperson die Privatsphäre, beobachtet dauernd, was sie macht, weil er Angst hat, allein gelassen zu werden, zu versagen, sich zu verirren. Er braucht das Gefühl, dazuzugehören.

Pflege:

- Verstehen, dass der Kranke Sicherheit sucht, beruhigen;
- die Angst, die Bezugsperson könnte das Haus verlassen, ansprechen, eigene Tätigkeit erklären und miteinbeziehen, mit sinnvoller Tätigkeit ablenken;
- Routine des Tagesablaufes nicht verändern;
- für Besuchsdienste sorgen, von Anfang an mehrere Pflegende gewöhnen;
- mit Notizzettel über Gründe, Dauer der Abwesenheit informieren.

Enthemmtes Verhalten

In Bezug auf Eigentum:

Der Kranke benutzt Gegenstände von Mitbewohnern wie seine eigenen, weil er glaubt, ihm gehöre alles.

Pflege:

Möglichst viel vertraute Dinge aus der Wohnung (Teppich, Sessel, Bilder usw.) in sein Zimmer bringen lassen.

In Bezug auf Essen:

(vgl. Ernährungsprobleme Seite 187)

In Bezug auf Sexualität

Sexuelle Enthemmung bei Demenzerkrankten ist selten: Er entblößt, reizt, befriedigt sich selbst, berührt die Pflegende ungebührlich oder aufdringlich oder wünscht Eincremen bei genitalem Juckreiz.

Erklärungsversuche:

- Der Demenzerkrankte stimuliert sich selbst, weil er zuwenig Zuwendung erhält, weil er sich noch entspannt und lebendig erleben will.
- Er sehnt sich in seiner Einsamkeit nach Nähe und reagiert spontan aus seinem Körpergedächtnis auf einfühlsame Körperpflege, Geruch, liebevollen Blick oder zärtliche Berührung mit Küssen oder Erektion. Aus Freude verkennt er die Realität und vergisst gesellschaftliche Normen.
- Bei Stirnhirnschädigung ist die Impulskontrolle gestört, sodass Hemmungen schwinden. Bei fortgeschrittener Demenz sucht der Erkrankte manchmal sexuelle Befriedigung, im Endstadium schwinden sexuelle Bedürfnisse.

Folgen: Pflegende fühlen sich gestört, belästigt und erleben Pflege als eklig, abstoßend und blicken entsetzt, sodass sich der Kranke zurückgewiesen, gekränkt fühlt und aggressiv reagiert.

Pflege:
- Nicht lächerlich machen, keine Vorwürfe machen.
- Bei Selbstbefriedigung für Sichtschutz sorgen, Demenzerkrankten zum WC/ins eigene Zimmer bringen.
- Durch sinnvolle Beschäftigung ablenken.
- Angehörige könnten auf Gefühle eingehen: Liebkosen, Einreiben oder Massieren als Zärtlichkeitsersatz; Mitbewohner können die Hand halten.
- Pflegende gehen im Team einheitlich damit um und reflektieren eigene Vorurteile in Supervision.

Pflege bei sexueller Belästigung
- Unmissverständlich Grenzen setzen, Anspielungen sachlich zurückweisen.
- Aggressive Überreaktion vermeiden!
- Schamgefühl beachten, solange wie möglich Intimbereich selbst waschen lassen.
- Bei Wiederholung andere Mitarbeiter einsetzen, Angehörige einbeziehen.
- Im Team Ängste, Beziehungen und Umgang besprechen.
- In Supervision Einstellung reflektieren, ob er belästigt, wenn er auf den Po klopft, ob er Intimpflege als Annäherung falsch versteht, ob Kittel reizen etc.

Verstecken, Horten oder Herumstöbern

Der Demenzerkrankte versteckt Dinge in Falten von Polstermöbeln, in der Wäsche, weil er vergesslicher und misstrauischer wird. Wenn er Verstecktes nicht wiederfindet, wird er aggressiv und beschuldigt andere, gestohlen zu haben oder stöbert in Kommoden oder Schränken.

Pflege:

- Urkunden im Banksafe aufbewahren, Kopien anfertigen;
- Ersatzschlüssel beim Nachbarn hinterlegen, an Schlüsselringe auf Pfeifen reagierende Anhänger anbringen;
- nicht verderbliche Speisen, trockenes Gebäck anbieten;
- abschließbaren Briefkasten anbringen;
- größere Geldmengen auf die Bank bringen;
- Schmuck in Banksafe sichern, ähnlichen Modeschmuck kaufen;
- Mülleimer, Papierkörbe vor dem Entleeren, Wäsche vor dem Waschen kontrollieren;
- mitsuchen, die demenzerkrankte Person hält ihr Suchen für sinnvoll.

Weglaufen, Laufzwang, zielloses Umherirren

Starker Bewegungsdrang ist bei Demenz häufig. Ursachen können Sitz-, Steh-Unruhe (Akathisie) nach Neuroleptika, bei agitierter Depression, Verfolgungswahn und Delir, Überforderungsreaktion bei gespannter Beziehung und Schlaf-Umkehr sein.

Demenzerkrankte Männer wollen zur Arbeit oder zum Verein, Demenzerkrankte Frauen wollen nach Hause, weil sie kochen, für Mann, Kinder oder Haustier sorgen müssen oder etwas vergessen haben; sie weinen, bitten um Hilfe, werden traurig, ärgerlich, wütend: *»Hier fühle ich mich nicht zu Hause«*. Je stärker die Regression, umso mehr suchen sie nach dem Elternhaus. *»Ich will nach Hause«* kann symbolisch bedeuten *»Ich will sterben«*.

Pflege:

1. Beobachten und Dokumentieren

- Wohin? Wie weit? Wie oft?
- In welcher Situation und warum läuft der Demenzerkrankte weg?
- Ist er erregt, einsam oder dranghaft gespannt?
- Friert er oder ist er nass?
- Hat er Durst, Hunger, Schmerzen, Harn- oder Stuhldrang?
- Sucht er Verlorenes?
- Hat er Angst oder fühlt er sich verfolgt?
- Steigern Nootropika, Neuroleptika oder aktivierende Antidepressiva seine Unruhe?

2. Gefährdungen erkennen, um der Aufsichtspflicht zu genügen:

- Stürzt er bei Schwindel, Gehbehinderung oder erkältet er sich?
- Gefährdet er sich (suizidal) oder andere im Verkehr?

3. Notfall: Die Person mit Demenz wird vermisst

- Pforte, Heim-, Pflegedienst-, Wohnbereichsleiter, Angehörige und Betreuer benachrichtigen.
- Mit Foto suchen (im Haus, Garten, Keller oder in der Kapelle).
- Vermisstenanzeige bei Polizei aufgeben mit Personenbeschreibung, d. h. neuem Foto und Beschreibung, wie die vermisste Person gekleidet ist.
- Wenn sie gefunden wurde, freundlich begrüßen, in den Arm nehmen und nicht ausschimpfen, alle informieren.

4. Laufzwang-Vorbeugung

Pflegende:

- fühlen sich verunsichert, sedieren oft hilflos oder korrigieren mit ROT: *»Hier ist Ihr zu Hause«*, statt auf die Sorgen des Demenzerkrankten einzugehen;
- sorgen für familiäre Atmosphäre, für Vertrautheit und Kontakte, berühren und sprechen freundlich, ruhig, geduldig mit ihm;
- lenken ihn ab, loben sinnvolle Beschäftigung, strukturieren den Tagesablauf konstant und ignorieren sein Wandern;
- sorgen für ein überschaubares Milieu, für Orientierungshilfen, nachts für Dämmerleuchten und beseitigen Lärm;
- lassen ihn gehen in bekannter Umgebung, z. B. Flur, Haus, Garten oder Friedhof, fördern Bewegung mit Gymnastik oder Schaukelstuhl;

- trainieren Zurechtfinden, geben ihm eine Ratschlagskarte und Kleingeld im Brustbeutel mit, lassen Anschrift in ein Armband eingravieren;
- bringen Straßensperrmuster vor der Außentür an;
- informieren Nachbarn, sorgen für Verkehrsberuhigung in Heimnähe;
- geben der Pforte ein Foto, lassen evtl. Funk, WanderGuard, Alarmsystem oder eine Personenortungsanlage installieren;
- Einsperren ist als freiheitsbeschränkende Maßnahme bei Selbst- oder Fremdgefährdung nur mit vormundschaftsrichterlicher Genehmigung erlaubt. Verstecken der Schuhe oder der Haustür durch Vorhang oder Einbau eines Zusatzschlosses bedürfen der Genehmigung wie die Gabe von Sedativa, die den Bewegungsraum einschränken, wenn sie regelmäßig verordnet werden.

Schreien

Pflegende bemühen sich, Probleme und Gründe festzustellen:

- Körperliche: Hat der Kranke Schmerzen, Hunger, nasse Vorlage?
- Psychische: Schreit er aus Angst um Hilfe? Weint er vor Trauer oder ist er erregt oder wütend? Will er Zuwendung erzwingen, auf sich aufmerksam machen? Ist er einsam und regrediert er?
- Geistige: Ist es ein hilfloser Schrei nach oder gegen Gott?
- Soziale: Ahmt er andere Schreier nach oder will er den Lärm übertönen?

Folgen: Die demenzerkrankte Person isoliert sich, wird abgesondert, beschimpft.

Pflege:

- Zuwendung, evtl. Schmerzmittel geben, berühren, einreiben, massieren.
- Bewegen, mit Liedern, Musik, Gebet, evtl. Schaukelstuhl usw. entspannen.
- Lieblings-Essen oder -Getränk, Duftstoffe anbieten, Angehörige holen.
- Hörgerät anlegen, Brille, Vorlage und Licht überprüfen, beschäftigen.
- Schreien ignorieren, Ruhe belohnen, kurz allein lassen!

2.4.2 Probleme durch Gedächtnisverluste

Vergesslichkeit

Vergesslichkeit ist Folge einer Störung:

- der Aufmerksamkeit durch Seh-, Hörstörung oder Beruhigungsmittel,
- der Merkfähigkeit bei Demenz und manchmal bei Depression,
- der Rückerinnerung bei schwerer Hirnschädigung mit Korsakow.

Der Demenzerkrankte verirrt sich, er lebt in Erinnerungen, trennt Vergangenheit und Gegenwart nicht mehr (Zeitverschränkung), will Verstorbene aufsuchen, verwechselt den Partner. Gedächtnisstörungen werden bei Demenz verstärkt, wenn Konzentration und Motivation durch innere Leiden, Depression oder durch Medikamente gestört sind.

Pflege:

- Wichtiges wie z. B. Telefonnummern aufschreiben (Terminkalender, Notizzettel) z. B. am Badezimmerspiegel: »Waschen, Zähne putzen, Kämmen«.
- Vorsorglich zusätzlichen Schlüssel beim Nachbarn hinterlegen.
- Hobbys weiter betreiben lassen (Musik, Wandern, Ballspiele).
- Auf Geburtstage und Jubiläen frühzeitig und wiederholt hinweisen.
- Nicht korrigieren, die subjektive Sichtweise trifft für den Kranken zu.
- Nicht zurückholen, sondern beruhigen, ablenken (vgl. Weglaufen, Seite 209).

In Gedächtnissprechstunden, z. B. in Memory-Kliniken, werden Diagnose und Therapiekonzept erstellt, Kranke und Angehörige beraten.

Desorientierung, Verwirrtheit in Raum und Zeit

Der Demenzerkrankte verliert Ortssinn und Zeitgefühl, ist verwirrt, erkennt Ehepartner und Kinder, Toilette, Küche, Schlafzimmer und bekannte Sachen nicht mehr, alles Vertraute erscheint fremd. Diese Agnosie (Gesehenes nicht erkennen können) wird bedingt durch Hirnschädigung, Seh-, Hörstörung oder durch Psychopharmaka.

Pflege:
- Verständnis dafür zeigen, dass dem Kranken alles fremd erscheinen kann;
- ruhig und geduldig immer wieder erklären, wer man ist, was die Dinge sind;
- nicht streiten, den Demenzerkrankten mit leicht erkennbaren Dingen ablenken.

Problembezogene Empfehlungen bei Orientierungsstörungen

Tabelle 25: Pflegemaßnahmen bei Orientierungsstörungen.

Probleme P, Ziele	Pflegemaßnahmen
1. örtliche O.-Störung Probleme Die Demenzerkrankte weiß nicht, wo sie ist, findet ihr Zimmer oder Bett nicht Ressourcen R: Die Demenzerkrankte sieht und kann gehen Pflegeziel: Sie findet nach einer Woche ihr Zimmer wieder	– Mit der Demenzerkrankten ruhig, einfühlend reden – Orientierungshilfen von ihr selbst aussuchen lassen: z. B. Fotos, Bilder, Farbsymbole aus der Biografie, Hinweisschilder anbringen – sie ihr Zimmer, Bett selbst auffinden lassen – Bewegungsraum stufenweise auf Haus und Garten erweitern – Merkzettel für schwierige Aufgaben geben – Räume übersichtlich und gut ausleuchten – Kleidung in der richtigen Reihenfolge hinlegen – Mit der dementen Person spazierengehen – Neue Adresse von ihr aufschreiben lassen – Brille, Hörgerät, Medikamente kontrollieren
2. zeitliche O.-Störung P: Die Demenzerkrankte weiß Wochentag und Uhr-, Jahreszeit nicht R: Sie ist interessiert Ziel: Sie weiß nach 2 Wochen die Jahreszeit wieder	– Ruhig und einfühlsam mit ihr sprechen – Orientierungshilfen anbieten: Großkalender, Uhr, Orientierungstafel, jahreszeitlichen Schmuck, sonntägliche Kleidung, Taschenkalender usw. – Rituale einhalten, z. B. Zeitunglesen, Kirchgang – Tag strukturieren mit festen Zeiten für Essen, Ruhen, Gymnastik, Beschäftigung – Feste feiern – Wochenplan mit der dementen Person erstellen

Probleme P, Ziele	Pflegemaßnahmen
3. situative O.-Störung P: Sie verkennt die Situation, z. B. zieht sich vor anderen aus, uriniert in Eimer R: Sie will nicht auffallen Ziel: Sie stört, gefährdet sich und andere nicht mehr	– Biografie und Medikamente berücksichtigen – ruhig und einfühlend mit ihr sprechen – beobachten und dokumentieren – ihre Realität akzeptieren, nicht bestärken – vor Unfällen und Gefahren schützen – sie über angemessenes Verhalten aufklären – Umgang mit Feuerzeug, Streichhölzern üben, nachts abgeben lassen – Zum Umgang mit Elektrogeräten anleiten
4. O.-Störung zur Person P: Die Demenzerkrankte weiß nicht, wie sie heißt, erkennt Angehörige nicht mehr R: Sie will sprechen Ziel: Sie erkennt sich und andere wieder	– sie mit Namen, evtl. Vornamen ansprechen – ihr Wertschätzung im Gespräch (»Sie«) über ihre Lebenserfahrungen vermitteln – Orientierungshilfen anbieten: Namensschilder, Fotos, Familienalbum, Spiegel, Ausweis – Medikamente kontrollieren – Aussehen beibehalten: Frisur oder Kleidung – Kontakte zu Bezugspersonen fördern – sich selbst spüren lassen mit Bewegung, basaler Stimulation – sie in Entscheidungen mit einbeziehen

Ständiges Fragen, Wiederholen von Handlungen

... folgt aus der Unsicherheit, nicht mehr alles zu verstehen.

Pflege

- Gelassen versichern, dass alles in Ordnung ist;
- wiederholte Handlungen in sinnvolle Tätigkeiten im Haus oder Garten einfügen.

2.4.3 Verlust der Selbstständigkeit

Pflege-Hauptziel ist es, die Selbstbestimmung (die Selbstpflege, Self-care) bis zuletzt zu erhalten.

Unfähigkeit, mit Geld umzugehen
Der Demenzerkrankte kann Geld nicht mehr wechseln, z. B. beim Einkaufen, verliert die Übersicht über sein Konto, wird immer misstrauischer und bezichtigt selbst die pflegende Tochter, dass sie nur sein Geld wolle und es ihm gestohlen habe.

Pflege
- Nicht streiten. Wenn das Geld weg ist, suchen;
- wenn es gefunden wird, den Demenzerkrankten nicht bloßstellen, weil er es verlegt hat, sondern *»freuen, dass es da ist«.*
- Dem Demenzerkrankten einige Münzen und einige Euro-Scheine geben, damit er das Gefühl behält, noch unabhängig zu sein.

Unfähigkeit, allein zu leben
Der Demenzerkrankte kann noch allein leben, solange er:
- sich körperlich pflegt, die Wäsche sauber hält, kontinent ist, sich bewegen kann ohne zu fallen, regelmäßig isst und trinkt, die Medikamente einnimmt, nicht wegläuft oder schwer krank ist;
- psychisch noch selbstständig in ABEDL ist, nicht kritiklos zutraulich, sich nicht bestohlen oder verfolgt fühlt;
- ökologisch die Wohnung nicht verwahrlosen lässt, die Ausstattung (Herd, Heizung, Lichtschalter, WC, Telefon, Funkfinger) bedienen kann, keine Wasserlachen in Küche oder Bad lässt (Rutschgefahr) und keinen Abfall sammelt;
- ein soziales Netz einsatzbereit hat: nicht überforderte Angehörige, Freunde oder Nachbarn, Hausarzt, Sozialstation, Besuchs-, Mahlzeiten-, Reparaturdienste und Ehrenamtliche.

Pflege:

- Zuerst braucht der Demenzerkrankte Hilfe im Haushalt, z.B. durch Nachbarn, Essen auf Rädern, später Hilfe beim Waschen, Essen, Arznei-Einnahme.
- Keine Vorwürfe machen.
- Den Umzug in allen Einzelheiten planen, ihn fragen, was er von alten Erinnerungsstücken (es ist kein Plunder) unbedingt mitnehmen will, über seine Gefühle sprechen, seine Angst, Trauer, Wut und den Abschied zu verstehen versuchen.
- Ihm Nähe geben, wenn er diese braucht, nur stundenweise allein lassen.
- Angehörige anregen, sich früh zu entscheiden, ihn bei sich aufzunehmen und zu pflegen oder für eine Heimaufnahme zu sorgen.

Probleme beim Fernsehen und Radiohören

Der Demenzerkrankte kann zwischen dem Bild und der Wirklichkeit nicht unterscheiden: Er glaubt, die Tiere seien im Raum oder versteckt sich bei bedrohlichen Szenen. Wenn Kriegszenen gezeigt werden, reagiert er ängstlich und unruhig. Er sucht den Radiosprecher in der Wohnung oder die Tochter, mit der er telefoniert, im Hörer.

Pflege

- Abends aufregende Filme, Krimis und schwer verständliche Beiträge meiden.
- Empfehlenswert sind Familienshows, Natursendungen, Gottesdienste, Sendungen mit Volksliedern, Videos alter Lieblingsfilme oder von eigenen Familienfeiern.
- Im Radio sind Volkslieder vor 1950 am besten, evtl. klassische Musik.
- Hörspiele sind ungeeignet.

Probleme bei Reisen und Urlaub

Reisen an unbekannte Orte können für Demenzerkrankte schon anfangs verwirrend werden. Später kennen sie nach mehrwöchigem Urlaub ihre Wohnung nicht mehr und laufen weg.

Pflege:
- Im Anfangsstadium denselben Urlaubsort wählen, jede Überforderung meiden.
- Keine Auslands- oder Weltreise mehr.
- Fahrten in unbekannte Umgebung nur noch als Gruppenreisen durchführen.

Reha-Kuren sind zur Entlastung der pflegenden Angehörigen sinnvoll, können dem Demenzerkrankten bspw. in der Reha-Klinik für Alzheimer-Kranke in Bad Aibling noch Besserung bringen.

Unfähigkeit, Auto zu fahren
(vgl. für Sicherheit sorgen Seite 199)

Checkliste: Die häufigsten Auslöser von Verhaltensstörungen
- Schmerzen oder Hunger, ohne es äußern zu können
- Medikamente, z. B. Anticholinergika
- Harn- oder Stuhldrang
- Erschöpfung, Depression, wenn Versagen erlebt wird
- Umgebungsstress: zu warm, zu kalt, zu laut, fremd
- Zu viele oder fremde Personen
- Überreizung durch zu viele Eindrücke, zu viel Hektik.

2.4.4 Weitere psychische Störungen bei Demenz (Komorbidität)

Angst
Die meisten Demenzerkrankten haben Angst. Angstgründe müssen geklärt werden!
- Körperlich: Schmerzen, Herzinfarkt, Rhythmusstörung, Atemnot, Unterzuckerung, Calciummangel, Schilddrüsenüberfunktion, Zustand nach Schädel-Hirn-Trauma; Verfolgungswahn und Depression können Angst auslösen wie Medikamente: Blutdrucksteigernde, Coffein, Digitalis, aktivierende Antidepressiva, Neuroleptika, Benzodiazepin-Entzug.

- Psychisch: Der Kranke hat Angst, zu versagen, ist gekränkt, beschämt, fühlt sich abgelehnt, hilflos, verlassen (Aktualisierung alter Trennungsängste), hat Angst, pflegebedürftig zur Last zu werden. Wenn Umgebung und Angehörige immer fremder werden, fühlt er sich bedroht und kann mit Panik reagieren. Auch Demenzerkrankte haben Angst vor dem Sterben, dem Totsein (zu zerfallen) und vor dem Danach: Angst vor dem Endgericht und Angst, für immer vergessen zu sein.

Pflege:
- Körperlich: Entspannen, Grundleiden behandeln, Buspiron, Tavor-Expidet bei Panikanfall, nie zur Dauertherapie verordnen lassen.
- Psychisch: Über Angstauslöser sprechen, beruhigen, Sicherheit geben, Situation erklären, dass die Angstwelle wieder abklingt, Selbsthilfefähigkeit, Selbstsicherheit stärken, durch sinnvolle Tätigkeiten ablenken, Vermeidungsverhalten nicht unterstützen, auch das Sterben ansprechen.
- Sozial: Für Besuche und Kontakte sorgen.

Depression
Im Anfangsstadium von Alzheimer (häufiger bei vaskulärer Demenz) reagieren viele Kranke depressiv: Sie sehen nur das Negative bei sich, den anderen und in der Zukunft: *»Ich kann nichts, tauge nichts, keiner mag mich!«*, verlieren Interessen und Freude, fühlen sich erschöpft, energielos, werden tief traurig über ihre Vergesslichkeit. Alles erscheint sinn- und hoffnungslos, weil sie ständig scheitern, sich wie ein Versager oder schuldig fühlen.
Depressionsfördernde Faktoren sind die Hirnschädigung, Störungen der Botenstoffe, Cortisolerhöhung, Trauer über die vielen Verluste von Gedächtnis, Handlungs-, Orientierungsfähigkeit, von Kontakten, Ansehen, Selbstwertgefühl und eine unsichere Zukunft, negatives Denken, eine schwere Sinnkrise und Lichtmangel (vgl. Abgrenzung Seite 30).

Pflege:

- Körperlich: Zur Selbstpflege solange wie möglich aktivieren, mit Einreiben und Massieren Zärtlichkeit vermitteln, intensiv bewegen mit Gesundmarsch und Seniorentanz, viel trinken und tryptophanreiche Kost. Citalopram, evtl. Mirtazapin (beruhigt stark) abends verordnen lassen.
- Psychisch: Beziehung aufbauen, zuhören, ermutigen zu überschaubaren, zeitlich begrenzten Aktivitäten, um Erfolge, Freude zu erleben. Nicht-depressives Verhalten loben, depressives ignorieren. Erlauben, soweit der Demenzerkrankte die Worte noch findet, über Schuld, Scham, Angst, Trauer, Wut und Enttäuschung über sich selbst zu sprechen.
- Geistig: Perfektionismus relativieren, Lebensrecht trotz Demenz entdecken, Sinn suchen im Erleben von Begegnungen, von Kunst, Musik oder Natur, helfen, sich mit sich selbst zu versöhnen.
- Sozial: für regelmäßige Besuche, Integration in eine Gruppe sorgen und noch zumutbare, kleine soziale Aufgaben vermitteln, z.B. mit einem anderen Kranken regelmäßig spazieren zu gehen.
- Ökologisch: Tagsüber Lichttherapie, nachts Dämmerleuchte, mit Blumen, Duftstoffen, heller Kleidung, Schmuck oder Haustier erfreuen.

Halluzinationen und Wahnvorstellungen

Schlägt ein Ast gegen die Hauswand, glaubt der Demenzerkrankte, Einbrecher zu hören, sieht Tiere unter dem Bett, verlegt sich Sachen und beschuldigt andere, ihn bestohlen zu haben. Anschuldigungen sind nicht böswillig, sondern Krankheitszeichen und Versuche, sein Selbstwertgefühl zu erhalten: »*Ich habe nicht versagt*«.

Pflege:

- Klären, ob Anticholinergika die Halluzinationen auslösen.
- Nicht ausreden, was der Kranke sieht. Halluzinationen sind für ihn Realität, sodass er verzweifelt versuchen kann, sich vor einer ihn bedrohenden Pflegerin zu schützen.

- Ihn erzählen lassen, was er sieht und fühlt. Seine Realitätssicht akzeptieren, ohne sie zu bestätigen. Es geht nicht darum, wer Recht hat, sondern um seine Angst, gegen die er nicht Argumente, sondern Sicherheit, eine ruhige Stimme, Halten der Hand, Ablenkung auf etwas, was real da ist, und einfache Informationen braucht. Reizüberflutung durch Fernsehen, Radio vermeiden.
- Wenn ein Kranker die Pflegende des Diebstahls beschuldigt, sollte sie:
  - ruhig und freundlich die Beschuldigung zurückweisen,
  - ihm zustimmen, dass der Gegenstand, das Geld verloren ist,
  - Verständnis zeigen, nicht streiten, weder widersprechen noch sich verteidigen, sondern beruhigen und ablenken,
  - zusammen mit einer Bezugsperson suchen helfen; klären, an welchen Plätzen er Sachen versteckt, Abfalleimer kontrollieren,
  - Wertsachen unter Verschluss halten, um sie ihm zeigen und gemeinsam finden zu können, für Schlüssel Ersatz bereithalten,
  - Heim-, Pflegedienstleiter, Angehörige und Betreuer benachrichtigen,
  - den Demenzerkrankten ablenken, beschäftigen, mit ihm spazieren gehen usw.,
  - die Beziehung klären, ob die Angehörige oder Pflegende ihn weiter pflegen kann, wenn sie täglich des Diebstahls bezichtigt wird.

Verkennungen

Im Spiegel erkennen etwa 20 % der Demenzerkrankten ihre Mutter oder einen Doppelgänger (Capgras-Syndrom), was sie ängstigt. Sie sprechen mit dem Spiegelbild oder mit Personen im Fernsehen, halten die Pflegende für die Tochter oder reden sie mit »Mama« an, verkennen den Partner oder die Kinder.

Pflege:

- Den Demenzerkrankten anleiten, z. B. das Spiegelbild anzulächeln.
- Als Tochter oder Mama angesprochen zu werden, können Pflegende als Lob, Danke und Anerkennung werten.

Unruhezustände, Agitiertheit, Antriebssteigerung
Unruhe ist die häufigste Verhaltensstörung bei Demenz. Der Kranke hat einen unkontrollierten Drang zu reden oder zu laufen, oft abends und nachts.

Welche Faktoren können zur Unruhe beitragen?
- Er verliert die Orientierung, die Situation ist unklar, er hat Angst.
- Er hat Schmerzen, Hunger, Durst, Harn- oder Stuhldrang.
- Er fühlt sich unwohl, traurig, erregt oder abgelehnt.
- Nachts hat er Angst, weil Blutdruck oder Blutzucker fallen, er schwitzt, friert, erhält Neuroleptika oder Anticholinergika! Es ist ihm zu laut.
- Er wird nicht genügend beschäftigt oder abgelenkt.

Pflege (vgl. Weglaufen Seite 209):
- Für vertraute Atmosphäre sorgen: die Hand halten, beruhigen, ablenken, aber die Türen offen halten.
- Ihn ausreichend beschäftigen, in den Tagesablauf einbeziehen.
- Wünsche des Demenzerkrankten erfüllen, seine Bedürfnisse beachten.
- Ihn ausreichend bewegen mit Gymnastik, Tanz, Spielen, Spaziergang.
- Magnesium geben, Neuroleptika können die Unruhe steigern (Akathisie)!

Apathischer Rückzug
Der Kranke döst, scheint nicht zu reagieren, spürt aber das Beziehungsklima bis zuletzt.

Pflege:
- Den Demenzerkrankten in seiner Angst ernst nehmen, motivieren, mitzugehen,
- ermutigen zu einfacher, erfreulicher Beschäftigung
- basal stimulieren,
- ihn mit rauem kalten Stoffhandschuh (getränkt mit Arnika oder Rosmarin) gegen die Strichrichtung seiner Armhärchen massieren oder einreiben.

3 Pflege gemäß der Demenzstadien

In allen Stadien sind Zuwendung und die Grundhaltung der Begegnung von Person zu Person mit Wertschätzung, Empathie und Echtsein unverzichtbar. Suchhaltung und Konstanz von Bezugspersonen, Raum und Zeit sind Voraussetzungen der Pflegequalität in jedem Stadium.

3.1 Reaktivierende rehabilitative Pflege im Anfangsstadium oder bei leichter Demenz

Der Demenzerkrankte im Anfangsstadium ist weitgehend selbstständig. Alleinlebende, leicht Demenzerkrankte brauchen lediglich Hilfe von Nachbarn oder Freunden, die die tägliche Routine aufrecht halten, Besorgungen machen, Rechnungen bezahlen, einkaufen, putzen usw.
In der Familie kann der leicht Demenzerkrankte bleiben und entscheiden, wer ihn pflegen soll. Pflegende Angehörige brauchen Informationen über den Verlauf der Demenz und Hilfe von ambulanten Pflegediensten, um längerfristig pflegen zu können. Orientierungshilfen sind nötig: wichtige Anschriften, Telefonnummern und die Arzneiverordnung sollten über dem Telefon gut lesbar angebracht werden. Die Anschrift des Kranken sollte im Armband oder in einer Erkennungsmarke eingraviert werden.
Der leicht Demenzerkrankte im Heim braucht Training in den ABEDL, Selbsterhaltungs-, Beschäftigungstherapie, evtl. Verhaltenstherapie. Orientierungshilfen sind hilfreich. Für viel Bewegung ist zu sorgen. Eine volle Integration in der Station ist meist noch problemlos möglich.
Aktivierung zu Neuem ist bei Demenzerkrankten meist nicht mehr möglich. Die aktivierende Pflege will Selbstständigkeit in den Restfähigkeiten der Alltagskompetenz wiederherstellen, Krankheitsfolgen verhindern, ein positives Selbstwertgefühl fördern, die Pflegenden entlasten, da überfürsorgliche Pflege den Kranken bettlägerig macht. Aktivierung heißt hier, den Tagesablauf klar zu strukturieren mit konstanten Zeiten für gemeinsame Mahlzeiten, für hauswirtschaftliche Tätigkeiten wie Blumen- oder Haustierpflege, für Gymnastik, Seniorentanz, Werken, Bildbetrachtung oder Diskussionen, 10-Minuten-Aktivierung, Ratespielen oder Singen.

Nach Schlaganfällen, bei vaskulärer Demenz und im Anfangsstadium der Alzheimer-Demenz ist rehabilitative Pflege noch erfolgreich, z. B. lernen diese Kranken in der Kurzzeitpflege wieder allein zu essen.
Grundregeln der rehabilitativen Pflege sind:

- zuerst entspannen, ermutigen, dem Kranken etwas zutrauen, ohne Zeitdruck;
- kurz, einfach erklären evtl. vormachen, geduldig wiederholt anleiten;
- kleine, realisierbare Ziele setzen, in Teilschritte gliedern;
- jeden kleinsten Erfolg loben, belohnen und Fehler ignorieren.

3.2 Pflege bei mittelschwerer Demenz

Mittelschwere Demenz ist ein schwieriges Übergangsstadium mit häufigen Verhaltensstörungen. Alleinlebende, mittelschwer Demenzerkrankte brauchen einen Betreuer, der die Heimeinweisung veranlasst, sobald Verwahrlosung droht.
Pflegende Angehörige sind durch den Bereitschaftsdienst rund um die Uhr überfordert, wenn die eigene Toleranzgrenze überschritten wird, wenn der Kranke den Herd brennen lässt, nachts wegläuft, die Angehörigen nicht mehr erkennt oder sie des Diebstahls bezichtigt. Sie brauchen Entlastung durch das familiäre Pflegeteam, durch ambulante Pflegedienste, Tages-, Nacht-, Kurzzeitpflege oder durch Ehrenamtliche.
Wenn die Angehörigen aus Schuldgefühlen überfürsorglich pflegen und zusammenbrechen, ist eine Heimaufnahme dringend geboten. Im Heim können Pflegende die ABEDL, Ersatzfunktionen, Kontinenz, räumliche und situative Orientierung mit ROT trainieren, Orientierungshilfen anwenden, Selbsthilfefähigkeiten und kleine Hilfsdienste solange wie möglich zumuten, den Erkrankten mit Kunst-, Musiktherapie oder sinnvoller Beschäftigung erfreuen und ihm ausreichend Bewegungsraum ermöglichen. Gegen Verhaltensstörungen ist emotionale Zuwendung wichtiger als Neuroleptika. Eine Teilintegration mit Stunden- und später Tagesbetreuung ist hilfreich.
Wann der verhaltensgestörte Kranke in eine Demenzstation verlegt wird, hängt von der Toleranzgrenze der Mitarbeiter ab. Nur im Notfall, z. B. bei anders nicht zu beherrschender Aggressivität ist eine vorübergehende Unterbringung in einer geschlossenen gerontopsychiatrischen Abteilung nötig.

3.3 Pflege im Endstadium bei schwerer Demenz

Im Hilflosigkeits- oder Endstadium ist ein rationaler Zugang kaum noch möglich. Der schwer Demenzerkrankte braucht intensive emotionale Zuwendung, Zeit, Zärtlichkeit und basale Stimulation, d. h. nonverbale Kommunikation. Pflegende Angehörige können die Pflege nur bei guter Beziehung und ausreichender Unterstützung durch ambulante Pflegedienste leisten. Sie brauchen schließlich auch Hilfe und Trauerbegleitung durch Hospizhelfer. Eine Heimaufnahme oder eine Rückverlegung vom Heim nach Hause kann das Sterben beschleunigen.

Im Heim brauchen Pflegende mehr Zeit für erlebnisorientierte Pflege mit basaler Stimulation, Snoezelen und Validation im Sinne der Wertschätzung und Empathie. Im Vordergrund stehen Beziehungspflege, emotionale Zuwendung mit Berühren, Einreibungen und Massagen. Training kann die Beziehung stören. Um Identität und Orientierung zur Person zu erhalten, ist der schwer Demenzkranke mit Namen oder Vornamen anzusprechen. Wenn Gespräche nicht mehr möglich sind, kann man gemeinsam etwas mit ihm tun und Restbewegungen unterstützen.

Pflegende können herausfinden, was dem Kranken gut tut. Die Demenzstation oder Pflege-Oase bietet dem schwerst Demenzerkrankten eine geborgene familiäre Atmosphäre. Für die Sterbebegleitung ist mehr Personal, als die Pflegeversicherung vorsieht, unumgänglich.

3.4 Palliative Care bei verwirrten Sterbenden

Die häufigsten Todesursachen bei Demenzerkrankten sind Pneumonie, Herz-Kreislaufversagen, Austrocknung oder infizierter Dekubitus. Vorboten sind Schwäche, Apathie (spricht nicht mehr) und Nahrungsverweigerung.

Das Sterben Demenzerkrankter dauert oft länger als bei anderen Kranken. Demenz ist eine Erkrankung zum Tode, außer bei noch heilbaren sekundären Demenzen. Das Gedächtnis stirbt zuerst, dann andere kognitive Fähigkeiten. Der Verstand stirbt über Jahre, nicht aber die Gefühle. Das lange Siechtum mit Inkontinenz, Dekubitus, Schluckstörung und Apathie belastet den Kranken, Angehörige und Pflegende nicht nur körperlich.

Demenzerkrankte erleben Schmerzen, Atemnot oder Übelkeit dramatischer als andere Kranke, weil sie sich das alles nicht mehr erklären können, sodass Angst und Einsamkeit und damit auch Schmerzen zunehmen. Immer wieder wird beobachtet, dass ein Demenzerkrankter Tage oder Stunden vor dem Sterben auffallend klar reagieren kann. Sein Gehör ist in der Endphase geschärft – er kann bis 20 Sekunden nach dem klinischen Tod noch hören – d. h. er versteht mehr als Pflegende ahnen und ist von Gesprächen über ihn emotional betroffen. Er kann 10 bis 20 Minuten nach dem klinischen Tod Berührungen wahrnehmen und mit Rückenmarksreflexen reagieren. Nicht Verstandesverlust, Inkontinenz oder aus dem Munde rinnender Speichel machen das Sterben der demenzerkrankten Person unwürdig, sondern wenn sie allein gelassen wird, oder wenn Pflegende auf ihre Symbolsprache nicht mehr sensibel reagieren.

Verwirrte Sterbende können Sterben nicht rational verarbeiten.
Sie

- empfinden Sterben als Augenblick;
- erleben Verluste und Chaos, ohne zu begreifen;
- reden verschlüsselt;
- sind bedürftiger nach Liebe als andere, was Begleiter überfordert;
- protestieren gegen das Sterben in Heim oder Klinik, wollen nach Hause;
- wollen nicht lebensmüde, sondern lebenssatt und versöhnt sterben;
- spüren die Hilflosigkeit und Überforderung der Pflegenden, sodass alles noch aussichtsloser erscheint;
- werden von Angst, Scham, Trauer, Wut oder Verzweiflung überflutet.

Die Angst vor dem Sterben steht im Vordergrund.

Die Angst vor dem Sterbeprozess ist eine ohnmächtige Todesangst:

- Körperlich: gelähmt, verelendet, Schmerz erleiden, ersticken zu müssen.
- Psychisch: Kontrolle, Würde zu verlieren, entblößt, ausgeliefert, nicht einwilligungsfähig fremdbestimmt zu werden.
- Sozial: abhängig, abgeschoben zu vereinsamen, verlassen zu sein, sich als Last für andere zu fühlen.

Die Angst vor der Zerstörung ist eine totale Vernichtungsangst:

- Aufgaben, Ziele unerledigt, unversöhnt aufgeben zu müssen.
- Trennungsangst: sich von allen Rollen, Bindungen trennen zu müssen.
- Die Individualität zu verlieren, vernichtet zu werden, zu verwesen.

Die Angst vor dem Danach, den Folgen ist soziale und spirituelle Angst:

- Soziale Angst: schnell vergessen zu werden: *»Das Leben geht ohne mich weiter, als ob nichts passiert wäre«, »Ich werde ersatzlos gestrichen«*. Hinterlasse ich Spuren? Kommen Angehörige besser zurecht oder in psychosoziale Not?
- Spirituelle Angst vor dem Unbekannten: *»Werden mich Verstorbene abholen? Muss ich Rechenschaft ablegen, werde ich bestraft?«*

Demenzerkrankte wehren ihre Angst ab:
Sie verleugnen, verdrängen, regredieren, werden wütend oder depressiv.

Pflege und Begleitung:
Die Angst nie bagatellisieren oder ausreden, sondern annehmen, ansprechen, konkretisieren, entspannen, Sinn suchen und hoffen! Bei Panik hat sich Tavor-Expidet bewährt.

Die sterbende Person mit Demenz hat ein Recht

- auf Hoffen und Wahrhaftigkeit, die Liebe ausdrückt und befreit;
- auf individuell einmaliges Leben bis zuletzt;
- auf Selbstbestimmung, wie und wo sie sterben möchte.

Menschenrechte (nach *Rest*)
Ich sollte

- die Würde der sterbenden Person achten!
- mir sie ohne Verwirrtheit vorstellen, mir Zeit nehmen;
- Beschwerden lindern und Folgen beachten;
- ihre Gewohnheiten und sie so respektieren, wie sie ist;
- sie nie zwingen, nie gegen ihren Widerstand pflegen;

- sie mitentscheiden, über alles reden lassen;
- selbst verfügbar, objektiv, aber einfühlsam bleiben;
- ihr helfen, sich zu akzeptieren und zu versöhnen;
- bedeutende Personen, Angehörige mit einzubeziehen.

Die sterbende Person mit Demenz braucht Vertrautheit:
- vertraute Angehörige für Zuwendung, vor allem Liebe;
- vertraute Tagesstruktur: jeden Augenblick ohne Hektik;
- vertraute Umgebung: jede Verlegung verwirrt;
- vertraute Stimme der konstanten Lieblingsperson, die Blicke, Gesten, Mimik, versteckte Bedürfnisse, Veränderungen, Reaktion des Kranken beachtet, versteht, sie ernst nimmt, zuhört, emotionale Nähe mit nonverbaler Zuwendung und verlässlichen Halt gibt;
- erfahrene Begleiter, die sich Zeit nehmen, sich helfen lassen.

Es gibt keine Standards, was zu tun ist. Jeder stirbt einzigartig. Für den Umgang mit sterbenden Demenzerkrankten sind Fragen zur Selbsterfahrung sinnvoll:

Kann ich
- meine Betroffenheit, meine Angst und andere Gefühle zulassen?
- sensibel hinschauen und hinhören?
- seine Bedürfnisse erahnen, auch wenn sie mir widersprechen?
- den Demenzerkrankten ernst nehmen, ihm verzeihen?
- die Hilflosigkeit des Schwerkranken ertragen? Werde ich hilflos?
- ihn selbst bestimmen lassen? Abschied nehmen?
- aushalten, wenn er mich ablehnt und andere Begleiter wünscht?
- den sozialen Tod vor dem körperlichen verhindern?
- Trauernde begleiten?
- selbst auftanken, Halt, Freude und Sinn suchen?
- selbst um Hilfe und Beratung bitten?
- mich durch Sterbebegleitung bereichern lassen?

Ambulante Patientenversorgung (SAPV)
Seit 1.7.2008 prüfen die Krankenkassen Leistungsansprüche für eine spezialisierte ambulante Patientenvergütung nach § 37 b SGB V, für Schwerkranke, die an einer nicht heilbaren, fortschreitenden Krankheit (Demenz) leiden und eine besonders aufwendige Versorgung benötigen.

Pflegende, die Personen mit Demenz im Sterben begleiten, sollten sich den Zielen der Hospizbewegung anschließen:

»Ich will
- mich mit meinem eigenen Sterben auseinandersetzen,
- mich vom Schicksal anderer berühren lassen, mich der Not stellen,
- in Begegnung ihre Würde und ihre Bedürfnisse achten,
- ihre Schmerzen lindern und für liebevolle Umgebung sorgen,
- die Balance suchen zwischen helfender Nähe und heilender Distanz,
- für mich sorgen und nichts versprechen, was ich nicht halten kann,
- mit anderen zusammenarbeiten und das Sterben zu Hause ermöglichen«.

Palliative Care von sterbenden Demenzerkrankten im Heim
Nur jeder zehnte Schwerkranke wird palliativmedizinisch betreut, jeder vierte stirbt unwürdig, jeder siebte unter starken Schmerzen. Für Heimbewohner treffen die WHO-Voraussetzungen für die Palliative Care zu: Sie haben viele unheilbare, fortschreitende Erkrankungen, eine begrenzte Lebenserwartung (ein halbes bis zwei Jahre), sie sterben langsam, wollen sich darauf vorbereiten und Lebensqualität bis zuletzt erhalten.
Die Ziele der Palliative Care: Leiden mit einem ganzheitlichen Konzept zu lindern, Bedürfnisse zu befriedigen, ein selbstbestimmtes Leben bis zuletzt und würdiges Sterben zu ermöglichen. So wird Palliative Care zur aktiven Lebenshilfe für Sterbende, Angehörige und Begleiter.

Palliative Care von Demenzerkrankten ist nicht nur körperliche Pflege, sondern auch psychosoziale Begleitung!

Körperpflege
Einfühlsam, behutsam an Restfähigkeiten anpassen:
- Jede Pflege ist eine Chance der Begegnung – regelmäßiges Lagern, Betten, Kissenrichten, Waschen, Mundpflege, basale Stimulation.
- Das Wie der Pflege ist wichtiger als das Was.

- Bedürfnisse und Wünsche erfüllen: Rauchen, Frischluft, Aromatherapie.
- Intimsphäre wahren, Prophylaxen durchführen, nie anstrengen.
- Bewegungsdrang zulassen (Kinästhetik reduziert Schmerz und Abwehr).
- Essenskultur: Der Vorliebe für Süßigkeiten nachgeben.
- Entspannen, genießen lassen, evtl. mit Bad oder Ganzkörperwaschung.
- Beschwerden lindern mit den 3 Z (mehr Zuwendung, Zeit, Zärtlichkeit): z. B. Schmerzmittel vorbeugend nach festem Plan geben; bei Übelkeit und Erbrechen beruhigen, stützen, Wunschkost anbieten; zur Mundpflege nach jedem Essen spülen, Eis lutschen; Durst stillen mit Lieblingsgetränk, Saugen am Schwamm oder Pipette; bei Schwitzen erfrischen, Lage und Wäsche wechseln und lüften, Luft anfeuchten; bei Atemnot und Hustenreiz halbsitzend, dabei bleiben und beruhigen.
- Dem Sterbenden Geborgenheit vermitteln, die Hand stützen, ihn an Arm oder Schulter berühren und mit ihm atmen beruhigt.

Emotionale Begleitung

Eine möglichst konstante Bezugsperson:

- ermöglicht individuell-persönliches Sterben, erfüllt spezielle Wünsche, achtet die Selbstbestimmung der sterbenden Person, erhält ihre Würde und Diskretion und begegnet ihr als Person zu Person;
- wertschätzt und akzeptiert, wie sie reagiert, fühlt sich in wechselnde Gefühle wie Schuld, Scham, Angst, Verzweiflung oder Wut ein (integrative Validation nach Richard) und spricht sie an, weil selbst Bewusstlose einzelne Worte verstehen. Die Bezugsperson lässt Abwehr wie Verleugnung oder Rückzug des Demenzerkrankten zu und zeigt Mit-Empfinden, -Leiden und -Weinen;
- reagiert einfühlsam, wenn der Sterbende mit nonverbaler verschlüsselter Symbolsprache Ängste und Erleben ausdrückt, und hält Stille aus, ohne zu verstummen;
- fängt Sinnkrise bei Zeitdruck auf, ordnet letzte Dinge und unerledigte Geschäfte;
- versucht, angenehme und vertraute Aktivitäten und Selbsthilfe in den ABEDL (besonders Intimpflege), im Haushalt oder in Blumenpflege solange wie möglich geduldig zu erhalten ohne Erfolgsdruck;
- traut dem Sterbenden noch etwas zu und ermutigt ihn, erklärt einfach oder macht es ihm vor, lobt kleinste Erfolge und ignoriert Fehler;

- pflegt erlebnisorientiert, um durch Erleben von Lieblingspersonen, von Natur, Tieren, Kunst oder Musik im Hier und Jetzt das Wohlbefinden so lange wie möglich zu erhalten;
- lässt den Sterbenden nie allein, außer er wünscht es; auch sterbende Demenzerkrankte fürchten, allein sterben zu müssen, wenn z. B. in den Heimen an Nachtwachen gespart wird.

Seelsorge

Pflegende vermitteln den **seelsorglichen Beistand**, den der sterbende Demenzerkrankte wünscht; sie achten die Einstellungen und Vorschriften der verschiedenen Religionen ohne Vorbehalte.

Der Seelsorger

- spricht religiöse Erziehung, das biografische Gottesbild an und lässt die Hiob-Klage zu: Warum gerade ich?
- tröstet biblisch-therapeutisch mit Vergebung, z. B. im Beichtgespräch, und gibt Hoffnung gegen Verzweiflung. Auch verwirrte Sterbende messen das Geliebtwerden daran, wie ihnen Fehler verziehen werden. Er sucht nach einem Sinn in Pflegebedürftigkeit und Sterben;
- begegnet, legt die Hand auf, betet, singt alte Lieder in kurzen Gottesdiensten, lässt das Kreuz berühren, sorgt für Besuchsdienste der Gemeinde;
- begleitet Trauernde.

Atmosphäre

Pflegende sorgen für ruhige, entspannte Atmosphäre in gewohnter, vertrauter Umgebung und

- vermeiden Verlegung und Unruhe;
- verdunsten Duftstoffe;
- beleuchten angenehm mit Kerzen;
- erfreuen mit Blumen oder leiser Lieblings- oder Meditationsmusik.

Soziale Begleitung

Pflegende **sorgen für soziale Begleitung.**

- Sie fördern die Kontakte zu Angehörigen, Nachbarn, Mitbewohnern.
- Sie arbeiten zusammen mit Ehrenamtlichen, Ärzten, Sozialarbeitern, Seelsorgern, Physio-, Musik-, Kunst- und Psychotherapeuten, mit Selbsthilfegrupen und mit Hospizmitarbeitern, sie suchen ambulante Pflege mit der stationären und mit Hospizdiensten zu vernetzen, um Verantwortung zu verteilen.

Angehörigenarbeit

Pflegende bemühen sich, pflegende Angehörige zu entlasten (vgl. Seite 160 ff), denn 30 % der Demenzerkrankten sterben noch zu Hause. Das jahrelange kognitive Sterben des Demenzerkrankten fordert von den Angehörigen ein dauerndes Abschiednehmen. Wenn der Kranke unberechenbar aggressiv wird, seine Impulskontrolle verliert, wünschen die Angehörigen die baldige Erlösung, was Schuldgefühle erzeugt.

Pflege:
Die professionelle Pflegekraft gibt Zuwendung und hilft den Angehörigen, Abschied zu nehmen, die wechselnden Gefühle in vorwegnehmender Trauer zuzulassen, sich im Gästezimmer zurückzuziehen oder zu übernachten.
Angehörige fürchten, dass der Demenzerkrankte nachts stirbt und z. B. morgens tot aufgefunden wird. Sie scheuen sich noch, über das Sterben zu sprechen, sodass die Frage einer Autopsie zur Klärung der Demenzursache ausgeklammert wird und nach dem Tod die Angehörigen unvorbereitet trifft. Schuldgefühle nach dem Todeswunsch führen zu verschämter Erleichterung in der Trauer.

Tabelle 26: Sterben Demenzerkrankter und Reaktion der Angehörigen.

Das Sterben Demenzerkrankter	Reaktion der Angehörigen
jahrelanges Sterben	
– des Gedächtnisses	sie ahnen die Krankheit
– der Wortfindung	
– des Handelns und Erkennens	sie wissen die Diagnose
– der Gefühls- und Impulskontrolle	sie verleugnen oder werden aggressiv
soziales Sterben (wird nicht besucht)	sie werden depressiv und trauern vorweg
kommunikatives Sterben (niemand spricht mit ihr)	
langes Siechtum mit Inkontinenz, Dekubitus, Schluckstörung	sie erwarten Erlösung → Schuldgefühle
klinischer Tod	
↓	sie akzeptieren

Selbstpflege

Pflegende sorgen für sich selbst, nehmen sich Zeit für sich, lassen sich ablösen, tanken auf, bitten um Hilfe und akzeptieren die eigene Hilflosigkeit. Einzelpersonen sind in der Sterbebegleitung oft überfordert, einsam und brauchen Ausbildung und Erfahrung z. B. in der Symptomlinderung, entlastende Beziehungsklärung in Supervision, um sich abzugrenzen, Stabilität durch Teamorganisation, erfreulichen Ausgleich und Kooperation mit anderen Berufen. Wer einem sterbenden Demenzerkrankten offen und achtsam begegnet, wird von etwas bereichert, was außerhalb der Alltagserfahrung liegt, von Fragen der Lebenswirklichkeit nach Wahrheit und Sinn.

Ethische Fragen zur Sterbehilfe bei Demenzerkrankten

Passive Sterbehilfe

Passive Sterbehilfe ist Sterbenlassen bei Fortsetzung der Palliativpflege, d. h. Unterlassen lebensverlängernder Maßnahmen, weil der Tod in Kürze eintritt oder Überleben nur mit schwerster Behinderung möglich ist, wenn das Vormundschaftsgericht zustimmt.

Übertherapie

In einigen Kliniken werden die Therapieziele von kurativer Heilung zu palliativer Symptomlinderung nicht geändert, obwohl die Maßnahmen medizinisch sinn- und nutzlos sind. Angehörige verlangen oft, dass alles getan werde, seltener der Patient oder Ärzte: Das belastet Pflegende.

Indirekte Sterbehilfe

Schmerzlinderung, bei der ein vorzeitiger Tod als unbeabsichtigte Nebenwirkung nicht auszuschließen ist.

Aktive Sterbehilfe

Aktive Sterbehilfe oder Euthanasie ist verboten (§ 211 StGB):

Tötung ohne Verlangen, gegen den Willen eines einwilligungsunfähigen Demenzerkrankten gilt in Deutschland als Mord. Für die Tötung Demenzerkrankter wird in den Niederlanden deren mutmaßlicher Wille bei Anstandsverlust angenommen.

Tötung auf Verlangen oder freiwillige aktive Euthanasie wird mit Freiheit und Selbstverfügungsrecht bei Würdeverlust begründet. Hinter dem Tötungswunsch steht häufig der Wunsch nach mehr Zuwendung. In Deutschland sind etwa 53 % der Bevölkerung für eine gesetzlich geregelte aktive Euthanasie,

20 % der Heimleiter und 10 % der Pflegenden für eine Tötung Verwirrter (vgl. *Beine* 1996).
Hilfe zum Suizid oder Freitodhilfe (Anleitung zum Suizid) als Beihilfe (assistierter Suizid wie Dignitas) ist verboten.

Pflege:
Pflegende sollten bei Beginn der ambulanten Pflege oder bei Heimaufnahme die Angehörigen der Demenzerkrankten drängen, eine Patientenverfügung zu aktualisieren, um den mutmaßlichen Willen zu lebensverlängernden Maßnahmen und zur PEG zu klären.

4 Pflegende arbeiten mit anderen Berufsgruppen zusammen

Beziehungspflege ist die Grundlage einer gelingenden Kooperation der Pflegenden mit anderen Helfern. Beziehungspflege mit demenzerkrankten Heimbewohnern ist sehr komplex und wechselt durch immer wieder neue Personen mit anderen Angehörigen, durch immer wieder andere Mitarbeiter, Vorgesetzte, Ärzte und Ehrenamtliche. In verschiedenen Städten wurden Beschwerdestellen für Probleme in der ambulanten und stationären Pflege eingerichtet und die Initiative »Handeln statt Misshandeln«, um Gewalt gegen Demenzerkrankte zu verhindern.

Ein Altenheim, das als Altenzentrum fungiert, kann die Zusammenarbeit fördern!

Mit Ärzten:
Die Pflegediagnose setzt eine eindeutige ärztliche Diagnose voraus. Alle Verordnungen müssen in der Pflegedokumentation vom Arzt abgezeichnet werden. Die beobachteten Arzneinebenwirkungen sind schriftlich zu dokumentieren und dem Arzt mitzuteilen. Nach dem Haftungsrecht liegt ein Behandlungsfehler vor, wenn das Medikament dem Demenzerkrankten schadet oder die Dosierung vom Pflegenden eigenmächtig verändert wird.

Mit Sozialarbeitern oder Sozialpädagogen
Sie sind verantwortlich für Einzelfallhilfe, Gruppen-, Öffentlichkeitsarbeit, Mitgestalten von Feiern, Begleitung von Angehörigen und Ehrenamtlichen.

Mit Seelsorgern
Sie sprechen das biografisch anerzogene Gottesbild an, trösten in biblisch-therapeutischen Gesprächen mit Vergebung. Sie lassen Hiobklagen zu, suchen nach einem Sinn in der Pflegebedürftigkeit, erhalten Hoffnung gegen Verzweiflung, beten mit dem Demenzerkrankten, geben ihm ein Kreuz oder einen Rosenkranz in die Hand, stützen die Hand oder legen die Hand auf,

singen mit ihm alte Kirchenlieder, halten kurze Gottesdienste oder Gebetsrunden und sorgen für Besuchsdienste der Gemeinde.

Mit Psychologen oder Psychotherapeuten
Sie können bei Angst, Depression Verhaltenstherapie, hilfreiche Gespräche bei Konflikten, Trauer, Partnerproblemen mit Demenzerkrankten und mit ihren Angehörigen führen und Supervision für die Pflegenden anbieten.

Mit Logopäden oder Sprachtherapeuten
Sie helfen bei Sprach- und Schluckstörungen.

Mit Physiotherapeuten
Sie arbeiten mit dem Bobath-Konzept, Atemtherapie, Gymnastik und Funktionstraining, mit Wärme- oder Kälteanwendung und Massagen bei Schmerzen, Haltungs-, Bewegungsstörungen und Inaktivität bei Demenz.

Mit Ergotherapeuten
Sie trainieren in der Beschäftigungstherapie Demenzerkrankte in den ABEDL, um ihre Selbstständigkeit und Lebensqualität zu verbessern (vgl. Seite 77).

Mit Musiktherapeuten
Sie lösen mit Musik, einfachen Instrumenten oder Singen Emotionen aus, reaktivieren das Altgedächtnis, fördern Interaktion und Bewegung, z. B. im Tanz, hellen die Stimmung auf, regen an, erfreuen, beruhigen und reduzieren Aggressionen.

Mit Kunsttherapeuten
Sie regen die demenzerkrankte Person zum Malen oder Werken an, wenn sie Freude daran hat.

Mit Ehrenamtlichen (bürgerschaftliches Engagement)
Viele Senioren freuen sich darüber, wenn sie in der Altenhilfe aktiv sein können.

Mit Selbsthilfegruppen
Sie können leicht Demenzerkrankte und Angehörige unterstützen (vgl. Seite 163 f).

5 Selbstpflege: Nur wer sich selbst pflegt, kann auch andere pflegen – Hilfen gegen das Burnout-Syndrom

»Burnout-Syndrom« bedeutet, dass sich Pflegende fix und fertig fühlen, in der Professionalität erstarrt sind, keine Freude an der Arbeit, keine Kraft für die Freizeit, keinen Sinn in ihrem Leben sehen. Der Burnout-Prozess verläuft in sieben Stadien:

1. Warnsymptome
Pflegende sind begeistert, idealistisch, enthusiastisch und überengagiert mit Zwang sich zu beweisen.

2. Das Engagement stagniert, ist reduziert
- für Kranke: Pflegende sprechen distanziert im Fachjargon;
- für andere: Betroffene reagieren verständnislos, hören nicht zu;
- für die Arbeit, die sie widerwillig verrichten; sie sind Wochenendblüher.

3. Emotionen
Betroffene vernachlässigen, verdrängen Gefühle, eigene Bedürfnisse und Konflikte, suchen nach dem Schuldigen bis zum Mobbing.

4. Engagement
Betroffene bauen Leistung ab, sind nicht motiviert; Dienst nach Vorschrift entspricht innerer Kündigung, sodass Kollegen überlastet sind.

5. Rückzug
Betroffene flachen emotional ab, ziehen sich zurück, werden einsam.

6. Krankheit
Betroffene werden psychosomatisch krank. Sie klagen über Schmerzen, Schlaflosigkeit, Anfälligkeit und chronische Müdigkeit (CFS).

7. Krise
Betroffene werden innerlich leer, depressiv, verzweifeln in einer Selbstwertkrise.

Das Burnout-Syndrom ist eine Gratifikationskrise, d.h. es besteht ein Ungleichgewicht zwischen Verausgabung und Belohnung und wird in drei Phasen beschrieben:

1. Anfangs arbeiten Pflegende überengagiert zu viel, verausgaben sich, die idealistische Begeisterung weicht einer realistisch-pragmatischen Bewältigung.
2. Einbruchsphase: distanzierungsunfähig nehmen sie ihre Erschöpfung,den Überdruss nicht mehr wahr, stumpfen ab, arbeiten »auf Sparflamme«.
3. Abbauphase: sie reagieren innerlich leer, emotional erschöpft, verhärtet, einfühlungsunfähig, ausgelaugt, dehumanisiert, verzweifelt depressiv.

Jeder reagiert anders z.B. als Selbstverbrenner, als Verschlissener, der nie »Nein« sagt oder als durchgerosteter Trittbrettfahrer. Ein Arbeitsplatzwechsel kann eine innere Wandlung bringen.

Welche Burnout-Faktoren gefährden die Selbstpflege?
A. Mängel an Strukturqualität

1. Überlastung durch Arbeits- und Organisationsstress:
   - Hohe Anforderungen, körperlich anstrengende Arbeit unter Zeitdruck, Personalmangel ohne Lob und Würdigung der Einsatzbereitschaft;
   - Überforderung ohne Anerkennung durch Widersprüche zwischen den Idealen in Ausbildung und der Realität, sparen zu müssen;
   - erfolglose Endlos-, Fließbandpflege (in Pflegeminuten mit Zeitkorridoren vorgegeben), oft Gesprächsunterbrechung, zu viel Büro, Telefon;
   - unregelmäßiger Dienst behindert soziale Kontakte;
   - uneinsichtige Demenzerkrankte, die unerreichbar sind, sich anklammern, zu viel erwarten, die Pflegenden gegeneinander ausspielen, intrigieren, manipulieren, dauernd schreien und lange sterben;
   - misstrauische Angehörige mit hohen Ansprüchen nörgeln häufig.
2. Entscheidungsmangel bei direktiver Hierarchie:
   - Autoritäre Leiter wollen
     - Gehorsam statt Mitsprache,
     - entwerten Kritiker und
     - verleugnen Fehler.

3. Aktivierende Pflege wird mit Personalkürzung bestraft
   - Belohnung, Prestige und Anerkennung sind gering, obwohl die Pflegenden ständig mit Leid und Sterben konfrontiert sind.
   - Sinnverlust der Pflege
4. Schlechtes Betriebsklima
   - Die Teamarbeit bricht zusammen durch Ärger, Rollenkonflikte, Kritik, Mobben und Fehlzeiten.
   - Konflikte mit Angehörigen oder Ärzten belasten.
   - Pflegende fühlen sich nicht ernst genommen.
   - Fairness-Mangel: Mitarbeiter unterstützen wenig, konkurrieren bei Mangel an Solidarität, an Supervision und Aufstiegschancen.
5. Widersprüchliche Werte
   - Es geht nicht mehr um Menschenwürde, sondern ums Sparen;
   - Qualitätssicherung erfordert mehr Bürokratie.

B. Krankheit, Streit oder Schulden in der Familie belasten

C. Persönlichkeit der Pflegenden

1. Hohe Ansprüche bei perfektionistischem Berufsideal tyrannisieren
   - Die Angst vor Kritik oder Versagen wächst:
     - *»Ich sollte, müsste mich mehr anstrengen, meine Gefühle beherrschen.«*
     - *»Ich sollte perfekter sein, schneller jedes Problem lösen.«*
     - *Ich müsste Strapazen gelassen ertragen, alles verstehen, es allen recht machen, mich aufopfern.«*
     - *»Ich darf nie müde, erschöpft, schwach, krank sein, oder Fehler machen, dann bin ich unfähig.«*
2. Helfersyndrom (*Schmidbauer*)
   Hilflose Helfer betonen die Helferrolle, sie
   - suchen Liebe, identifizieren sich nur mit Starken;
   - erleben sich als wertlos, wenn sie schwach sind;
   - wollen glücklich machen, aber strafen verdeckt und indirekt, wenn sie z. B. sagen: *»Andere haben auch Schmerzen!«*
   - suchen Beziehungen, in denen sie gebraucht werden;
   - helfen, um sich als Aufopfernde zu bestätigen, Ablehnung zu meiden;
   - machen den Schützling von sich abhängig.

Diese Helfer verarbeiten Gefühle des abgelehnten Kindes, verlangen unersättlich Bestätigung, idealisieren oder überschätzen sich, vermeiden Gegenseitigkeit, können Kollegen nicht um Hilfe bitten oder Hilfe annehmen, sodass aus hilfreicher Beziehung eine heillose wird. Burnout-Pflegende sind überzeugt, unersetzlich zu sein (Erlöserfalle): »*Wenn ich es nicht tue, wird es nicht getan*« und »*Bedürfnisse anderer haben immer Vorrang*«.

3. Therapeutischer Nihilismus der Helfer
   - Sie rationalisieren Misserfolge als altersbedingt, erwarten Abbau Älterer, erklären Demenzerkrankte als unnütze Last oder versachlichen sie medizinisch zu einem Fall von fortschreitender Demenz.
   - Sie wehren eigene Ängste vor Versagen und Sterben ab.
   - Sie projizieren eigene Ohnmacht auf Kranke, verkehren sie in Überfürsorglichkeit oder ersetzen Zuwendung mit Psychopharmaka. Wenn dazu Verletzlichkeit durch unbefriedigende Partnerschaft oder fehlende Sinnorientierung kommen, sinkt die Belastbarkeit.

Folgen von Pflegeüberlastung und Burnout-Syndrom

1. Für Demenzerkrankte: Sie werden mit Neuroleptika ruhiggestellt.
2. Für Pflegende: Sie verlieren ihre Motivation und werden krank.
3. Für das Heim: Hetze, Arbeitsstress, Qualitätsschwund, Beziehungsstörungen und Fehlzeiten nehmen zu.

Hilfen und Vorbeugung gegen das Burnout-Syndrom:

A. Strukturqualität verbessern

1. Eine lernende Organisation kann die Arbeitsbedingungen ändern:
   - Für mehr Personal, Pausen im Pausenraum sorgen.
   - Krisenplan, Leitbild, Stellen in Netzwerkarbeit beschreiben.
   - Planungssicherheit im Dienstplan mit flexiblen Arbeitszeiten, Teilzeitarbeit, Kreativität in Belastungsspitzen ermöglichen.
   - Beziehungspflege in Arbeits-/Erfahrungsgruppen im Team vernetzen, aus Fehlern lernen (Fehlerkultur), bei Stress entschleunigen, Konflikte mit Streit-, Spaß-Kultur oder Supervision klären, Job-Rotation, Konfrontations-Meeting, gegenseitiges Hospitieren ermöglichen.
   - Zur Qualitätssicherung Managementtraining, Prozessberatung, Coaching für Führungskräfte und Mitarbeiterbefragung einführen.
   - Kontakte zu Ärzten und anderen Berufsgruppen fördern.

2. Kooperativer Führungsstil
   - Eigenverantwortung stärken,
   - Mitsprache bei Arbeitsabläufen,
   - für gutes Arbeitsklima sorgen,
   - regelmäßige Dienstbesprechungen und bessere technische Ausstattung anbieten.
3. Gratifikationskrise mildern
   - Lob und Anerkennung deutlich aussprechen,
   - Einsatzbereitschaft für Schwerstarbeit würdigen,
   - Lobby in Berufsverbänden, heiminterne Fort-, Weiterbildung, Aufstiegschancen und Pflegeforschung fördern.
4. Zufriedenheit im Team stärken
   - Rollenkonflikte und Beziehung zu Demenzerkrankten, Angehörigen und Ärzten klären.
5. Fairness
   - Kollegen unterstützen,
   - kooperieren,
   - Aufgaben delegieren,
   - pfleglich miteinander umgehen.
6. Menschliche Werte statt Anspruchsinflation
   - Menschlichkeit mit 3 Z-Pflege gegen Sparpolitik betonen und in Qualitätszirkeln für realisierbare Pflegestandards sorgen.
   - Positive Aspekte der Pflege fördern die Professionalisierung: helfen können, Begegnung und Bestätigung erfahren, abwechslungs-, lehr- und erfolgreich, kreativ nach eigenen Vorstellungen arbeiten können.

B. Unterstützung durch Familie und Freunde suchen

C. Ganzheitliche Selbstpflege

1. Körperliche Selbstpflege
   - Bad, Zärtlichkeit,
   - Tanz,
   - Entspannen, z. B. mit Autogenem Training,
   - sich erholen,
   - Ruhe gönnen in Ruhe-Inseln, Zeitnischen oder Pausenraum,
   - Essen genießen,
   - auf den Körper hören und Kräfte schonen.

2. Psychische Selbstpflege:
   - Sofortstrategien zum Abreagieren lernen.
   - Im persönlichen Tempo arbeiten, Prioritäten planen.
   - Privaten Ausgleich in Freizeit suchen.
   - Kürzer treten, kurz aussteigen, Auszeit nehmen.
   - Wertschätzung (Lächeln, Lob, Dank) wahr- und annehmen.
   - Positiv denken, sich loben, belohnen und sich verwirklichen.
   - Mit »Ich« über Angst, Wut, Schuld reden, Trauer über Hilflosigkeit zulassen und Frustquellen klären.
   - Stresskiller einsetzen: Humor, Genuss, spielen, sich anlächeln.
   - Störende Denkmuster ändern, *»ich möchte«* statt *»ich müsste …* « Selbstüberforderung und überhöhte Ansprüche abbauen, aufhören, sich für unentbehrlich zu halten und zwanghaft helfen müssen.
3. Soziale Hilfen
   In Kontakten und Beziehungen geben und nehmen:
   - Rückhalt, Unterstützung suchen: um Hilfe bitten, dankbar annehmen. Wer sich selbst nicht helfen lässt, hört auf, ein guter Helfer zu sein.
   - In Not die Telefonseelsorge anonym anrufen, um Dampf abzulassen.
   - Rolle bewusstmachen, Distanz halten, »Nein« sagen, sich abgrenzen.
   - Kritik an Kollegen mit Anerkennung und Lob beenden.
   - Konflikte zu lösen und sich selbstsicher zu verteidigen lernen.
4. Ökologische Hilfen
   - Wohnung und Station freundlich gestalten mit Blumen, Licht, Duftstoffen, evtl. Haustieren,
   - Lärm vermeiden,
   - Erholungsraum mit Hängematte, Kuschelecke einrichten,
   - Fitness-Studio aufsuchen,
   - sich ein Wellness-Wochenende gönnen.
5. Geistige Hilfen
   Sinn in der Pflege suchen, reflektieren:
   - Sich besinnen: Was tut gut? Was will ich ändern? Wozu?
   - Sich transzendieren mit sozialen und geistigen Zielen.
   - Rückschläge als Chance nutzen, auf machbare Ziele konzentrieren.
   - Sich engagieren, Verantwortung übernehmen, im Team verteilen.

Pflegende fühlen sich in ihrer schweren Arbeit weder von der Gesellschaft, noch von Politikern, Trägern oder von anderen Berufsgruppen ernst genom-

men, weil die Gesellschaft Demenzerkrankte abwertet und die Pflegeversicherung Pflege auf körperliche Verrichtungen reduziert.
Wenn Pflege Demenzerkrankter als minderwertige Krankenpflege eingeschätzt wird, wird das Selbstwertgefühl der Pflegenden gekränkt. Wenn Pflegende zu idealistisch ausgebildet sind und sich in der Pflege ohnmächtig erleben, werten sie sich selbst als unfähige Versager ab. Selbstwertgefühl beruht auf Autonomie, Kompetenz und Zugehörigkeit.

Pflegende können ihr Selbstwertgefühl aufbauen, indem sie
- sich aufwerten, anerkennen und loben für das Wie der Pflege;
- sich belohnen mit erfreulichen Aktivitäten, sich für etwas begeistern;
- sich annehmen: *»ich habe ein Recht darauf, mich wertvoll zu fühlen, wenn ich versage, mich selbstsicher zu behaupten, nein zu sagen«;*
- sich verändern und verantwortlich entscheiden, die Zukunft planen;
- positiven Ausgleich bewusst erleben: Zärtlichkeit, Natur, Kunst, Musik, Hobbys, Spielen, Humor, Freunde oder Haustiere;
- sich und andere lieben, sich versöhnen, anderen vergeben.

Politiker, Pflegekassen und Träger sollten
- Altenpflegern Verantwortung und selbstständiges Handeln zutrauen;
- für bessere Stellenpläne sorgen und Pflege aufwerten durch mehr Lohn;
- für den qualifizierten Pflegeberuf werben, Pflegeforschung unterstützen;
- Qualifikation in Weiterbildungen und Aufstiegschancen fördern.

Selbstpflege setzt positive Selbst- und Fremdeinschätzung voraus. Wenn es Pflegenden gut geht, kann es auch Demenzerkrankten gut gehen, weil sie von den Pflegenden immer abhängiger werden.

Teil V
Rechtliche Probleme

1 Patientenverfügung

Die Patientenverfügung ist die schriftliche Erklärung eines Einwilligungsfähigen, dass in bestimmten Krankheitssituationen keine lebensverlängernden Maßnahmen anzuwenden sind. Die Patientenverfügung kann nur Anhaltspunkte geben, sollte alle zwei Jahre neu unterschrieben und kann im Sterbeprozess widerrufen werden. Personen mit leichter Demenz früh darauf drängen, um den mutmaßlichen Willen zu erkennen. Bei mittelschwerer Demenz muss der Arzt Einwilligungsfähigkeit attestieren, bei schwerer Demenz ist der Kranke einwilligungsunfähig. Eine PEG muss ausdrücklich erwähnt sein.

2 Vorsorge-Vollmacht

Der Erkrankte muss geschäftsfähig sein, benennt eine Vertrauensperson zum Bevollmächtigten und unterschreibt allein. Der Bevollmächtigte entscheidet an Patientenstatt nach seinem mutmaßlichen Willen im Rahmen der ihm gegebenen Vollmacht ohne behördliche Kontrolle über:

- Gesundheitsvorsorge, ärztliche Behandlung und z. B. über PEG,
- Aufenthaltsbestimmung und evtl. Fixierung,
- Vermögensverwaltung, bei Grundbesitz notariell beglaubigen,
- Wohnungsauflösung,
- in persönlichen Angelegenheiten, bei Anträgen und Verträgen.

3 Betreuungsverfügung

Der Erkrankte muss einwilligungsfähig sein, ernennt eine Vertrauensperson zum Betreuer. Beide unterschreiben und das Vormundschaftsgericht bestellt den Betreuer, der bei einwilligungsunfähigem Demenzerkrankten gemäß seinem mutmaßlichen Willen bei Lebensbedrohung über ärztliche Maßnahmen (nach § 1904 BGB) mit Zustimmung des Vormundschaftsgerichtes entscheidet.

4 Einwilligungsfähigkeit der demenzerkrankten Person

Im Anfangstadium der Demenz ist von der Einwilligungsfähigkeit in einzelnen Bereichen auszugehen, im fortgeschrittenen Stadium ist sie nicht mehr gegeben. Wenn eine Patientenverfügung den Verzicht auf lebensverlängernde Maßnahmen, z. B. auf eine PEG, nachweist oder die Befragung der Angehörigen den gleichen mutmaßlichen Willen des Kranken nahelegt, können Ärzte auf lebensverlängernde Maßnahmen, z. B. Antibiotika, aber nicht auf Schmerzmittel verzichten. Experimente mit einwilligungsunfähigen Kranken sind ethisch nie zu rechtfertigen, auch wenn es einige Autoren für eine soziale Pflicht gegenüber zukünftigen Kranken erklären wollen.

5 Zivilrechtliche Aspekte

5.1 Geschäftsunfähigkeit

Geschäftsunfähig ist nach § 104 BGB, wer sich in einem die freie Willensbestimmung ausschließenden Zustand befindet. Ein von ihm eingegangenes Geschäft ist nach § 105 nichtig. Betreuung hat keine Auswirkung auf die Geschäftsfähigkeit; ein Demenzerkrankter ist geschäftsunfähig, kann nicht Kunde sein.

5.2 Testierfähigkeit

(vgl. Einwilligungsfähigkeit)
Testierfähigkeit bedeutet Rechtsgültigkeit eines Testamentes. Im Anfangsstadium, wenn die Person mit Demenz noch entscheidungsfähig ist, sollte sie zur Abfassung ihres Testamentes gedrängt werden. Zur Vermeidung von Erbstreitigkeiten sollte der Arzt die Testierfähigkeit bescheinigen und der Notar beurkunden.

5.3 Führen von Kraftfahrzeugen

Vgl. Seite 199.

6 Haftungsrecht

Der Träger hat Organisationsverantwortung, der Mitarbeiter persönliche Handlungsverantwortung für richtige Durchführung, für Fortbildungs- und Verweigerungspflicht (sonst Übernahmeverschulden bei fehlender Qualifikation): »*Es haftet der, der es tut*«. Die Pflegedokumentation beweist die Sorgfaltspflicht. Bei überfordernden Arbeitsbedingungen ist eine Überlastungsanzeige an den Arbeitgeber zu richten.

7 Aufsichtspflicht

Aufsichtspflicht besteht nur, wenn der Demenzerkrankte einen Betreuer hat und die Demenz eine Aufsicht erforderlich macht. Dazu verpflichtet der Heimvertrag. Die Aufsichtspflicht beschränkt sich auf Notfälle, um konkrete Gefahr für den Kranken oder Dritte abzuwenden. Die Erfüllung der Aufsichtspflicht wird durch die Pflegedokumentation bewiesen. Der Betreuer haftet für einen deliktunfähigen Betreuten nur, wenn er seine Aufsichtspflicht verletzt hat. Von der Heimunterbringung an haftet der Heimleiter, nicht mehr die Haftpflichtversicherung des Demenzerkrankten.

8 Freiheitsentziehende Maßnahmen

Freiheitsentziehend sind nach § 63 StGB

1. Unterbringung in geschlossener Gerontopsychiatrie nach dem Psych-KG bei Fremd- oder Selbstgefährdung, z. B. bei anders nicht beherrschbarer Aggression. Sie begründet Zwangstherapie mit Medikamenten. Beziehungspflege durch die gleiche Bezugsperson z. B. bei Zimmerpflege kann die Unterbringung verhindern.
2. Maßnahmen auf offener Station:
   - Einsperren (Freiheitsberaubung) durch Isolierung (Abschließen der Station oder des Zimmers), Trick- oder Geschicklichkeitsschlösser, Verbot, die Station zu verlassen oder Wegnehmen von Schuhen oder Gehwagen.
   - Fixierung: mechanische mit Bettgitter oder Bauchgurt oder chemische mit Neuroleptika, die die Bewegungsfähigkeit auch ohne Auslösung eines Parkinson einschränken.
   - Psychischer Zwang, Drohung oder Kuhhandel: *»Wenn Sie die Tabletten nehmen, gehen wir spazieren«.*

Fixieren mit Neuroleptika bedarf als unterbringungsähnliche Maßnahme der Zustimmung des Betreuers und des Vormundschaftsgerichtes, wenn dem Betreuten länger oder regelmäßig mechanisch oder chemisch die Freiheit entzogen wird, d. h. so ruhiggestellt wird, dass er sich nur wenig bewegt nach den §§ 1904 und 1906, Abs. 4 BGB (Geriatrie Praxis 1–2, 1998, 50–51). Gründe für Fixierung in Heimen sind häufig Sturzgefahr bei Schwindel und Unruhe, während Fremd- und Selbstgefährdung (z. B. Herausreißen der Sonde) selten genannt werden. Die Hauptdiagnosen für Fixierung sind psychische Erkrankung und Demenz. Die Möglichkeit, dass der Demenzerkrankte stürzen könnte, rechtfertigt nicht, ein Bettgitter anzubringen, das nur zur Abwehr unmittelbar drohender Gefahr erlaubt ist. Bei einer Fixierung über 24 Stunden ist eine richterliche Entscheidung einzuholen, die bei Halbgitter entfällt. Das Selbstbestimmungsrecht hat Vorrang. Haben Pflegende Haftungsangst wegen Aufsichtspflichtverletzung, wenn die Krankenkassen die Behandlung von Brüchen nicht übernehmen wollen?

Die gerichtliche Genehmigung einer Fixierung entfällt, wenn der Kranke zivilrechtlich untergebracht ist, wenn der Kranke bewusst oder mutmaßlich einwilligt, z. B. in Notfällen oder wenn die Neuroleptika Heilzwecken die-

nen, z. B. bei Halluzinationen oder wenn der Kranke gesundheitlich gefährdet ist, sich z. B. die Infusion, die Sonde oder einen Verband abzureißen, zu verhungern oder zu erfrieren.
Zwangsmaßnahmen müssen ethisch und juristisch begründet werden, d. h. sie müssen Mittel des geringst möglichen Eingriffs bleiben, weil Sedierung mit Neuroleptika in die Freiheitsrechte eingreift und Körperverletzung wegen Sturzgefahr bedeuten kann. Sind Zwangsmaßnahmen wirklich erforderlich, verhältnismäßig (in angemessenem Verhältnis zur Gefahr) und zumutbar, d. h. ohne Gefahr für Gesundheit und Leben?
Zwangsmaßnahmen dürfen keinen Schaden zufügen und müssen so schnell wie möglich wieder aufgehoben werden. Pflegende erleben Freiheitsentziehung ambivalent: sie üben Macht aus zur eigenen Sicherheit und haben Mitleid mit dem Kranken. Zwangsmaßnahmen sollten nicht Armutszeugnis unserer Hilflosigkeit sein, fehlendes Personal ersetzen. Im Fixierungsprotokoll sind Gründe, Art und Zeitdauer zu dokumentieren.

9 Strafrechtliche Aspekte

9.1 Schuldfähigkeit

Demenzerkrankte Personen im Anfangsstadium sind vermindert schuldfähig, vom fortgeschrittenen Stadium an schuldunfähig nach §§ 20,21 StGB.

9.2 Schweigepflicht

Der Schweigepflicht unterliegende Daten dürfen von Pflegenden ohne Einwilligung des Demenzerkrankten über seinen Tod hinaus nicht weitergegeben werden. Es gilt immer sein mutmaßlicher Wille.

9.3 Sterbehilfe

Die aktive Sterbehilfe ist strafbar (vgl. Seite 232).

10 Finanzielle Ansprüche an Versicherungsleistungen

Pflegeversicherungsgesetz
Der Medizinische Dienst der Krankenkassen MDK stuft Pflegebedürftigkeit des Demenzerkrankten oft nur nach körperlicher Behinderung in den Bereichen Körperpflege, Ernährung, Mobilität und hauswirtschaftliche Versorgung ein, obwohl in § 14 SGB XI unter Pflegebedürftigkeit auch Störungen des ZNS wie Antriebs-, Gedächtnis- und Orientierungsstörungen verstanden werden (vgl. Tabelle 25 auf Seite 213 f).
Die Beurteilung der erforderlichen Zeit (Pflegestufe I 90 Minuten, II drei Stunden und III fünf Stunden auch nachts) richtet sich nach dem, was Angehörige, nicht beruflich Pflegende brauchen. Nach den Empfehlungen der Pflegekassen soll der MDK zur Einstufung Demenzerkrankter die AEDL beurteilen und den Mini-Mental-Status-Test durchführen (Seite 26). Wenn der MDK dies unterlässt, Widerspruch einlegen.

Leistungen des Pflegeversicherungsgesetzes
1. Für häusliche Pflege
Einrichtung von Pflegestützpunkten ist Sache der Bundesländer. Ab 2009 besteht Anspruch auf Pflegeberatung. Die Pflegeversicherung zahlt Pflegegeld oder Pflegesachleistungen, für Pflegehilfsmittel 31 € monatlich und 1.470,– € jährlich bei Verhinderung der Pflegeperson (Verhinderungspflege). Kranke mit eingeschränkter Alltagskompetenz (§ 45a SGB XI) erhalten den Grundbetrag von 100,– € (oder erhöhten Betrag von 200,– €) monatlich, evtl. schon in »Pflegestufe 0«, wenn die Demenzkriterien 1–5, 9 oder 11 nachgewiesen werden (nach dem Pflegeweiterentwicklungsgesetz).

Der Pflegebedürftige muss zusätzliche Betreuungsleistungen nach § 45 b Abs. 1, Satz 3 Nr. 3 SGB XI bei seiner Pflegekasse beantragen. Der MDK prüft anhand des folgenden Kataloges, ob eine dauerhafte Einschränkung der Alltagskompetenz in 13 Demenzkriterien vorliegt:

- Unkontrolliertes Verlassen des Wohnbereichs (Weglauftendenz).
- Verkennen oder Verursachen von gefährdenden Situationen.
- Unsachgemäßer Umgang mit gefährlichen Gegenständen oder potenziell gefährdenden Substanzen.

- Tätlich oder verbal aggressives Verhalten in Verkennung der Situation.
- Im situativen Kontext inadäquates Verhalten.
- Die eigenen körperlichen und seelischen Bedürfnisse werden nicht wahrgenommen.
- Der Patient ist unfähig, eine erforderliche Kooperation bei therapeutischen oder schützenden Maßnahmen einzugehen – dies als Folge einer therapieresistenten Depression oder Angststörung.
- Höhere Hirnfunktionen sind gestört (Beeinträchtigung des Gedächtnisses, herabgesetztes Urteilsvermögen), diese führen zu Problemen bei der Bewältigung der sozialen Alltagsleistungen.
- Tag-/Nachtrhythmus ist gestört.
- Der Tagesablauf kann nicht mehr eigenständig geplant und strukturiert werden.
- Inadäquates Reagieren in Alltagssituationen.
- Ausgeprägtes labiles oder unkontrolliertes emotionales Verhalten.
- Zeitlich überwiegend Niedergeschlagenheit, Verzagtheit, Hilflosigkeit oder Hoffnungslosigkeit aufgrund einer therapieresistenten Depression.
  Gegen Vorlage einer quittierten Rechnung kann der Betrag von maximal 460 € pro Jahr ausgezahlt werden.

Pflegende sind unfall- und rentenversichert. Bei kurzzeitiger Arbeitsverhinderung durch Pflege werden pflegende Angehörige für 10 Tage von der Arbeit freigestellt mit Kündigungsschutz oder längerfristig bis sechs Monate.

Die Krankenkasse bezahlt häusliche Krankenpflege als

- Vermeidungspflege (nach § 37,1 SGB V für Grund-, Behandlungspflege und hauswirtschaftliche Versorgung für vier Wochen) und als
- Sicherungspflege (nach § 37,2 SGB V als Regelleistung für unbegrenzte Behandlungspflege).

Sozialhilfe wird z. B. als Eingliederungshilfe für Behinderte und als Hilfe in betreuten Wohnmöglichkeiten nach SGB XII übernommen.

2. Für stationäre Pflege

Für 25 demenzerkrankte Heimbewohner können Betreuungsassistenten oder eine zusätzliche Kraft eingestellt werden (§ 82b SGB XI). Kosten für

Unterkunft und Verpflegung (Hotelkosten) trägt der Bewohner. Folgende finanzielle Hilfen werden nur bei niedrigem Einkommen gewährt:

- Aufwandsentschädigung bei gesetzlicher Betreuung,
- Befreiung von Zuzahlungen und
- Sozialhilfe nach SGB XII.

Die Hilfe zur Pflege (SGB XII §§61–66) gleicht nicht gedeckte stationäre Kosten aus.

Tabelle 27: Leistungen der Pflegeversicherung.

Pflegestufe	I	II	III	IIIa
Pflege-bedürftigkeit	erheblich	schwer	schwerst	Härtefall
Pflegeaufwand pro Woche	14 Stunden	14–21 Stunden	14–28 Stunden	Rund um die Uhr
Pflegegeld				
2008	215,– €	420,– €	675,– €	675,– €
2010	225,– €	430,– €	685,– €	685,– €
2012	235,– €	440,– €	700,– €	700,– €
Pflegesachleistung = Pflegeeinsätze				
2008	420,– €/Monat	980,– €/Monat	1.470,– €/Monat	1.750,– €/Monat
2010	440,– €/Monat	1.040 ,– €/Monat	1.510,– €/Monat	
2012	450,– €/Monat	1.100,– €/Monat		
Kurzzeitpflege	1.470, – €	1.470, – €	1470, – €	
im Heim				
2008	1.023,– €	1.279,– €	1.470,– €	1.750,– €
2010	1.023,– €	1.279,– €	1.550,– €	1.825,– €
2012	1.023,– €	1.279,– €	1.570,– €	1.918,– €

11 Schwerbehinderten-Ausweis

Ein formloser Antrag am Versorgungsamt genügt. Bei Schwerbehinderung kann der Demenzerkrankte von Rundfunk-, Fernseh- und Telefongebühren befreit werden, Freifahrten im öffentlichen Personenverkehr (wenn bei Gehbehinderung »G« ständige Begleitung erforderlich ist) und beim Merkmal »H« (hilflos) höheres Wohngeld erhalten. Der Schwerbehinderten-Ausweis bringt Steuervergünstigungen: Wenn der Demenzerkrankte im Haushalt des Steuerpflichtigen lebt, kann dieser Sonderausgaben und Pauschbeträge absetzen.

Literatur

Aktion psychisch Kranke: Hilfen für alte Menschen mit psychischen Erkrankungen, insbesondere Demenz, Bonn, 2007

Alzheimer Europe: Handbuch der Betreuung und Pflege von Alzheimer-Patienten, Thieme, Stuttgart, 1999

Baer, U.: Innenwelten der Demenz, das SMEI-Konzept, Affenkönig, Neukirchen, 2007

Beine, K. H.: Sehen, Hören, Schweigen, Lambertus, Freiburg, 1998

Bell, V.; Troxel, D.: Richtig helfen bei Demenz, Reinhardt, München, 2004

Bell, V.; Troxel, D.: Personzentrierte Pflege bei Demenz, Reinhardt, München, 2004

Bell, V.; Troxel, D.: So bleiben Menschen mit Demenz aktiv, Reinhardt, München, 2007

Berghoff, I.: Förderpflege mit Dementen, Ullstein, Wiesbaden, 1999

Beyer, St.: Demenz ist anders, BALANCE, Bonn, 2007

Beyreuther, K.; Einhäupl, K. M.; Förstl, H.; Kurz, A.: Demenzen, Thieme, Stuttgart, 2002

Bienstein, C.; Schröder, G.; Braun, M.; Neander, K. D.: Dekubitus, Thieme, Stuttgart, 1997

Böhm, E.: Psychobiographisches Pflegemodell nach Böhm, Band I u. II, Maudrich, Wien, 1999

Böhme, G.: Förderung der kommunikativen Fähigkeiten bei Demenz, Huber, Bern, 2008

Bosch, C. F. M.: Vertrautheit, Ullstein, Wiesbaden, 1998

Braam, S.: »Ich habe Alzheimer« Wie die Krankheit sich anfühlt, Beltz, Weinheim, 2007

Breidert, U.: Demenz – Pflege – Familie, Kohlhammer, Stuttgart, 2001

Bremen, K.; Greb, U.: Kunststücke Demenz, Klartext, Essen, 2007

Brooker, D.: Person-zentriert pflegen, Huber, Bern, 2008

Buchmann, K-P.: Demenz und Hospiz, Hospiz-Verlag, Wuppertal, 2007

Buijssen, H.: Senile Demenz, Beltz, Weinheim, 1997

Buijssen, H.: Demenz und Alzheimer verstehen, Beltz, Weinheim, 2003

Bundesarbeitsgemeinschaft HOSPIZ: Mit-Gefühlt, Curriculum zur Begleitung Demenzerkrankter in ihrer letzten Lebensphase, Wuppertal, 2003

Daneke, S.: Angehörigenarbeit, Urban & Fischer, München, 2000

Depping, K.: Altersverwirrte Menschen seelsorgerlich begleiten, Lutherisches Verlagshaus, Hannover, 2008

Deutsche Alzheimer Gesellschaft: Stationäre Versorgung von Alzheimer-Patienten, Berlin, 2003

Deutsche Alzheimer Gesellschaft: Ratgeber in rechtlichen und finanziellen Fragen, Berlin, 2003

Deutsche Gesellschaft für Gerontopsychiatrie: Studie zur Demenzversorgung im ambulanten Sektor, Berlin, 2008

Diakonisches Werk Württemberg: Demenzerkrankte Menschen im Pflegeheim besser begleiten, Schlütersche, Hannover, 2004

Dilling, H.; Mombour, M.: Internationale Klassifikation psychischer Störungen, Huber, Bern, 2005

Dörner, K.; Plog, U. u. a.: Irren ist menschlich, Psychiatrie-Verlag, Bonn, 2002

Dürrmann, P.: Besondere stationäre Dementenbetreuung, Vincentz, Hannover, 2001

Ehrhardt, Th.; Plattner, A.: Verhaltenstherapie bei Morbus Alzheimer, Hogrefe, Göttingen, 1999

Engel, S.: Aphasie bei Demenz, Shaker, Aachen, 2001

Engel, S.: Alzheimer und Demenzen, Unterstützung für Angehörige, TRIAS, Stuttgart, 2006

Falk, J.: Basiswissen Demenz, Juventa, Weinheim, 2004

Feil, N.: Validation, Altern und Kultur, Wien, 1992

Flemming, D.: »Keiner ist allein« Demenz und Alzheimer, Beltz, Weinheim, 2006

Förstl, H.: Demenzen in Theorie und Praxis, Springer, Berlin, 2001

Förstl, H.: Lehrbuch der Gerontopsychiatrie und -psychotherapie, Thieme, 2003

Förstl, H.: Antidementiva, Urban & Fischer, München, 2003

Förstl, H.: Demenzen, Perspektiven in Praxis und Forschung, Elsevier, München, 2005

Förstl, H.; Maelicke, A.: Demenz, Taschenatlas, Thieme, Stuttgart, 2005

Frölich, L: Demenz, Psycho (1996), 2, 3–30, perimed Verlag

Füsgen, I.: Demenz, Medizin & Wissen, München, 2001

Fuhrmann, I.; Gutzmann, H.; Neumann, E. M.; Niemann-Mirmehdi, M.: Abschied vom Ich – Stationen der Alzheimer Krankheit, Freiburg, 1995

Gatterer, G.; Croy, A.: leben mit demenz, Springer, Wien, 2005

Gebert, A.; Kneubühler, H.-U.: Qualitätsbeurteilung und Evaluation der Qualitätssicherung in Pflegeheimen, Huber, Bern, 2001

Grond, E.: Altenpflege als Beziehungspflege, Kunz, Hagen, 2000
Grond, E.: Praxis der psychischen Altenpflege, München, 12., 2001
Grond, E.: Sexualität im Alter, (K)ein Tabu in der Pflege, Kunz, Hagen, 2001
Grond, E.: Altersschwermut, Reinhardt, München, 2001
Grond, E.: Palliativpflege in der Gerontopsychiatrie, Kohlhammer, Stuttgart, 2004
Grond, E.: Kompendium der Alters-Psychiatrie und -Neurologie, Kunz, Hagen, 2005
Grond, E.: Gewalt gegen Pflegende, Huber, Bern, 2007
Grond, E.: Die Pflege dementer und verwirrter alter Menschen, Lambertus, Freiburg, 10. 2008
Gutensohn, S.; Schulz, U.; Sebald, M. T.; Thüroff, B.: Arbeitshilfen für den Umgang mit psychisch veränderten alten Menschen, Kunz, Hagen, 1997
Gutensohn, S.: Endstation Alzheimer, Mabuse, Frankfurt, 2000
Gutzmann, H.; Zank, S.: Dementielle Erkrankungen, Kohlhammer, Stuttgart, 2005
Gutzmann, H.; Brauer, Th.: Sprache und Demenz, Schulz-Kirchner, Idstein, 2007
Halek, M.; Bartholomeyczik, S.: Verstehen und Handeln, Schlütersche, Hannover, 2006
Haupt, W. F.; Jochheim, K. A.: Neurologie und Psychiatrie für Pflegeberufe, Thieme, Stuttgart, 2002
Hallauer, J. F.; Kurz, A.: Weißbuch Demenz, Thieme, Stuttgart, 2002
Hedtke-Becker, A.: Die Pflegenden pflegen, Gruppen für Angehörige pflegebedürftiger alter Menschen, Lambertus, Freiburg, 1990
Held, C.; Ermini-Fünfschilling, D.: Das demenzgerechte Heim, Karger, Basel, 2004
Hennerici, M. G.: Ärztlicher Ratgeber Problem Gedächtnis, Wort & Bild, Baierbrunn, 2003
Herrschaft, H.: Antidementiva in der Praxis, Uni-Med, Bremen, 2001
Hirnliga e.V.: Mit neuem Mut Demenzerkrankte betreuen, Darmstadt, 1999
Hirsch, R. D.: Psychotherapie bei Demenzen, Steinkopf, Darmstadt, 1994
Hirsch, R. D.; Bruder, J.: Aggression im Alter, Chudeck, Bornheim-Sechtem, 2000
Höwler, E.: Interaktion zwischen Pflegenden und Personen mit Demenz, Kohlhammer, Stuttgart, 2007
Holnburger, M.: Pflegestandards – Psychiatrie, Wiesbaden, 1998
Innes, A.: Die Dementia Care Mapping Methode (DCM), Huber, Bern, 2003

Ivemeyer, D.; Zerfaß, R.: Demenztests in der Praxis, Urban & Fischer, München, 2002

Joppig, W.: Gedächtnistraining mit dementen Menschen, EINS, Troisdorf, 2008

Kämmer, K.; Hennecke, M.; Trapp, F.; Bruns-Waigand, W.: Qualitäts-Verfahren im Überblick, Vincentz, Hannover, 2001

Kasten, E.; Utrecht, C.; Waselewski, M.: Den Alltag demenzerkrankter Menschen neu gestalten, Schlütersche, Hannover, 2004

Kerkhoff, B.; Halbach, A., Biografisches Arbeiten, Vincentz, Hannover, 2002

Kielich, S.: Demenz, Der Angehörigenratgeber, Südwestverlag, München, 2008

Kitwood, T.: Demenz, Der personenzentrierte Ansatz, Huber, Bern, 2000

Klingenberg, A.; Szecsenyi, J.; Hesse, E.; Habs, M.; Schaper, G.; Bolley, J., Kreisch, M.: PRO DEM – ein Projekt zur regionalen Versorgung Demenzerkrankter und ihrer pflegenden Angehörigen, Göttingen 2001

Knab, B. und Förstl, H.: 99 Tatsachen über Ihr Gedächtnis, TRIAS, Stuttgart, 2008

Kolb, C.: Nahrungsverweigerung bei Demenzerkrankten, Mabuse, Frankfurt, 2003

König, J.: Der MDK – Mit dem Gutachter eine Sprache sprechen, Schlütersche, Hannover, 2000

Kooij, van der C.: Erlebnisorientierte Pflege von Altersverwirrten, Pro Alter, 3/97, Seite 29–32

Krämer, G.: Alzheimer Kranke betreuen, Trias, Stuttgart, 1995

Kremer-Preiss, U.; Stolarz, H.: Wohngemeinschaften und Betreuung. Pro Alter, 36/03, Seite 6–9

Krohwinkel, M.: Rehabilitierende Prozesspflege am Beispiel von Apoplexie-Kranken, Huber, Bern, 2007

Kühnert, S.: Das Verhältnis zwischen Angehörigen von Heimbewohnern und Mitarbeitern in Altenpflegeheimen, Frankfurt, 1991

Kunz, R.: Palliative Medizin für ältere Menschen, Schweiz Med Forum 2002; 5, 100

Kuratorium Deutsche Altershilfe: Qualitätshandbuch Leben mit Demenz, Köln, 2001

Lehrl, S.: Gedächtnis Training, Augustus, Augsburg, 1996

Linck, W.: Alltag mit Dementen, Schlütersche, Hannover, 2002

Lind, S.: Demenzerkrankte Menschen pflegen, Huber, Bern, 2003

Madey, A.; Völker, S.: Gemeinsame Verantwortung für Menschen mit Demenz, Hamburgische Brücke, 2004

Marr, D.: Kunsttherapie bei altersverwirrten Menschen, Beltz, Weinheim, 1995
Marshall, M.: State of the art in dementia care, London, 1997
Maureer, K. und U.: Alzheimer und Kunst, Novartis, Nürnberg, 2001
Meinders, F.: Sind Angehörige von chronisch kranken älteren Menschen nur belastet? Roderer, Regensburg, 2001
Menzen, K. H.: Kunsttherapie mit altersverwirrten Menschen, Reinhardt, München, 2004
MDS (2005): Richtlinien/Erhebungsbogen/MDK-Anleitungen. Grundlagen der MDK-Qualitätsprüfungen in der stationären Pflege. Essen, 2005
Messer, B.: Pflegeplanung für Menschen mit Demenz, Schlütersche, Hannover, 2004
Miesen, B.: »So blöd bin ich noch lange nicht!«, Trias, Stuttgart, 1996
Müller-Hergl, C.: Positive Personenarbeit, Altenpflege 6, 1998, 35–37
Niebuhr, M.: Interviews mit Demenzerkrankten, Kuratorium Deutsche Altershilfe, vorgestellt 71, Köln, 2004
Perrar, K. M.; Sirsch, E.; Kutschke, A.: Gerontopsychiatrie für Pflegeberufe, Thieme, Stuttgart, 2007
Popp, I.: Pflege dementer Menschen, Kohlhammer, Stuttgart, 1999
Radebold, H.: Altern und Psychoanalyse, Göttingen, 1997
Renneke, S.: Verhaltens- und Kommunikationsformen dementer Menschen im Pflegeheimalltag, Zimmermann, Dorsten, 2005
Richter, B.; Richter, R. W.: Alzheimer in der Praxis, Huber, Bern, 2004
Robert Bosch Stiftung: Ernährung bei Demenz, Huber, Bern, 2007
Robert Bosch Stiftung: Demenzerkrankten begegnen, Huber, Bern, 2007
Robert Bosch Stiftung: Die Krankheit frühzeitig auffangen, Huber, Bern, 2007
Robert Bosch Stiftung: Ressourcen erhalten, Huber, Bern, 2007
Robert Bosch Stiftung: Gemeinsam betreuen, Huber, Bern, 2007
Robert Boisch Stiftung: Ethik und Recht, Huber, Bern, 2007
Robert Bosch Stiftung: Technische Unterstützung bei Demenz, Huber, Bern 2007
Rösler, M.; Retz, W.; Thome, J.: Alzheimer-Krankheit, Beltz, Weinheim, 1997
Sauer, P.; Wissmann, P.: Niedrigschwellige Hilfen für Familien mit Demenz, Mabuse, Frankfurt, 2007
Sauter, D.; Abderhalden, C.: Lehrbuch Psychiatrische Pflege, Huber, Bern, 2004
Schaade, G.: Ergotherapie bei Demenzerkrankungen, Springer, Berlin, 4. 2008

Schäfer, U.; Rüther, E.: Demenz – Gemeinsam den Alltag bewältigen, Hogrefe, Göttingen, 2004
Scharb, B.: Spezielle validierende Pflege, Springer, Wien, 1999
Schäufele, M.; Lode, S. u. a.: Demenzerkrankte in der stationären Altenhilfe, Versorgungskonzepte am Beispiel Baden-Württembergs, Kohlhammer, Stuttgart, 2008
Schayck, van, A.: Qualitätschecklisten für die stationäre Altenpflege, Kohlhammer, Stuttgart, 2002
Schindler, U.: Die Pflege dementiell Erkrankter neu erleben, Vincentz, Hannover, 2003
Schnabel, M.: Umgang mit Demenzerkrankten, Schlütersche, Hannover, 2005
Schneider, C.; Zehender, L.: Seelenpflege von Montag bis Dezember, Maudrich, Wien, 2008
Schrank, E.: Moderne Altenpflege, Baumann, Kulmbach, 1998
Schröder, S. G.: Psychopathologie der Demenz, Schattauer, Stuttgart, 2006
Schulz von Thun, F.: Miteinander reden, Rowohlt, Reinbek, 1988
Schwartze, G.: Beziehungen und Gefühle in der Pflege, München, 1998
Seel, M.: Die Pflege des Menschen im Alter, Kunz, Hagen, 1997
Sifton, C.B.: Das Demenz-Buch, Huber, Bern, 2008
Staack, S.: Milieutherapie, Vincentz, Hannover, 2004
Stechel, E.; Steinhagen-Thiessen, E.: Demenz – mit dem Vergessen leben, Mabuse, Fankfurt, 2008
Stiftung Warentest: Demenz, Hilfe für Angehörige und Betroffene, Berlin, 2006
Stösser, von A.: Qualitätsstandards in der Altenpflege, St. Katharinen, Bd. 1 und 2, 1996
Stoffer, F. J.: Sozialmanagement 2000, Medienwerkstatt, Overath, 1995
Stuhlmann, W.: Demenz – wie man Bindung und Biografie einsetzt, Reinhardt, München, 2004
Tackenberg, P.; Abt-Zegelin, A.: Demenz und Pflege, Mabuse,Frankfurt, 2000
Teising, M.: Beziehungsorientierte Pflege dementer Patienten, Psy. Pflege 2 (1996), 160–164
Tönnies, I.: Abschied zu Lebzeiten, Psychiatrie Verlag, Bonn, 2004
Wächtler, C.; Hirsch, R. D.; Kortus, R.; Stoppe, G.: Demenz, Singen, 1996
Wächtler, C.: Demenzen, Thieme, Stuttgart, 1997
Waselewski, M.: Herausforderung Demenz, Schlütersche, Hannover, 2002

Weidert, S.: Leiblichkeit in der Pflege von Menschen mit Demenz, Mabuse, Frankfurt, 2007
Weis, S.; Weber, G.: Handbuch Morbus Alzheimer, Beltz, Weinheim, 1997
Wetterling, T.: Gerontopsychiatrie, Springer, Berlin, 2001
Wettstein, A.; Conzelmann, M.: Checkliste Geriatrie, Thieme, Stuttgart, 2001
Weyerer, S.; Bickel, H.: Epidemiologie psychischer Erkrankungen im höheren Lebensalter, Kohlhammer, Stuttgart, 2007
Wilz, G.: Belastungsverarbeitung bei pflegenden Angehörigen von Demenz-Kranken, Hogrefe, Göttingen, 2002
Winkler, J.; Ludolph, A. C.: Neurodegenerative Erkrankungen des Alters, Thieme, Stuttgart, 2004
Wojnar, J.: Die Welt der Demenzerkrankten, Vincentz, Hannover, 2007
Zaudig, M.; Berberich, G.: Demenzen im Alter, Uni-Med, Bremen, 2001
Zieres, G.; Weibler, U.: Herausforderung Demenz, IATROS, Dienheim, 2007
Zsolnay-Wildgruber, H.: Alzheimer-Kranke und ihr primäres Bezugssystem, Lambertus, Freiburg, 1997

Anhang: Rat und Hilfe (Auswahl)

Deutsche Alzheimer Gesellschaft
Friedrichstr. 236, 10969 Berlin
E-Mail: info@deutsche-alzheimer.de
www.deutsche-alzheimer.de

Bundesarbeitsgemeinschaft für Alten- und Angehörigenberatungsstellen
BAGA e.V. Huntestr. 21
48431 Rheine
www.baga.de

Hirnliga e.V.
Postfach 1366
51657 Wiehl
www.hirnliga.de

Kuratorium Deutsche Altershilfe
An der Pauluskirche 3
50677 Köln
www.kda.de

NAKOS Nationale Kontakt und Informationsstelle für Selbsthilfegruppen
Wilmersdorfer Str. 39
10627 Berlin
www.nakos.de

Sozialverband VdK Deutschland e.V.
Wurzerstr. 4a
53175 Bonn
www.vdk.de

Österreichische Alzheimer Gesellschaft
Neurolog. Krankenhaus Rosenhügel
Riedelgasse 5
A-1130 Wien

Schweizerische Alzheimervereinigung
Rue des Pecheurs 8
CH-1400 Yverdon-les-Bains

Memory-Kliniken und Gedächtnissprechstunden
Gerontopsychiatrische Zentren, z. B. an fast allen Psychiatrischen Kliniken
Gerontopsychiatrische Abteilungen mit Institutsambulanzen
Gerontopsychiatrische Tageskliniken
Gerontologische Institute an Universitäten
Geriatrische Krankenhäuser und Abteilungen

Therapiezentrum für Alzheimer-Kranke
Klinik Bavaria
94377 Steinach
www.klinik-bavaria.com/

Sozialpsychiatrischer Dienst des Gesundheitsamtes
Bundesverband ambulanter Dienste
Laubenhof 9
45326 Essen
www.bpa.de

Deutscher Berufsverband für Altenpflege
Sonnenwall 15
47051 Duisburg
www.dbva.de

Deutscher Caritasverband
Karlsstr. 63
79104 Freiburg
www.caritas.de

Deutscher Verein für öffentl. und private Fürsorge
Michaelkirchstr. 17/18,
10179 Berlin
www.deutscher-verein.de

Deutsches Zentrum für Altersfragen
von Richthofenstr. 2
12101 Berlin
www.dza.de

Bundesakademie für Kirche und Diakonie
Schönauer Allee 59
10411 Berlin
www.bundesakademie-kd.de

Deutsche Kontinenzgesellschaft
Friedrich-Ebertstr.124
34119 Kassel
www.kontinenz-gesellschaft.de

Auskunft über Heimaufnahme:
Deutsches Zentralinstitut für soziale Fragen
Miquelstr. 83
14195 Berlin
www.dzi.de
Telefonseelsorge 0800 1 11 0111 in Krisen

Websites (eine Auswahl)

www.selbsthilfe-forum.de	– Selbsthilfegrupen
www.alzheimer-forum.de	– für Angehörige von Demenzerkrankten
www.deutsche-alzheimer.de	– Deutsche Alzheimer Gesellschaft
www.alzheimer-ethik.de	– mit Online Pressearchiv
www.alzheimer-forschung.de	– Forschung in Düsseldorf
www.meine-gesundheit.de	– mit Informationen zu Alzheimer
www.senioren-online.de	– Beratung für Senioren
www.vincentz.net	– Vincentz Verlag mit Adressen
www.pflegen-online.de	– Nachrichten aus der Pflege
www.singenundspielen.de	– Anregungen für Heimbewohner
www.demenz-spectrum.de	– Informationen für Ärzte
www.basale-stimulation.de	– Homepage

www.dggg.uni-erlangen.de	– Dt. Gesellschaft für Gerontopsychiatrie
www.demenz-support.de	– Beratung aus Stuttgart
www.das-beratungsnetz.de	– soziale Beratungsstellen
www.hospize.de	– Dt. Hospizstiftung in Dortmund

Register